PROGRÈS EN DERMATO-ALLERGOLOGIE

John Libbey Eurotext
30, rue Berthollet
94110 Arcueil, France
e-mail : contact@jle.com
http://www.jle.com

John Libbey Eurotext Limited
34 Anyard Road, Cobham
Surrey KT11 2LA
United Kingdom

ISBN : 978-2-7420-1680-8

GROUPE D'ÉTUDES ET DE RECHERCHES
EN DERMATO-ALLERGOLOGIE

PROGRÈS EN DERMATO-ALLERGOLOGIE NANTES 2021

Organisation scientifique du Congrès :

Claire Bernier

John Libbey
Eurotext

Dans la même collection

PROGRÈS EN DERMATO-ALLERGOLOGIE – Arcachon 1995
PROGRÈS EN DERMATO-ALLERGOLOGIE – Bâle 1996
PROGRÈS EN DERMATO-ALLERGOLOGIE – Marseille 1997
PROGRÈS EN DERMATO-ALLERGOLOGIE – Nancy 1998
PROGRÈS EN DERMATO-ALLERGOLOGIE – Lyon 1999
PROGRÈS EN DERMATO-ALLERGOLOGIE – Paris 2000
PROGRÈS EN DERMATO-ALLERGOLOGIE – Bruxelles 2001
PROGRÈS EN DERMATO-ALLERGOLOGIE – Dijon 2002
PROGRÈS EN DERMATO-ALLERGOLOGIE – Strasbourg 2003
PROGRÈS EN DERMATO-ALLERGOLOGIE – Lille 2004
PROGRÈS EN DERMATO-ALLERGOLOGIE – Grenoble 2005
PROGRÈS EN DERMATO-ALLERGOLOGIE – Toulouse 2006
PROGRÈS EN DERMATO-ALLERGOLOGIE – Paris 2007
PROGRÈS EN DERMATO-ALLERGOLOGIE – Angers 2008
PROGRÈS EN DERMATO-ALLERGOLOGIE – Bordeaux 2009
PROGRÈS EN DERMATO-ALLERGOLOGIE – Strasbourg 2010
PROGRÈS EN DERMATO-ALLERGOLOGIE – Montpellier 2011
PROGRÈS EN DERMATO-ALLERGOLOGIE – Besançon 2012
PROGRÈS EN DERMATO-ALLERGOLOGIE – Lyon 2013
PROGRÈS EN DERMATO-ALLERGOLOGIE – La Baule 2014
PROGRÈS EN DERMATO-ALLERGOLOGIE – Bruxelles 2015
PROGRÈS EN DERMATO-ALLERGOLOGIE – Nancy 2016
PROGRÈS EN DERMATO-ALLERGOLOGIE – Marseille 2017
PROGRÈS EN DERMATO-ALLERGOLOGIE – Dijon 2018
PROGRÈS EN DERMATO-ALLERGOLOGIE – Paris 2019
PROGRÈS EN DERMATO-ALLERGOLOGIE – Bordeaux 2020

Sommaire

Dermatite atopique

Examens complémentaires et allergologie

Tensioactifs

Quiz

Hot topics

Médicaments

AVANT-PROPOS

J'ai le grand plaisir d'organiser pour la première fois le cours du Gerda à Nantes. Après une année compliquée pour beaucoup d'entre nous, qui a vu s'annuler nombre de rencontres scientifiques, j'espère que ce 42e cours sera l'occasion de nous retrouver, d'échanger et de continuer à progresser dans le domaine passionnant de la dermato-allergologie.

Le programme sera à l'image de la ville de Nantes : à la fois traditionnel et innovant, mais je l'espère surtout enrichissant.

Le Covid-19 nous ayant amenés à augmenter de façon exponentielle nos lavages de mains et l'utilisation de solutions hydro-alcooliques, vous assisterez à une grande session thématique sur les antiseptiques et les tensioactifs : quelles en sont les indications en 2021 ? Quel impact ont-ils sur notre peau ? Quels en sont les effets secondaires possibles tant au niveau toxicologique qu'allergologique ? Cela nous amènera aussi à parler de la dysbiose dans l'atopie.

Nous nous intéresserons également à de nouvelles dermatoses topographiques : les pieds, la région génitale et le visage. Puis, après un petit point de sémantique allergologique, nous aborderons les explorations allergologiques et biologiques qui nous posent problème : nous parlerons d'éosinophilie, de tryptase, des explorations à demander devant un angiœdème ou une photodermatose. Enfin, vous retrouverez bien sûr les *hot topics* sur vos thématiques favorites : l'allergie de contact, les toxidermies, les allergies professionnelles, la dermatite atopique, etc.

Le cours du Gerda nantais innovera avec son premier « poster challenge ». Il vous permettra de tester vos connaissances à partir de cas cliniques didactiques. Les réponses seront révélées uniquement le dernier jour en session plénière.

Merci à tous les orateurs de ce cours, aux auteurs des communications orales et affichées qui permettent de nous enrichir mutuellement, à tous les sponsors sans qui ce congrès ne pourrait avoir lieu et à l'équipe de MCI, responsable de l'organisation du congrès.

Ce cours ne saurait exister sans vous, merci à tous pour votre présence.

Claire Bernier
Organisatrice du congrès du Gerda 2021

A. Goossens

Service de Dermatologie,
Université Catholique de Leuven, Belgique

RÉACTIONS IMMÉDIATES AUX ANTISEPTIQUES (ET DÉSINFECTANTS)

Comme Marie-Noëlle Crépy l'a décrit dans son excellent article de synthèse à ce sujet [1], sur lequel je me suis basée pour ce chapitre, les antiseptiques, souvent aussi utilisés comme désinfectants (et même comme conservateurs, ces derniers non discutés ici), sont responsables essentiellement de dermatites de contact d'irritation et/ou allergiques et plus rarement d'urticaires de contact. De telles réactions peuvent se produire aussi bien chez les non-professionnels que chez les professionnels, notamment chez les travailleurs du domaine de la santé mais également dans tout autre secteur où il y a contact avec des antiseptiques, de par leur présence croissante (à cause de la Covid-19) dans des savons et détergents.

Les antiseptiques les plus répandus sont l'alcool (éthanol et isopropanol), les sels d'ammonium quaternaire (quats), les biguanides : chlorhexidine (gluconate), polyhexanide (PHMB) et polyaminopropyl biguanide (PAPB), octénidine, halogènes chlorés et iodés, formaldéhyde et oxyde d'éthylène.

URTICAIRES DE CONTACT AUX ANTISEPTIQUES ET DÉSINFECTANTS

Alcools

Depuis la revue de la littérature d'Ophaswongse et Maibach en 1994 concernant 10 cas d'urticaire de contact à l'alcool [2], seulement quelques rares cas ont été décrits. Une urticaire de contact d'origine non-immunologique a été observée chez une fille de 9 ans suite à l'utilisation d'un gel pour ultrasons, cependant sans test cutané confirmatif [3]. Wong *et al.* ont rapporté un syndrome d'urticaire de contact chez une infirmière, provoqué à la fois par l'application topique d'un désinfectant pour les mains (et aussi de parfums) et l'ingestion systémique d'alcool éthylique [4]. Des réactions positives au prick-test aux gels pour les mains à base d'alcool, à ses parfums et à une lingette à l'alcool isopropylique, ainsi que des tests épicutanés ultérieurs avec 100 % d'éthanol et avec 100 % et 10 % d'acétaldéhyde, se sont avérés positifs. En effet, des réactions croisées peuvent s'observer en association avec de la consommation d'alcool chez les patients souffrant d'une urticaire de contact causée par l'éthanol [5].

Sels d'ammonium quaternaire (quats)

Plusieurs molécules sont capables d'induire des réactions immédiates, et une réactivité immunologique croisée entre certains quats, mais également avec d'autres composés chimiques apparentés tels que les myorelaxants largement utilisés en anesthésie, a été supposée [6] et confirmée [7]. Il a été même démontré que l'exposition professionnelle répétée à des quats, tels que le chlorure de benzalkonium et le polyquaternium-10, utilisés dans des produits capillaires (ex. : après-shampooings) augmente la sensibilisation IgE aux agents de blocage neuromusculaire, ce qui constitue donc un risque chez les professionnels de la coiffure [8]. Parmi les cas rapportés par Chiambaretta *et al.* [9], un des trois concernait une allergie immédiate associée à un risque vital en ophtalmologie : il s'agissait d'un chémosis avec œdème de Quincke chez une patiente ayant déjà présenté un choc anaphylactique à un anesthésique appartenant à la classe des ammoniums quaternaires. Des réactions anaphylactiques ont également été rapportées à des cathéters veineux centraux enduits de chlorure de benzalkonium, confirmées par un test intradermique positif [10, 11]. Bernstein *et al.* ont rapporté un cas d'asthme et d'urticaire de contact chez une employée de fabrication de produits de nettoyage [12].

Le chlorure de didécyldiméthylammonium a été décrit comme cause d'urticaire de contact accompagnée d'angiœdème et d'asthme chez une employée de cafeteria effectuant le nettoyage avec un produit le contenant [13] et chez une technicienne de laboratoire [14]. Selon Shane *et al.*, l'application topique de cette substance peut activer les cellules lymphoïdes innées de type 2 et déclencher une réponse allergique de type mixte [15].

Le benzoate de dénatonium a été mentionné seulement une fois comme cause d'une réaction immédiate cutanée [16], alors que des cas d'allergie respiratoire, comme d'ailleurs pour les autres quats, sont mieux connus [17].

Raison-Peyron *et al.* ont observé une urticaire de contact avec dyspnée au propionate de didécylméthyl-poly(oxyéthyl)ammonium chez un infirmier anesthésiste [18], qui y était exposé dans un désinfectant hospitalier pour endoscopes.

Biguanides

Ils comprennent la chlorhexidine, le polyhexaméthylène biguanide et le polyaminopropyl biguanide.

Chlorhexidine

Probablement en raison d'une utilisation accrue, l'allergie à la chlorhexidine est en augmentation, mais peut-être encore sous-estimée car facilement négligée en raison du manque de connaissance de l'allergie, de l'exposition cachée dans plusieurs produits [19] et des dispositifs médicaux qui manquent parfois d'étiquetage normalisé [20]. Les réactions allergiques immédiates sont souvent sévères, associant à l'urticaire un choc anaphylactique et parfois un arrêt cardiaque [1, 21, 22], survenant principalement lors d'interventions chirurgicales [23], par exemple, au cours d'une intervention chirurgicale orthopédique [24], deux cas de décès suite à l'utilisation de la chlorhexidine dans des soins dentaires après extraction [25] et lors de l'insertion peropératoire de cathéters veineux centraux enduits de chlorhexidine chez cinq patients susceptibles subissant une greffe rénale [26]. Des réactions anaphylactiques ont même été rapportées chez des enfants [27]. Il faut aussi se rappeler que l'Instillagel® contient cet antiseptique : chez un malade ayant développé une réaction cutanée à la chlorhexidine 6 mois auparavant lors d'une angioplastie, une réaction anaphylactique s'est produite après l'insertion d'un cathéter urinaire en utilisant ce gel [28].

Opstrup *et al.*, dans une étude rétrospective de 8 497 patients testés entre 2003 et 2013, ont rapporté trois malades ayant un test épicutané positif et également un prick-test positif au digluconate de chlorhexidine, indiquant l'association d'une allergie immédiate et d'une allergie retardée [29]. En cas de suspicion, ils recommandent d'effectuer à la fois des tests épicutanés et des prick-tests avec le digluconate de chlorhexidine à 0,5 % ainsi qu'un dosage d'IgE spécifiques.

Plusieurs cas professionnels d'urticaire de contact, parfois associée à des problèmes respiratoires, confirmés par prick-tests et/ou détection d'IgE spécifiques sont décrits : les premiers en 2009 chez un agent de nettoyage hospitalier et trois infirmières après utilisation de produits de lavage des mains [30], et chez trois autres infirmières, dont une avec urticaire diffuse et dyspnée lors du brossage de ses dents avec un dentifrice contenant de la chlorhexidine [31]. Des gels hydro-alcooliques ont causé des réactions immédiates chez un technicien de salle d'opération [32] et chez un étudiant en médecine [33], ainsi que des produits de lavage des mains et de bains de bouche chez une infirmière dentaire [34]. Une réaction immédiate rapportée pour la Biseptine® [35], largement utilisée en France, n'a pas pu être attribuée à la chlorhexidine ou au chlorure de benzalkonium, mais à l'alcool benzylique contenu également, ce dernier rarement rapporté dans ce contexte [36]. Le premier cas professionnel d'une anaphylaxie sévère chez un dentiste travaillant depuis plus de 20 ans dans des cliniques dentaires ambulatoires a été rapporté par Toletone *et al.* [37], qui ont mis à jour la littérature (revue systématique) à ce sujet jusqu'à 2018.

La réponse IgE à la chlorhexidine semble polyclonale. La terminaison chloroguanide de cette molécule est l'épitope principal de l'IgE et convient comme test de criblage pour détecter la réactivité à la chlorhexidine. Les réactivités IgE avec les composants biguanides ou hexaméthylènes d'autres désinfectants (alexidine, polyhexanide) peuvent être détectées chez 15 à 33 % des patients allergiques [38]. Une réaction croisée partielle entre la chlorhexidine et le polyhexanide a d'ailleurs également été rapportée par Kautz *et al.* [39]. Enfin, un patient qui avait réagi à l'octénidine, un composant cationique, avait aussi montré une réactivité croisée des IgE avec les biguanides [38].

Polyhexanide (polyhexaméthylène biguanide [PHMB]) et polyaminopropyl biguanide (PAPB)

Ces deux composants sont très similaires dans leur structure chimique, la différence principale étant la longueur des chaînes de carbone entre les groupes de biguanides. Cependant, leur étiquetage scientifique et commercial est souvent inexact [40] (même dans la législation cosmétique européenne où ils sont repris sous la même référence), ce qui a d'ailleurs conduit à la confusion des deux molécules dans les publications scientifiques concernant les réactions allergiques. En revanche, il y a une forte différence dans l'activité bactéricide, le PHMB étant clairement supérieur au PAPB. Ce dernier s'emploie surtout comme agent de conservation dans les solutions pour lentilles de contact, produits cosmétiques (nous avons rapporté le cas d'une urticaire de contact due à des lingettes humides [41]) et pharmaceutiques, alors que le PHMB s'utilise avant tout comme agent antimicrobien médical. Les deux substances se retrouvent également comme désinfectants pour l'eau (ex. : dans des piscines). Plusieurs réactions immédiates sévères dues au PHMB, ainsi que de l'anaphylaxie chez des patients lors d'interventions chirurgicales ou dans le traitement de plaies, ont été décrites [39, 42-45]. Le mécanisme est IgE-médié comme pour la chlorhexidine [38, 39]. À ma connaissance, des réactions immédiates professionnelles n'ont pas été publiées, mais nous avons observé le cas d'une infirmière ayant présenté une réaction d'urticaire des mains provoquée par un gel désinfectant non alcoolique ; elle ne tolérait pas non plus une solution pour lentilles de contact contenant le PMBH.

Halogènes chlorés

Une réaction d'urticaire non professionnelle chez une femme après contact avec un produit de nettoyage contenant de l'eau de Javel [46] ainsi que chez un employé d'infirmerie rythmé par les bains en piscine désinfectée avec de l'hypochlorite de sodium, a été rapportée [47]. Lors de l'irrigation des canaux dentaires, un patient a eu une sensation de brûlure et des difficultés à respirer [48]. Le premier cas professionnel d'une réaction immédiate chez un technicien de bloc opératoire a été publié en 2016 [49].

En ce qui concerne la chloramine-T, plusieurs cas d'urticaire de contact et/ou de symptômes respiratoires d'asthme et de rhinite ont été décrits, avec tests cutanés positifs et parfois détection d'IgE spécifiques (ex. : chez une employée d'hôpital effectuant la désinfection de salles de bains) [50]. Un autre cas d'urticaire de contact chez une infirmière diluant de la chloramine-T en poudre dans l'eau a été rapporté par notre équipe [51], avec tests cutanés ouverts et semi-ouverts positifs, et encore trois autres cas chez le personnel de santé [52]. Deux réactions anaphylactiques ont été rapportées :

- le premier cas chez une femme qui pendant la douche avait appliqué une solution de chloramine-T sur une zone cutanée présentant une folliculite sur la jambe, et qui en quelques minutes avait développé une urticaire généralisée et un angiœdème, suivis de vomissements et de collapsus avec perte de conscience [53] ;
- le deuxième cas concernait une femme qui avait présenté un érythème généralisé avec démangeaisons, une dyspnée et des vertiges 15 minutes après avoir appliqué une solution contenant cet antiseptique sur une brûlure [54].

Iodophores

Plusieurs cas sévères non professionnels de réactions allergiques immédiates à la povidone iodée attribuées à la povidone et non pas à l'iode, ont été publiés [55-60]. L'iodure de potasse (solution Lugol) avait causé une réaction anaphylactique lors d'une coloscopie [61].

Phénoxyéthanol

Récemment, une solution combinée avec l'octénidine à 0,1 % a été proposée pour le traitement de plaies aiguës, contaminées et traumatiques, y compris les plaies colonisées par le SARM en raison de leur action profonde [62]. Plusieurs cas d'urticaire de contact non professionnels au phénoxyéthanol ont été rapportés chez des patients lors de son utilisation comme conservateur dans des cosmétiques [63-67], ainsi que dans un gel pour ultrasons [68].

Aldéhydes

Ce sont principalement le formaldéhyde, le glutaraldéhyde et, plus rarement, l'orthophthalaldéhyde. Plusieurs cas d'allergie immédiate au formaldéhyde dans des désinfectants dentaires (traitement de canaux) ont été rapportés [69-72], avec même anaphylaxie [69], la recherche d'IgE spécifiques au formaldéhyde ainsi que les prick-tests étant utiles pour le diagnostic [69, 70]. Quelques cas professionnels dans le domaine médical concernaient des employées de laboratoire d'anatomopathologie [73-75]. Récemment, Yu *et al.* [76], dans leur revue systématique de réactions cutanées dues au port de masques chez le personnel soignant, dans lesquels le formaldéhyde peut être présent [77], comme sous-produit de la dégradation du polypropylène lors de la fabrication, ont rapporté de rares cas d'urticaire ; cependant les détails des cas n'étaient pas disponibles dans la littérature. Des réactions immédiates avec anaphylaxie au glutaraldéhyde sont bien connues [52, 78, 79], il est actuellement remplacé par l'orthophthalaldéhyde, un désinfectant de haut niveau couramment utilisé pour le traitement des dispositifs médicaux sensibles à la chaleur, quoique également cause de réactions respiratoires et cutanées chez le personnel de santé [80-82].

Oxyde d'éthylène

De nombreux cas d'allergie immédiate, parfois sévère et avec anaphylaxie, ont été rapportés chez les patients hémodialysés et multiopérés [83-85]. Cependant, des réactions d'urticaire d'origine professionnelle sont plus rares. Jacson *et al.* ont décrit des épisodes d'urticaire des mains, un œdème palpébral avec rhinite et asthme chez une infirmière, rythmés par le travail [86], des prick-tests à travers des gants en latex stérilisés à l'oxyde d'éthylène étant positifs alors que le prick-test à travers des gants en latex stérilisés aux rayons gamma était négatif. Selon une étude concernant la prévalence de l'hypersensibilité de type retardé et de type immédiat chez les travailleurs de la santé atteints d'eczéma des mains [87], des risques accrus d'allergie à l'oxyde d'éthylène (et à la chlorhexidine) n'avaient pas pu être confirmés.

CONCLUSION

Les urticaires de contact aux antiseptiques et désinfectants sont rares mais probablement sous-estimées, les symptômes d'urticaire de contact étant souvent plus modérés et limités aux zones de contact, l'attention se porte sur l'atteinte respiratoire, asthme et/ou rhinite, et avant tout l'anaphylaxie [1]. De telles réactions peuvent se produire de façon professionnelle, avant tout chez le personnel médical, ainsi que chez des personnes lors d'interventions médicales. Le nombre de publications rapportant des réactions d'allergie à la chlorhexidine semble être en augmentation, avec un risque de réactions croisées avec d'autres biguanides. De même pour les ammoniums quaternaires (quats) où il existe une réactivité immunologique croisée avec d'autres composés chimiques apparentés, tels que les myorelaxants largement utilisés en anesthésie. Quant au diagnostic des réactions immédiates, il doit être confirmé par les prick-tests et éventuellement un dosage des IgE spécifiques, notamment pour la chlorhexidine, le formaldéhyde, la chloramine-T et l'oxyde d'éthylène. Le prick-test est souvent le moyen le plus rapide et précis pour affirmer la responsabilité d'un allergène [1, 34]. Cependant, étant donné qu'un prick-test peut exposer à des risques anaphylactiques [1], dans des cas d'antécédents sévères un test de provocation cutané ouvert peut d'abord être effectué.

RÉFÉRENCES

1. Crépy MN. Allergie-dermatologie professionnelle. *Dermatites de contact professionnelles aux désinfectants et antiseptiques.* Références en Santé au Travail. Paris : INRS 2016 ; 145 : 143-66.
2. Ophaswongse S, Maibach HI. Alcohol dermatitis: allergic contact dermatitis and contact urticarial syndrome. *Contact Dermatitis* 1994 ; 30 : 1-6.
3. Khan IJ, Azam NAM, Goyal R, Nabi NV. Contact urticaria to ultrasonic gel. *Eye* 2007 ; 21 : 1016.
4. Wong JW, Harris K, Powell D. Alcohol urticaria syndrome. *Dermatitis* 2011 ; 22 : 350-4.

5. Chularojanamontri L, Tuchinda P, Pongparit K, Pinkaew S, Nuchkull P, Kulthanan K. Contact urticaria caused by alcohol: clinical characteristics and cross-reactions. *Ann Allergy Asthma Immunol* 2016 ; 117 : 721-3.e1.
6. Lipińska-Orjzanowska A, Walusiak-Skorupa J. Quaternary ammonium compounds-new occupational hazards. *Med Pr* 2014 ; 65 : 675-82.
7. Baldo BA. IgE and drug allergy: antibody recognition of "small" molecules of widely varying structures and activities. *Antibodies* 2015 ; 3 : 56-91.
8. Dong S, Acouetey DS, Guéant-Rodriguez RM, *et al.* Prevalence of IgE against neuromuscular blocking agents in hairdressers and bakers. *Clin Exp Allergy* 2013 ; 43 : 1256-62.
9. Chiambaretta F, Pouliquen P, Rigal D. Allergie et conservateurs. À propos de trois cas d'allergie au chlorure de benzalkonium. *J Fr Ophtalmol* 1997 ; 20 : 8-16.
10. Anderson D, Faltay B, Haller NA. Anaphylaxis to benzalkonium chloride-coated central venous catheter. *J Clin Anesth* 2010 ; 22 : 632-4.
11. Shih CK, Huang SH, Tsai CJ, Chu KS, Wu SH. Anaphylaxis to benzalkonium chloride-coated central venous catheter. *J Clin Anesth* 2010 ; 22 : 632-4.
12. Bernstein JA, Stauder T, Bernstein DI, Bernstein IL. A combined respiratory and cutaneous hypersensitivity syndrome induced by work exposure to quaternary amines. *J Allergy Clin Immunol* 1994 ; 94 : 257-9.
13. Houtappel M, Bruynzeel-Koomen CA, Röckman H. Immediate allergy to occupational exposure to didecyl dimethyl ammonium chloride. *Contact Dermatitis* 2008 ; 59 : 116-7.
14. Ruiz Oropeza A, Fischer FU, Duus Johansen J. Occupational contact urticaria caused by didecyl dimethyl ammonium chloride. *Contact Dermatitis* 2011 ; 64 : 297-8.
15. Shane HL, Lukomska E, Anderson SE. Topical application of the quaternary ammonium compound didecyldimethylammonium chloride activates type 2 innate lymphoid cells and initiates a mixed-type allergic response. *Toxicol Sci* 2019 ; 168 : 508-18.
16. Bjorkner B. Contact urticaria and asthma from denatonium benzoate (Bitrex). *Contact Dermatitis* 1980 ; 6 : 466-71.
17. KoHuang C, Chung KM, Chung JH, Chen KT. Asthma associated with denatonium benzoate in a health care worker in Taiwan: A case report. *Medicine (Baltimore)* 2019 ; 98 : e15818.
18. Raison-Peyron N, Du Thanh A, Dupuis JC. Occupational immediate-type allergy to polyoxyethyl ammonium propionate. *Contact Dermatitis* 2009 ; 60 : 296-8.
19. Opstrup MS, Jemec GBE, Garvey LH. Chlorhexidine allergy : on the rise and often overlooked. *Curr Allergy Asthma Rep* 2019 ; 19 : 23.
20. Chiewchalermsri C, Sompornrattanaphan M, Wongsa C, Thongngarm T. Chlorhexidine allergy: current challenges and prospects. *J Asthma Allergy* 2020 ; 13 : 127-33.
21. Aalto-Korte K, Mäkinen-Kiljunen S. Symptoms of immediate chlorhexidine hypersensitivity in patients with a positive prick test. *Contact Dermatitis* 2006 ; 55 : 173-7.
22. Paiano, S, Seebach J, Hauser C. Anaphylaxie aux antiseptiques. *Rev Med Suisse* 2011 ; 7 : 838-41.
23. Opstrup MS, Malling HJ, Krøigaard M, *et al.* Standardized testing with chlorhexidine in perioperative allergy – a large single-centre evaluation. *Allergy* 2014 ; 69 : 1390-6.
24. Kow RY, Low CL, Ruben JK, Zaharul-Azri MZ, Ng MS. Life-threatening chlorhexidine anaphylaxis. A case report. *Malays Orthop J* 2017 ; 11 : 72-4.
25. Pemberton MN, Gibson J. Chlorhexidine and hypersensitivity reactions in dentistry. *Br Dent J* 2012 ; 213 : 547-50.
26. Ho A, Zaltzman J, Hare GMT, *et al.* Severe and near-fatal anaphylactic reactions triggered by chlorhexidine-coated catheters in patients undergoing renal allograft surgery: a case series/ Réactions anaphylactiques sévères et quasi fatales déclenchées par des cathéters enduits de chlorhexidine chez des patients subissant une chirurgie d'allogreffe rénale : une série de cas. *Can J Anesth* 2019 ; 66 : 1483-8.
27. Lasa EM, González C, García-Lirio E, Martínez S, Arroabarren E, Gamboa PM. Anaphylaxis caused by immediate hypersensitivity to topical chlorhexidine in children. *Ann Allergy Asthma Immunol* 2017 ; 118 : 118-9.
28. Totty J, Forsyth J, Mekako A, Chetter I. Life-threatening intraoperative anaphylaxis as a result of chlorhexidine present in Instillagel. *BMJ Case Rep* 2017 ; 2017 : bcr2017221443.
29. Opstrup M, Duus-Johansen J, Zachariae C, Garvey L. Contact allergy to chlorhexidine in a tertiary dermatology clinic in Denmark. *Contact Dermatitis* 2016 ; 74 : 29-36.

30. Nagendran V, Wicking J, Ekbote A, Onyekwe T, Garvey LH. IgE-mediated chlorhexidine allergy: a new occupational hazard ? *Occup Med (Lond)* 2009 ; 59 : 270-2.
31. Wittczak T, Dudek W, Walusiak-Skorupa J, Świerczyńska-Machura D, Pałczyński C. Chlorhexidine-still an underestimated allergic hazard for health care professionals. *Occup Med (Lond)* 2013 ; 63 : 301-5.
32. Toholka R, Nixon R. Contact urticaria caused by preservatives and disinfectants. *In* : Gimenez-Arnau A, Maibach HI, eds. *Contact urticaria syndrome*. Boca Raton : CRC Press, 2014 : 261-71.
33. Lahouel I, Ben Salah N, Ben Fadhel N, *et al.* Contact urticaria caused by chlorhexidine in hydroalcoholic gel. *Contact Dermatitis* 2021 ; 84 : 338-9.
34. Helaskoski E, Suojalehto H, Kuuliala O, Aalto-Korte K. Prick testing with chemicals in the diagnosis of occupational contact urticaria and respiratory diseases. *Contact Dermatitis* 2015 ; 72 : 20-32.
35. Jelti L, Boulard C, Anfray F, Fisson S, Tetart T. Urticaire de contact à la Biseptine. *Revue française d'allergologie* 2016 ; 56 : 291.
36. Guin JD, Goodman J. Contact urticaria from benzyl alcohol presenting as intolerance to saline soaks. *Contact Dermatitis* 2001 ; 45 : 182-3.
37. Toletone A, Dini G, Massa E, *et al.* Chlorhexidine-induced anaphylaxis occurring in the workplace in a health-care worker : case report and review of the literature. *Med Lav* 2018 ; 109 : 68-76.
38. Mueller-Wirth N, Buenter A, Jörg L, *et al.* IgE-mediated chlorhexidine allergy- cross-reactivity with other biguanide disinfectants. *Allergy* 2020 ; 75 : 3237-47.
39. Kautz O, Schumann H, Degerbeck F, Venemalm L, Jakob T. Severe anaphylaxis to the antiseptic polyhexanide. *Allergy* 2010 ; 65 : 1068-70.
40. Rembe JD, Fromm-Dornieden C, Schäfer N, Böhm JK, Stuermer EK. Comparing two polymeric biguanides: chemical distinction, antiseptic efficacy and cytotoxicity of polyaminopropyl biguanide and polyhexamethylene biguanide. *J Med Microbiol* 2016 ; 65 : 867-76.
41. Creytens K, Goossens A, Faber M, Ebo D, Aerts O. Contact urticaria syndrome caused by polyaminopropyl biguanide in wipes for intimate hygiene. *Contact Dermatitis* 2014 ; 71 : 307-9.
42. Olivieri J, Eigenmann PA, Hauser C. Severe anaphylaxis to a new disinfectant: polyhexanide, a chlorhexidine polymer. *Schweiz Med Wochenschr* 1998 ; 128 : 1508-11.
43. Ferrarini A, Baggi M, Flückiger R, Bianchetti MG. Intraoperative anaphylaxis to a chlorhexidine polymer in childhood. *Paediatr Anaesth* 2006 ; 16 : 705.
44. Schrøder MA, Kirketerp-Møller K, Winther L. Suspected anaphylaxis by wound treatment with polyhexanide derivate wound products. *Ugeskr Laeger* 2014 ; 176 (25A) : V02120094.
45. Schunter JA, Stöcker B, Brehler R. A case of severe anaphylaxis to polyhexanide: cross-reactivity between biguanide antiseptics. *Int Arch Allergy Immunol* 2017 ; 173 : 233-6.
46. Hostynek JJ, Patrick E, Younger B, Maibach HI. Hypochlorite sensitivity in man. *Contact Dermatitis* 1989 ; 20 : 32-7.
47. Neering H. Contact urticaria from chlorinated swimming pool water. *Contact Dermatitis* 1977 ; 3 : 279.
48. Calliskan MK, Turkun M, Alper S. Allergy to sodium hypochlorite during root canal therapy: a case report. *Int Endod J* 1994 ; 27 : 163-7.
49. Chia Shi Zhe G, Green A, Fong YT, Lee HY, Ho SF. Rare case of type I hypersensitivity reaction to sodium hypochlorite solution in a healthcare setting. *BMJ Case Rep* 2016 ; 2016 : bcr2016217228.
50. Kanerva L, Alanko K, Estlander T, Sihvonen T, Jolanki R. Occupational allergic contact urticaria from chloramine-T solution. *Contact Dermatitis* 1997 ; 37 : 180-1.
51. Dooms-Goossens A, Gevers D, Mertens A, Vanderheyden D. Allergic contact urticaria due to chloramine. *Contact Dermatitis* 1983 ; 9 : 319-20.
52. Helaskoski E, Suojalehto H, Kuuliala O, Aalto-Korte K. Prick testing with chemicals in the diagnosis of occupational contact urticaria and respiratory diseases. *Contact Dermatitis* 2015 ; 72 : 20-32.
53. D'Alò S, De Pasquale T, Incorvaia C, *et al.* Cloramine-induced anaphylaxis while showering: a case report. *J Med Case Rep* 2012 ; 6 : 324.
54. Roorda BM, Nienhuis HLA, Schuttelaar MLA. Anaphylactic reaction caused by skin contact with the disinfectant chloramine-T. *Contact Dermatitis* 2019 ; 80 : 321-2.

55. Lopez S, De Barrio M, Zuheldia JM, Prieto A, Olalde S, Baeza ML. Acute IgE-mediated generalized urticaria-angioedema after topical application of povidone-iodine. *Allergol Immunopathol (Madr)* 1998 ; 26 : 23-6.
56. Pedrosa C, Costa H, Oliviera G, Romariz J, Praça F. Anaphylaxis to povidone in a child. *Pediatr Allergy Immunol* 2005 ; 16 : 361-2.
57. Caballero MR, Lukawska J, Dugué P. A hidden cause of perioperative anaphylaxis. *J Investig Allergol Clin Immunol* 2010 ; 20 : 353-4.
58. Gonzalo Garijo MA, Durán Quintana JA, Bobadilla González P. Anapylactoc shock following povidone. *Ann Pharmacother* 1996 ; 30 : 37-40.
59. Le Pabic F, Sainte-Laudy J, Blanchard N, Moneret-Vautrin DA. First case of anaphylaxis to iodinated povidone. *Allergy* 2003 ; 58 : 826-7.
60. Dewachter P, Mourton-Faivre C. Allergies aux médicaments et aliments iodés : la séquence allergénique n'est pas l'iode. *Presse Med* 2015 ; 44 : 1136-45.
61. Indracollo U, Palombino K, Greco P. Anaphylactic-like reaction to lugol solution during coloscopy. *South Med J* 2009 ; 102 : 96-7.
62. Kramer A, Joachim Dissemond J, Kim S, *et al.* Consensus on wound antisepsis : update 2018. *Skin Pharmacol Physiol* 2018 ; 31 : 28-58.
63. Núñez Orjales R, Carballas Vázquez C, Carballada González F, Boquete París M. 2-Phenoxyethanol-induced Contact urticaria and anaphylaxis. *J Investig Allergol Clin Immunol* 2010 ; 20 : 354-5.
64. Lujan D, Hernandez-Machin B, Peñate Y, Borrego L. Contact urticaria due to phenoxyethanol in an aftershave. *Dermatitis* 2009 ; 20 : E10.
65. Birnie AJ, English JS. 2-phenoxyethanol-induced contact urticaria. *Contact Dermatitis* 2006 ; 54 : 349.
66. Bohn S, Bircher AJ. Phenoxyethanol-induced urticaria. *Allergy* 2001 ; 56 : 922-3.
67. Hernández B, Ortiz-Frutos FJ, García M, Palencia S. Contact urticaria from 2-phenoxyethanol. *Contact Dermatitis* 2002 ; 47 : 54.
68. Aranzabal MA, Arruti N, Joral A, Lasa EM, Martínez S, Echenagusia MA. Contact urticaria caused by phenoxyethanol in ultrasound gel. *Contact Dermatitis* 2019 ; 81 : 132-3.
69. Kunisada M, Adachi A, Asano H, Horikawa T. Anaphylaxis due to formaldehyde released from root-canal disinfectant. *Contact Dermatitis* 2002 ; 47 : 215-8.
70. Tas E, Pletscher M, Bircher AJ. IgE-mediated urticaria from formaldehyde in a dental root canal compound. *J Investig Allergol Clin Immunol* 2002 ; 12 : 130-3.
71. Kijima A, Nishino H, Umeda J, Kataoka Y. Type 1 allergy to formaldehyde in root canal sealant after dental treatment : two case reports and review of the literature. *Arerugi* 2007 ; 56 : 1397-402.
72. El Sayed F, Siete-Belleza D, Sans B, Bayle-Lebey P, Marguery MC, Bazex J. Contact urticaria from formaldehyde in a root-canal paste. *Contact Dermatitis* 1995 ; 33 : 353.
73. Lindskov R. Contact urticaria to formaldehyde. *Contact Dermatitis* 1982 ; 8 : 333-4.
74. Dean AM, Secrest AM, Powell DL. Contact urticaria from occupational exposure to formaldehyde. *Dermatitis* 2016 ; 27 : 232.
75. Torresani C, Periti I, Beski L. Contact urticaria syndrome from formaldehyde with multiple physical urticarias. *Contact Dermatitis* 1996 ; 35 : 174-5.
76. Yu J, Chen JK, Mowad CM, *et al.* Occupational dermatitis to facial personal protective equipment in health care workers : a systematic review. *J Am Acad Dermatol* 2021 ; 84 : 486-94.
77. Aerts O, Dendooven E, Foubert K, Stappers S, Ulicki M, Lambert J. Surgical mask dermatitis caused by formaldehyde (releasers) during the COVID-19 pandemic. *Contact Dermatitis* 2020 ; 83 : 172-3.
78. Curran AD, Burge PS, Wiley K. Clinical and immunological evaluation of workers exposed to glutaraldehyde. *Allergy* 1996 : 51 : 826-32.
79. Hamann CP, Rodgers PA, Sullivan KM. Occupational allergens in dentistry. *Curr Opin Allergy Clin Immunol* 2004 ; 4 : 403-9.
80. Sokol WN. Nine episodes of anaphylaxis following cytoscopy caused by Cidex OPA (ortho-phtalaldehyde) high-level disinfectant in 4 patients after cytoscopy. *J Allergy Clin Immunol* 2004 ; 114 : 392-7.

81. Fujita H, Ogawa M, Endo Y. A case of occupational bronchial asthma and contact dermatitis caused by ortho-phtalaldehyde exposure in a medical worker. *J Occup Health* 2006 ; 48 : 413-6.

82. Pala G, Moscato G. Allergy to ortho-phtalaldehyde (OPA) in the healthcare setting : advice for clinicians. *Expert Rev Clin Immunol* 2013 ; 9 : 227-34.

83. Puerello D'Ambroiso F, Savica V, Gangemi S, *et al.* Ethylene oxide allergy in hemodialysis patients. *Nephrol Dial Transplant* 1997 ; 12 : 1461-3.

84. Bache S, Petersen JT, Garvey LH. Anaphylaxis to ethylene oxide – a rare and overlooked phenomenon? *Acta Anaesthesiol Scand* 2011 ; 55 : 1279-82.

85. Ebo DG, Bosmans JL, Coutteneye MM, Stevens WJ. Haemodialysis-associated anaphylactoid reactions. *Allergy* 2006 ; 61 : 211-20.

86. Jacson F, Beaudouin E, Hotton J, Moneret-Vautrin DA. Allergie au formol, latex, et oxyde déthylène : triple allergie professionnelle chez une infirmière. *Rev Fr Allergol Immunol Clin* 1991 ; 31 : 41-3.

87. Ibler KS, Jemec GBE, Garvey LH, Agner T. Prevalence of delayed-type and immediate-type hypersensitivity in healthcare workers with hand eczema. *Contact Dermatitis* 2016 ; 75 : 223-9.

N. Raison-Peyron

Service de Dermatologie,
Hôpital Saint-Eloi, CHU Montpellier, Montpellier

ALLERGIES DE CONTACT AUX ANTISEPTIQUES CHEZ L'ADULTE

Les antiseptiques sont des substances qui inhibent la croissance et le développement des micro-organismes (sans nécessairement les tuer) dans les tissus vivants, alors que les désinfectants sont utilisés sur les surfaces inertes. Certains d'entre eux sont utilisés dans les produits d'hygiène et cosmétiques comme conservateurs, mais nous n'envisagerons que les allergies de contact liées à leur usage médical. Nous n'envisagerons pas non plus les allergies liées aux excipients présents dans les produits antiseptiques. Il faut souligner aussi que la plupart des antiseptiques sont des irritants cutanés surtout dans certaines conditions d'utilisation [1].

En fonction du spectre d'activité, on distingue :
- les antiseptiques majeurs : bactéricides, d'action rapide et à spectre large comme les dérivés halogénés (dérivés iodés), chlorés, les biguanides (chlorhexidine et associations) et les alcools ;
- les antiseptiques intermédiaires : bactéricides, à spectre étroit comme les ammoniums quaternaires ;
- les antiseptiques mineurs : bactériostatiques, à spectre étroit comme les carbanilides (Solubacter®, Septivon®) et les diamidines (Hexomédine®).

Nous verrons aussi que les allergènes des antiseptiques chez l'adulte sont sensiblement différents de ceux de l'enfant.

La sensibilisation de contact aux antiseptiques n'est pas non exceptionnelle, mais la fréquence de sensibilisation est mal connue car il existe une probable sous-déclaration des observations. Une étude du REVIDAL-Gerda de 2005 a répertorié 75 cas sur 2 ans [2]. Les produits principalement en cause étaient la chlorhexidine et la povidone iodée (14 cas), l'hexamidine (20 cas). Le mode d'exposition aux antiseptiques sensibilisants était dans 68 cas l'application d'un antiseptique sur la peau dans un but thérapeutique. Il s'agissait d'une sensibilisation professionnelle dans 6 cas.

La polysensibilisation était fréquente (35 % des cas), la sensibilisation était due soit à l'antiseptique lui-même (53 cas), soit à un excipient (22 cas).

Le risque était augmenté chez les sujets ayant des contacts répétés, prolongés, sous occlusion, sur peau lésée et/ou irritée ou inflammatoire. Dans une autre étude française sur les allergies de contact aux topiques utilisés chez les patients ayant une dermite et/ou un ulcère de jambe, le chlorure de benzalkonium testé à 0,1 % pet. était le plus souvent en cause parmi les antiseptiques (7,1 % des cas) [3]. Les chiffres de sensibilisation à la chlorhexidine et à la povidone iodée n'étaient pas mentionnés, probablement car faibles dans cette population.

POVIDONE IODÉE

La povidone iodée (PVP-I) commercialisée en France sous le nom de Bétadine® est un polymère de synthèse, complexe de polyvinylpyrrolidone et de molécules d'iode. Il s'agit d'un iodophore, c'est-à-dire un complexe formé d'atomes d'iode et d'une molécule transporteuse augmentant la solubilité des atomes d'iode (PM entre 10 et 40 KD), la dispersion et la pénétration de l'iode à travers la paroi des micro-organismes.

L'iode actif est retenu dans les hélices du transporteur inerte non ionique qui est une véritable « crypte à iode » favorisant une libération lente de l'iode, avec prolongation de l'effet antiseptique, et ayant un caractère moins irritant que les autres antiseptiques iodés.

La PVP-I est utilisée pour la détersion (peau saine ou lésée, champ opératoire), le lavage antiseptique et chirurgical des mains (Bétadine® Scrub 4 %), l'antisepsie de la peau et des muqueuses saines ou lésées (Bétadine® dermique 10 %), l'antisepsie de la peau saine (Bétadine® alcoolique 5 %). Il existe d'autres présentations (irrigation oculaire 5 %, bain de bouche 10 %, etc.).

Au vu de la grande utilisation de cet antiseptique en chirurgie, les allergies de contact par hypersensibilité retardée restent très rares [1, 4]. En revanche, les réactions d'irritation sont beaucoup plus fréquentes pouvant prendre parfois un aspect purpurique trompeur, vasculite-like [4-6]. De même, des réactions érythémato-vésiculeuses traduisant une irritation peuvent être prises à tort pour un authentique eczéma de contact [4]. Ces réactions sont parfois sévères surtout s'il existe un contact prolongé sous pansement occlusif (tableau pris à tort pour des brûlures électriques) [7, 8].

CHLORHEXIDINE

C'est un antiseptique largement utilisé (une centaine de spécialités à usage médical commercialisées en France) depuis 1954. Il s'agit d'un bis-biguanide cationique synthétique.

Il est utilisé, sous forme de sels (gluconate, (di)acétate) en solution aqueuse ou alcoolique à la concentration de 0,05 à 2 %, pour l'antisepsie en peau saine et lésée. À noter que l'usage de la chlorhexidine est contre-indiqué sur les muqueuses, et que les solutions aqueuses prêtes à l'emploi à 0,05 % ne doivent plus être utilisées en raison de leur activité bactéricide insuffisante. Pour l'antisepsie des sites opératoires, il faut utiliser une solution alcoolique. L'OMS recommande d'utiliser de la chlorhexidine (recommandation forte, niveau de preuve intermédiaire), et le CDC soit de la chlorhexidine, soit de la povidone iodée.

Selon la population étudiée et le contexte d'utilisation, la prévalence des allergies de contact à la chlorhexidine varie entre 0,5 et 2,7 % [9, 10]. Elle aurait tendance à diminuer dans les études danoises [9].

L'eczéma est le plus souvent limité à la zone de contact mais peut parfois diffuser.

En France, la chlorhexidine (digluconate) est utilisée en association avec le chlorure de benzalkonium et l'alcool benzylique dans la Biseptine®, à des concentrations respectives de 0,25 %, 0,025 % et 4 % dans l'eau.

Une étude rétrospective multicentrique française (bientôt soumise à publication) a montré que chez les patients adultes, l'allergène le plus fréquemment en cause était l'alcool benzylique (81,7 %), suivi du chlorure de benzalkonium (39,4 %), alors que chez l'enfant c'est la chlorhexidine qui arrive en tête.

D'exceptionnels cas d'érythème pigmenté fixe et de photosensibilisation ont été rapportés [11, 12].

AMMONIUMS QUATERNAIRES

Ce sont des détergents cationiques plus souvent utilisés comme désinfectants de surface et de matériel médical que comme antiseptiques. Néanmoins, le chlorure de benzalkonium est présent dans la formulation de la Biseptine®, comme énoncé plus haut. Il est considéré plutôt comme un irritant fort et un sensibilisant modéré, rendant l'interprétation des patch-tests parfois délicate [13]. Dans le doute, un ROAT (*repeated open application test*) complémentaire peut être effectué. Des cas d'eczémas professionnels, notamment des mains chez le personnel de santé et d'eczémas aéroportés, ont été décrits [13, 14].

HEXAMIDINE (DIISÉTHIONATE)

Elle est assez largement utilisée par la population générale mais moins en milieu hospitalier du fait de son spectre étroit. Les allergies de contact à l'hexamidine sont rapportées dans des publications anciennes qui soulignent l'aspect clinique particulier de ces eczémas de contact : le plus souvent, il s'agit d'un eczéma papulo-vésiculeux pouvant s'étendre à distance, voire nummulaire ou d'aspect purpurique, vasculite-*like* dont l'évolution peut être prolongée [15]. Sur le plan histologique, on peut observer des aspects de vasculite dermique, la spongiose étant plus rare [15]. Les réactions photo-allergiques sont exceptionnelles [16].

Un cas récent d'allergie immédiate combinée à une allergie retardée a été publié [17].

Le Cytéal®, antiseptique moussant, comprend trois antiseptiques : l'hexamidine, la chlorhexidine et le chlorocrésol. La chlorhexidine et l'hexamidine sont plus souvent en cause que le chlorocrésol.

AUTRES ANTISEPTIQUES

De rares cas d'eczémas de contact ont été rapportés avec le triclosan, actuellement surtout utilisé en cosmétique [18]. Les allergies de contact au triclocarban sont également peu fréquentes, étant un sensibilisant cutané faible et du fait de son utilisation peu fréquente [19].

En ce qui concerne les alcools (éthanol, 1-propanol et isopropanol), largement utilisés dans les solutions hydroalcooliques depuis la pandémie de Covid-19, une étude récente souligne leur très faible caractère allergisant [20].

Les dérivés chlorés à base d'hypochlorite de sodium (Amukine®, Dakin Cooper stabilisé®) ne sont pas allergisants.

EXPLORATIONS ALLERGOLOGIQUES

Concernant les réactions d'hypersensibilité retardée, la plupart des antiseptiques sont présents dans les batteries de patch-tests commercialisées (antiseptiques/conservateurs quand elle existe, ulcères de jambes, cosmétiques).

La povidone iodée pour test épicutané est commercialisée à 10 % eau. Une étude allemande récente a montré que sur 15 patients suspects d'allergie de contact à la PVP-I, un seul l'était vraiment [21]. Les patch-tests avec la PVP-I, 5 % et 10 % dans l'eau, avec l'iode 0,5 % pet. sont souvent faussement positifs. Les auteurs recommandent de tester la PVP-I à 2 % eau, qui donne moins de faux positifs. Néanmoins, si celle-ci est positive, un ROAT complémentaire doit être fait pour confirmer la sensibilisation.

La chlorhexidine se teste à 0,5 % eau sous forme de digluconate. La forme diacétate de chlorhexidine est aussi commercialisée à 0,5 % dans l'eau. Dans certains pays qui utilisent très largement la chlorhexidine comme le Danemark, il est recommandé de tester les deux sels [22].

Il est recommandé de tester le chlorure de benzalkonium à 0,1 % dans l'eau [23]. Un autre ammonium quaternaire est commercialisé pour patch-test : le bromure de cétrimonium (0,5 % pet.). Celui-ci entre dans la composition du cétrimide, principe actif du Cétavlon® crème, qui est un antiseptique bactériostatique peu utilisé.

L'hexamidine pour test épicutané n'est pas commercialisée, et il est recommandé si nous en disposons de la tester à 0,15 % dans l'eau [23]. En pratique, on teste l'Hexomédine® solution pour application locale 0,1 %, qui est une solution hydroalcoolique, telle quelle. À noter que l'Hexomédine® transcutanée contient aussi du propylène glycol et du nonoxynol.

Le triclosan est commercialisé en seringue à 2 % et le triclocarban à 1 % dans la vaseline.

Les alcools ne sont pas commercialisés : des auteurs recommandent de tester l'éthanol à 70 % dans l'eau, l'isopropanol et le 1-propanol à 10 % dans l'eau [20].

CONCLUSION

Les antiseptiques peuvent provoquer des eczémas de contact mais ils sont souvent aussi des irritants cutanés rendant l'identification d'un authentique eczéma parfois difficile. La lecture des patch-tests peut être de ce fait délicate. En cas de doute, il ne faut pas hésiter à compléter l'exploration allergologique par des ROAT, à faire des lectures tardives jusqu'à J7. Il faut aussi penser aux différents excipients (parfums, colorants, tensioactifs, etc.) qui peuvent aussi être en cause. Ainsi, par exemple pour le Cytéal®, le surfactant cocamide diéthanolamide (cocamide DEA) est une autre source d'eczémas de contact à cette solution rapportée dans la littérature [24].

RÉFÉRENCES

1. Lachapelle JM. A comparison of the irritant and allergenic properties of antiseptics. *Eur J Dermatol* 2014 ; 24 : 3-9.
2. Barbaud A, Vigan M, Delrous JL, *et al.* Contact allergy to antiseptics: 75 cases analyzed by the dermato-allergovigilance network (Revidal). *Ann Dermatol Venereol* 2005 ; 132 (12 Pt 1) : 962-5.
3. Valois A, Waton J, Avenel-Audran M, *et al.* Contact sensitization to modern dressings: a multicentre study on 354 patients with chronic leg ulcers. *Contact Dermatitis* 2015 ; 72 : 90-6.
4. Lachapelle JM. Allergic contact dermatitis from povidone-iodine: a re-evaluation study. *Contact Dermatitis* 2005 ; 52 : 9-10.
5. Carlet C, Castelain F, Pelletier F, Aubin F, Raison-Peyron N. Postoperative purpuric contact dermatitis: Think about antiseptics. *Contact Dermatitis* 2019 ; 81 : 215-6.
6. Rosina P, Zamperetti MR, Saverio D'onghia F, Pertoldi B. Irritant contact dermatitis with a vasculitic-like pattern from PVP-I. *Contact Dermatitis* 2006 ; 55 : 304-5.
7. Borrego L, Hernández N, Hernandez Z, Peñate Y. Povidone-iodine induced post-surgical irritant contact dermatitis localized outside of the surgical incision area. Report of 27 cases and a literature review. *Int J Dermatol* 2016 ; 55 : 540-5.

8. Corazza M, Bulciolu G, Spisani L, Virgili A. Chemical burns following irritant contact with povidone-iodine. *Contact Dermatitis* 1997 : 36 : 115-6.
9. Opstrup MS, Johansen JD, Zachariae C, Garvey LH. Contact allergy to chlorhexidine in a tertiary dermatology clinic in Denmark. *Contact Dermatitis* 2016 ; 74 : 29-36.
10. Toholka R, Nixon R. Allergic contact dermatitis to chlorhexidine. *Australas J Dermatol* 2013 ; 54 : 303-6.
11. Moghadam BK, Drisko CL, Gier RE. Chlorhexidine mouthwash-induced fixed drug eruption. Case report and review of the literature. *Oral Surg Oral Med Oral Pathol* 1991 ; 71 : 431-4.
12. Wahlberg JE, Wennersten G. Hypersensitivity and photosensitivity to chlorhexidine. *Dermatologica* 1971 ; 143 : 376-9.
13. Dear K, Palmer A, Nixon R. Contact allergy and allergic contact dermatitis from benzalkonium chloride in a tertiary dermatology center in Melbourne, Australia. *Contact Dermatitis* 2021.
14. Kanerva L, Jolanki R, Estlander T. Occupational allergic contact dermatitis from benzalkonium chloride. *Contact Dermatitis* 2000 ; 42 : 357-8.
15. J, Poli F, Wechsler J, Dubertret L. Contact dermatitis from hexamidine. *Ann Dermatol Venereol* 1984 ; 111 : 805-10.
16. Boulitrop-Morvan C, Collet E, Dalac S, Bailly N, Jeanmougin M, Lambert D. Photoallergy to hexamidine. *Photodermatol Photoimmunol Photomed* 1993 ; 9 : 154-5.
17. Le Seac'h A, Castagna J, Chantran Y, *et al.* Occurrence of immediate and delayed hypersensitivity to hexamidine. *Contact Dermatitis* 2021.
18. Robertshaw H, Leppard B. Contact dermatitis to triclosan in toothpaste. *Contact Dermatitis* 2007 ; 57 : 383-4.
19. International Contact Dermatitis Research G (ICDRG) ; Maibach H, Bandmann HJ, Calnan CD, *et al.* Triclocarban : evaluation of contact dermatitis potential in man. *Contact Dermatitis* 1978 ; 4 : 283-8.
20. Kreipe K, Forkel S, Heinemann KE, *et al.* Contact sensitizations to disinfectants containing alcohols or quaternary ammonium compounds are rarely of clinical relevance. *Contact Dermatitis* 2021.
21. Forkel S, Beutner C, Amschler K, *et al.* Improving povidone-iodine and iodine preparations for patch testing. *Contact Dermatitis* 2021 ; 84 : 332-7.
22. Opstrup MS, Malling HJ, Krøigaard M, *et al.* Standardized testing with chlorhexidine in perioperative allergy--a large single-centre evaluation. *Allergy* 2014 ; 69 : 1390-6.
23. De Groot AC. *Patch testing. Test concentrations and vehicles for 4350 chemicals*, 3rd edition. Wapserveen : Acdegroot publishing, 2008 : p 203.
24. Badaoui A, Amsler E, Raison-Peyron N, *et al.* An outbreak of contact allergy to cocamide diethanolamide? *Contact Dermatitis* 2015 ; 72 : 407-9.

A.-S. Darrigade

Service de Dermatologie,
Hôpital Saint-André, CHU de Bordeaux, Bordeaux

ALLERGIES DE CONTACT AUX ANTISEPTIQUES CHEZ L'ENFANT

Les réactions aux antiseptiques peuvent être immédiates mais aussi retardées. Une étude a été menée de 2001 à 2003 par le réseau de vigilance en dermato-allergologie (Revidal) pour répertorier les allergènes les plus fréquemment imputés dans les eczémas de contact aux antiseptiques, et caractériser la sémiologie des lésions [1]. Dans ce travail, il y avait des cas d'allergie de contact aux antiseptiques chez les enfants puisque l'écart d'âge était de 6 mois à 85 ans. Cependant, dans les allergies de contact aux antiseptiques, la population adulte prédomine.

ÉPIDÉMIOLOGIE DES ALLERGIES DE CONTACT AUX ANTISEPTIQUES

Autant les eczémas de contact aux antiseptiques chez l'adulte ont été principalement rapportés chez les soignants et les patients présentant un ulcère chronique, autant chez l'enfant les principaux cas étaient initialement rapportés chez les enfants atteints de dermatite atopique [2, 3]. Dans cette série de 641 cas d'eczéma de contact chez les enfants de moins de 16 ans atopiques, publiée par Mailhol *et al.* en 2009, 2,9 % présentaient un eczéma de contact à la chlorhexidine ; et parmi les 40 patients sur 641 avec un eczéma de contact, 42,5 % étaient allergiques à la chlorhexidine [2]. Le premier cas rapporté d'allergie de contact à la chlorhexidine chez un enfant non atopique a été décrit en 2008 chez un enfant multihospitalisé de 4 ans [4]. En 2010, un second cas d'allergie de contact à la chlorhexidine a été décrit chez un nourrisson de 23 mois [5].

Les dermatites de contact aux antiseptiques chez les enfants sont en effet de plus en plus prévalentes chez de très jeunes enfants, nourrissons, et sans antécédent d'atopie. Une série de cas bordelais a été rapportée en 2018. Entre 2010 et 2017, 14 enfants âgés entre 8 mois et 8 ans, avec un âge moyen de 38 mois, ont été testés dans le service de dermatologie pédiatrique pour un eczéma de contact aux antiseptiques. Cette série de cas confirme le jeune âge des patients, avec une prédominance d'eczéma de contact chez des enfants sans antécédent d'atopie (un cas de dermatite atopique et allergie alimentaire et deux cas d'asthme sur les 14 enfants) [6]. Depuis, d'autres cas ont été rapportés chez des jeunes enfants, atopiques ou non atopiques [7, 8].

CLINIQUE ET DIAGNOSTICS DIFFÉRENTIELS

Cliniquement, les réactions de contact aux antiseptiques sont vésiculeuses, œdémateuses et suintantes, localisées principalement au site d'application de l'antiseptique, mais plus rarement avec une extension locorégionale (*Figure 1*). Ces réactions sont aiguës, parfois très inflammatoires, elles sont souvent mal diagnostiquées.

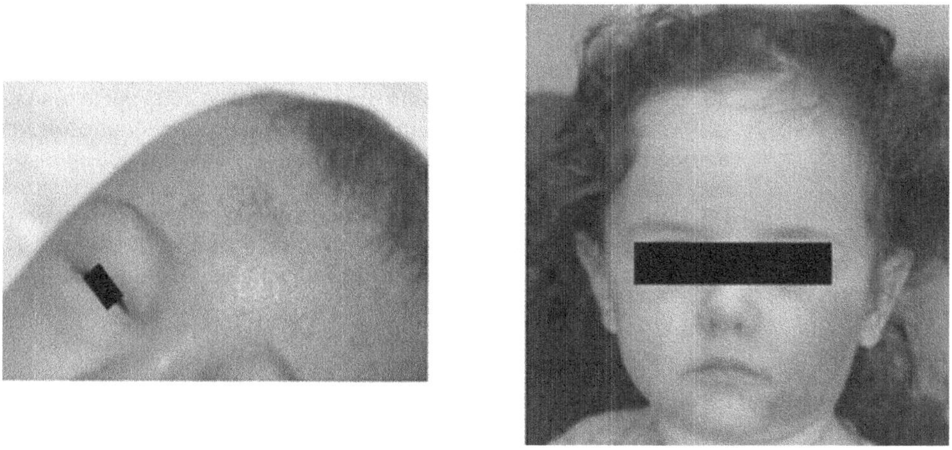

Figure 1. Eczéma de contact aux antiseptiques chez l'enfant.

Le principal diagnostic différentiel est l'hypodermite bactérienne, et lorsque les lésions sont situées sur le visage, la cellulite de la face ou l'impétigo [7, 8]. Dans la série de cas bordelais, chez les 14 enfants rapportés, 9 enfants (64 %) avaient eu le diagnostic de dermohypodermite bactérienne initialement, avec pour certains une antibiothérapie systémique [6]. Un cas d'eczéma diffus ressemblant à un érythème polymorphe a été rapporté chez un nourrisson de 2 ans [9]. Le diagnostic de dermatite allergique de contact aux antiseptiques est souvent suggéré par un dermatologue et confirmé ensuite par des tests épicutanés.

ALLERGÈNES EN CAUSE

Il existe quatre classes chimiques d'antiseptiques : les biguanides (Biseptine®, Diaseptyl®), les alcools, les dérivés iodés (Bétadine®) et les dérivés chlorés (Dakin®).

Digluconate de chlorhexidine

Le digluconate de chlorhexidine est un antiseptique utilisé seul sous forme aqueuse en solution pour application cutanée, ou en bain de bouche, existant également en forme colorée, ou seul sous forme alcoolique. La concentration la plus fréquente lorsqu'il est utilisé comme seul antiseptique est 0,5 %. On le retrouve en flacon, en unidose, en lingette désinfectante, en spray, en compresse imprégnée, en pulvérisateur, en shampooing, en solution moussante, en fil dentaire, en bain de bouche, en gel urétral, en collutoire [10]. Il existe également en association avec d'autres antiseptiques, comme le chlorure de benzalkonium et l'alcool benzylique en solution pour application cutanée, ou avec un conservateur, le chlorobutanol hémihydraté, en bain de bouche mais aussi avec un corticoïde en suspension pour pulvérisation buccale [10]. Il est l'allergène prédominant dans les eczémas de contact aux antiseptiques chez les enfants. Alors que les cas étaient initialement décrits chez les enfants atopiques [2, 3], d'autres cas ont suivi chez des enfants sans antécédent d'atopie, et même chez des nourrissons [4, 5, 7, 8] ; la série de cas de Bordeaux chez 14 enfants a rapporté 7 cas d'allergie de contact au gluconate de chlorhexidine et pour la première fois 8 cas d'allergie de contact au chlorure de benzalkonium [9].

Chlorure de benzalkonium

Le chlorure de benzalkonium est un antiseptique utilisé en association au digluconate de chlorhexidine et à l'alcool benzylique en solution pour application cutanée, ou en association au chlorhydrate de lidocaïne en collutoire [12]. Il existe sous forme de solution pour application cutanée, crème vagin, capsule molle vagin, miniovule ou pulvérisation nasale. Lorsqu'il est utilisé pour ses propriétés antiseptiques, il est souvent à des concentrations supérieures à 1 %, alors que lorsqu'il est utilisé comme conservateur, sa concentration est plus faible, souvent inférieure à 0,01 % [9]. Il s'agit du principal conservateur des collyres ophtalmiques en flacon [12, 13], mais on le retrouve aussi dans des cosmétiques [9]. Chez l'enfant, le chlorure de benzalkonium est responsable quasiment d'autant d'eczémas de contact que le digluconate de chlorhexidine. Une étude menée par le groupe Revidal en France en 2019-2020, en cours de publication, a recensé les cas d'eczémas de contact à la Biseptine® (gluconate de chlorhexidine/chlorure de benzalkonium/alcool benzylique) en France chez les adultes et les enfants. Au total, 31 enfants testés avec les trois allergènes ont été rapportés avec une moyenne d'âge de 7 ans. L'allergène prédominant chez 54,8 % des cas était le digluconate de chlorhexidine, puis chez 41,9 % des cas le chlorure de benzalkonium, et enfin dans 29 % des cas l'alcool benzylique.

Hexamidine

L'hexamidine est dans la famille des biguanides et amidines. Les allergies de contact à l'hexamidine ont été rapportées chez les enfants atteints de dermatite atopique. Dans la série de cas de Toulouse de Mailhol *et al.,* sur les 40 patients présentant une allergie de contact, 7,5 % étaient allergiques à l'hexamidine, soit 0,5 % de l'échantillon d'enfants atteints de dermatite atopique [2]. Dans une autre série de 337 enfants entre 1 et 15 ans, rapportée en 1999 par Roul *et al.*, seul 1 cas d'enfant de plus de 3 ans présentait un patch-test positif à l'hexamidine [11].

Alcool benzylique

Chez l'enfant, les dermatites de contact aux antiseptiques de type alcools sont très peu rapportées. On retrouve quelques cas rapportés avec l'alcool benzylique, composant de la Biseptine®. Il est le composant le moins fréquemment en cause dans les allergies de contact à la Biseptine® chez l'enfant. Bien qu'un cas d'allergie de contact à la Biseptine®, avec une positivité des trois allergènes lors de l'exploration par patch-test, a été rapporté en 2020 par Galadari *et al.* [14].

Povidone iodée

Les allergies de contact à la povidone iodée, un dérivé iodé, sont rares. Elles sont principalement rapportées chez les enfants ayant une désinfection récurrente avant la pose de cathéter, notamment chez les dialysés péritonéaux [15].

Une étude menée en néonatalogie a comparé l'utilisation de povidone iodée 10 %, ou gluconate de chlorhexidine 2 % Scrub, avant la mise en place d'un cathéter. Aucune dermatite de contact sévère n'est apparue dans les deux groupes, seulement un cas d'érythème léger sur un cathéter suite à la désinfection avec povidone iodée, de résolution spontanée [16].

Dérivé chloré

Aucun cas d'allergie de contact aux dérivés chlorés n'a été rapporté chez l'enfant.

RÉALISATION DES PATCH-TESTS CHEZ L'ENFANT

Les patch-tests chez l'enfant ont la même méthode que chez l'adulte. Il n'y a pas d'âge minimum, en revanche, les allergènes à tester seront sélectionnés en fonction de la taille du dos de l'enfant. Les nourrissons, même en dessous de 1 an, peuvent être testés avec une sélection d'allergènes de la batterie standard européenne, de batteries complémentaires, comme la batterie antiseptiques et traitements topiques, et les allergènes suspectés [6]. Les patch-tests des produits commerciaux suspectés doivent être réalisés. La première lecture est faite à 48 heures et la deuxième à 72 h/96 h. Dans l'étude menée par le Revidal, en 2020, 31 enfants avaient été testés avec les trois composants de la Biseptine® : le digluconate de chlorhexidine à 0,5 % dans l'eau, le chlorure de benzalkonium à 0,1 % dans l'eau et l'alcool benzylique à 10 % dans l'eau, comme les adultes. La povidone iodée est souvent irritante, donnant des faux positifs en patch-tests. Les concentrations et véhicules préconisés sont 5-10 % en eau, 5-10 % en vaseline ou 0,5 % en alcool [17].

En cas de négativité des patch-tests aux allergènes suspectés ou au produit commercialisé, un ROAT peut être proposé avec le produit commercialisé. Il est également conseillé de réaliser un ROAT pour la povidone iodée en cas de patch-test positif pour éliminer un faux positif [17]. Il est recommandé de réaliser le ROAT en deux applications par jour pendant au moins 7 jours [7].

INTÉRÊT DU DIAGNOSTIC ET DE LA PRÉVENTION

Poser le diagnostic d'eczéma de contact aux antiseptiques est essentiel chez l'enfant. Un diagnostic erroné pouvant conduire à l'administration de traitements topique ou systémique inutiles, d'un séjour hospitalier ou d'examens complémentaires non justifiés. Ce diagnostic doit donc être évoqué devant des lésions eczématiformes, œdémateuses, suintantes, croûteuses ne répondant pas ou s'aggravant dans les suites d'un protocole de soins locaux, chez un enfant apyrétique et sans signes généraux par ailleurs, ni signes cliniques infectieux. L'arrêt de l'antiseptique suspecté doit être immédiat, associé à un traitement par dermocorticoïdes en cas d'eczéma aigu. Une fois le diagnostic évoqué, la confirmation par tests épicutanés est essentielle pour caractériser les allergènes en cause et définir les alternatives antiseptiques. Le diagnostic d'allergie de contact au digluconate de chlorhexidine est majeur car c'est l'antiseptique le plus largement utilisé en Europe, notamment en préparation de champ opératoire. Une allergie de contact à la chlorhexidine méconnue peut entraîner un retard de cicatrisation. Il est également présent de façon large dans des cosmétiques [18]. L'allergie au chlorure de benzalkonium doit être mise en évidence afin d'indiquer aux parents la liste des produits en contenant, ne pas omettre les collyres ophtalmologiques [13]. Le chlorure de benzalkonium peut également être largement utilisé comme conservateur dans des produits ménagers ou des cosmétiques [9]. De manière plus large, une allergie de contact aux biguanides identifiée permettra de prescrire les autres classes d'antiseptiques en alternatives, telles que les alcools ou les dérivés chlorés.

Les eczémas de contact aux antiseptiques chez les très jeunes enfants, notamment au digluconate de chlorhexidine, sont en plein essor. Une primo-sensibilisation pourrait être due à l'usage d'antiseptiques dans les soins de cordon ombilical. Dans l'étude du REVIDAL, en cours de publication, sur 14 parents interrogés, 13 nouveau-nés ont eu un nettoyage du cordon ombilical avec de la Biseptine®. Dans l'étude menée à Bordeaux, sur 8 parents interrogés, 6 nouveau-nés avaient présenté un retard de cicatrisation du cordon ombilical et avaient été nettoyés avec de la Biseptine® [6]. Pour rappel, dans les pays industrialisés, des soins du cordon avec eau et savon sont suffisants [19-21]. Plus largement, pour toute plaie simple chez l'enfant, un nettoyage eau et savon doux est à préconiser avant l'usage d'antiseptiques.

CONCLUSION

Les eczémas de contact aux antiseptiques sont peu rapportés chez l'enfant mais probablement sous-diagnostiqués. Le principal diagnostic différentiel étant l'impétigo ou la dermohypodermite bactérienne. Lorsqu'une dermatite de contact aux antiseptiques est suspectée, il est nécessaire de réaliser des patch-tests pour caractériser l'allergène, même chez de jeunes nourrissons. Le ROAT avec le produit commercial suspecté peut être une alternative aux patch-tests. Le bon usage des antiseptiques et la prévention sont impératifs chez les enfants, dès leur naissance.

RÉFÉRENCES

1. Barbaud A, Vigan M, Delrous JL, *et al.* Contact allergy to antiseptics: 75 cases analyzed by the dermato-allergovigilance network (Revidal). *Ann Dermatol Venereol* 2005 ; 132 : 962-5.
2. Mailhol C, Lauwers-Cances V, Rancé F, *et al.* Prevalence and risk factors for allergic contact dermatitis to topical treatment in atopic dermatitis: a study in 641 children. *Allergy* 2009 ; 64 : 801-6.
3. Borok J, Matiz C, Goldenberg A, *et al.* Contact Dermatitis in Atopic Dermatitis Children-Past, Present, and Future. *Clin Rev Allergy Immunol* 2019 ; 56 : 86-98.
4. de Waard-van der Spek FB, Oranje AP. Allergic contact dermatitis to chlorhexidine and para-amino compounds in a 4-year-old boy: a very rare observation. *Contact Dermatitis* 2008 ; 58 : 239-41.
5. Le Corre Y, Barbarot S, Frot AS, *et al.* Allergic contact dermatitis to chlorhexidine in a very young child. *Pediatr Dermatol* 2010 ; 27 : 485-7.
6. Darrigade AS, Léauté-Labrèze C, Boralevi F, *et al.* Allergic contact reaction to antiseptics in very young children. *J Eur Acad Dermatol Venereol* 2018 ; 32 : 2284-7.
7. Magdaleno-Tapial J, Martínez-Doménech A, Valenzuela-Oñate C, *et al.* Allergic contact dermatitis to chlorhexidine in pediatric patients. *Pediatr Dermatol* 2019 ; 36 : 540-1.
8. Córdoba S, Sanz-Sánchez T, Mohedano-Vicente E, *et al.* Allergic Contact Dermatitis Due to Chlorhexidine in 2 Pediatric Patients. *Actas Dermosifiliogr* 2019 ; 110 : 76-7.
9. Tartari F, Vincenzi C, Di Altobrando A, Bruni F, Neri I. Allergic contact dermatitis to benzalkonium chloride with erythema multiforme-like reaction in a child. *Contact Dermatitis* 2020 ; 82 : 397-9.
10. Résultats de recherche pour (Internet). VIDAL: https://www.vidal.fr/recherche.html
11. Roul S, Ducombs G, Taieb A. Usefulness of the European standard series for patch testing in children. A 3-year single-centre study of 337 patients. *Contact Dermatitis* 1999 ; 40 : 232-5.
12. Résultats de recherche pour (Internet). VIDAL: https://www.vidal.fr/recherche.html
13. Gilissen L, De Decker L, Hulshagen T, Goossens A. Allergic contact dermatitis caused by topical ophthalmic medications: Keep an eye on it! *Contact Dermatitis* 2019 ; 80 : 291-7.
14. Galadari A, Darrigade AS, Boralevi F, Milpied B. A child polysensitized to all constituents of Biseptine. *Contact Dermatitis* 2020 ; 82 : 65-6.

15. Yavascan O, Kara OD, Sozen G, Aksu N. Allergic dermatitis caused by povidone iodine: an uncommon complication of chronic peritoneal dialysis treatment. *Adv Perit Dial* 2005 ; 21 : 131-3.

16. Garland JS, Alex CP, Uhing MR, Peterside IE, Rentz A, Harris MC. Pilot trial to compare tolerance of chlorhexidine gluconate to povidone-iodine antisepsis for central venous catheter placement in neonates. *J Perinatol* 2009 ; 29 : 808-13.

17. Lachapelle JM. A comparison of the irritant and allergenic properties of antiseptics. *Eur J Dermatol* 2014 ; 24 : 3-9.

18. Opstrup MS, Johansen JD, Zachariae C, Garvey LH. Contact allergy to chlorhexidine in a tertiary dermatology clinic in Denmark. *Contact Dermatitis* 2016 ; 74 : 29-36.

19. Zupan J, Garner P, Omari AA. Topical umbilical cord care at birth. *Cochrane Database Syst Rev* 2004 ; 2004 : CD001057.

20. Imdad A, Mullany LC, Baqui AH, *et al.* The effect of umbilical cord cleansing with chlorhexidine on omphalitis and neonatal mortality in community settings in developing countries: a meta-analysis. *BMC Public Health* 2013 ; 13 (Suppl. 3) : S15.

21. Stewart D, Benitz W ; Committee on fetus and newborn. Umbilical Cord Care in the Newborn Infant. *Pediatrics* 2016 ; 138 : e20162149.

D. Boels[1], C. Bourigault[2]

1. Unité Toxicologie clinique, service de Pharmacologie clinique, CHU Nantes, Nantes
2. Unité de Gestion du Risque Infectieux (UGRI), service d'Hygiène hospitalière, CHU Nantes, Nantes

INNOCUITÉ DES PRODUITS HYDRO-ALCOOLIQUES, *FAKE NEWS*, ASPECTS TOXICOLOGIQUES

CONTEXTE SANITAIRE ET PRODUITS HYDRO-ALCOOLIQUES (PHA)

L'hygiène des mains est considérée comme la plus importante des mesures de prévention de la transmission croisée des micro-organismes. Les PHA possèdent des propriétés antimicrobiennes, ils sont disponibles sous différentes formes (solution liquide, gel et mousse), et ont donc pour but d'inactiver la croissance et/ou de tuer les micro-organismes. Il est aujourd'hui recommandé, notamment en milieu hospitalier, de se désinfecter les mains de préférence avec un PHA en routine. Dans le contexte de la crise sanitaire actuelle, l'utilisation des PHA a considérablement augmenté, et tout particulièrement pour les personnels soignants qui peuvent être amenés à réaliser de nombreuses frictions hydro-alcooliques dans une journée.

La peau est la première barrière du corps qui permet d'éviter les agressions mécaniques par des agents chimiques ou microbiologiques. Cependant, au niveau des mains, cette barrière est particulièrement fine et plus sensible à la déshydratation. L'absence de glandes sébacées engendre une réduction du film hydrolipidique. Les mains sont donc plus sensibles à la déshydratation par augmentation de la perméabilité favorisant ainsi le passage des xénobiotiques.

Avec l'expansion de l'utilisation des PHA, des questionnements légitimes sont apparus, et les inquiétudes se sont accentuées avec la circulation de *fake news* fortement relayées par les médias.

L'objectif de cette synthèse est de faire un état des lieux des interrogations sur l'éventuelle toxicité des PHA et d'y répondre avec l'état actuel des connaissances.

PHA : QUELLE RÉGLEMENTATION ET QUELLE COMPOSITION ?

Les PHA sont des produits qui contiennent une substance active (un alcool) et des excipients. D'un point de vue réglementaire, les PHA sont considérés comme des produits biocides, appartenant au groupe TP1, soit le groupe des produits désinfectants destinés à l'hygiène humaine, et ils sont donc soumis à la réglementation européenne. En France, la commercialisation d'un PHA est soumise à une autorisation de mise sur le marché (AMM) délivrée par l'Anses. Concernant la différence entre solution et gel hydro-alcoolique, elle est liée à la composition des produits, en plus de la substance active. Les gels contiennent des épaississants, ce qui les rend moins fluides mais ne modifient pas leur efficacité, rappelle l'Anses.

De nombreuses non-conformités d'étiquetages, d'allégations mensongères sont apparues suite à la hausse de la demande en PHA. Il est donc nécessaire d'être attentif à l'étiquetage de ces produits. Il faut préciser que certains produits, les « nettoyants » ne garantissent pas l'éradication des bactéries ou des virus et sont donc soumis à la réglementation des produits cosmétiques et non des biocides. Ainsi, seuls les produits portant les mentions « biocides » ou « désinfectants » sont considérés comme efficaces.

Les PHA sont à la fois bactéricide, levuricide, virucide et +/- mycobactéricide et doivent répondre aux normes européennes d'efficacité antimicrobienne correspondantes (EN 13727+A2, EN 1500, EN 13624, EN 14476+A1 +/- EN 14348). L'efficacité des PHA repose sur la capacité de l'alcool à dénaturer les protéines. Pour qu'un PHA soit efficace contre les micro-organismes ciblés, il faut qu'il contienne au moins 60 % d'alcool (Anses, saisine n° 2020-SA0067). Les produits les plus efficaces contiennent entre 60 et 80 % d'alcool, car au-delà de 80 % les PHA perdent en efficacité ; l'absence d'eau en proportion suffisante rendant plus difficile la dénaturation des protéines. L'efficacité dépend aussi des classes d'alcools que l'on peut classer par ordre décroissant d'efficacité : isopropanol > éthanol.

Quatre formulations sont à ce jour autorisées, en France : trois à base d'éthanol, et une à base d'isopropanol. Sur le plan réglementaire, si une substance active (SA) était sur le marché avant le 14 mai 2000, ce qui est le cas de l'isopropanol et de l'éthanol, ces « substances actives existantes » sont réévaluées par le programme d'examen qui s'assure que ces SA ne sont dangereuses ni pour les animaux, ni pour l'environnement ou encore l'Homme. Le programme d'examen est un processus toujours en cours qui terminera en 2024. Les PHA contenant de l'isopropanol sont approuvés. Les AMM des PHA à base d'éthanol, quant à elles, sont soumises à un régime transitoire : l'évaluation sur les risques liés à l'éthanol est en cours. Cependant, considérant que les PHA font partie des produits les plus efficaces pour l'inactivation rapide et efficace d'un spectre large de micro-organismes présents sur les mains, l'arrêté du 13 mars 2020 autorise par dérogation leur mise sur le marché [1].

Parmi les quatre formulations, on retrouve l'usage de certains excipients. Le peroxyde d'hydrogène, présent dans deux formulations en très faible concentration pour éviter qu'il soit irritant, a une action sporicide. La glycérine est un émollient qui va augmenter la viscosité et la tolérance cutanée du PHA, en évitant la déshydratation cutanée. D'autres agents peuvent être utilisés dès lors qu'ils ne présentent pas de toxicité pour la peau. Les compositions sont complétées par de l'eau, préférablement distillée et stérile.

La liste des substances autorisées est disponible sur le site de l'ECHA (European Chemicals Agency).

TOXICITÉ DES PHA ET *FAKE NEWS* : QU'EN EST-IL RÉELLEMENT ?

Les PHA contiendraient des perturbateurs endocriniens et seraient cancérogènes selon certains médias et articles scientifiques

Il a été question de la présence de perturbateurs endocriniens dans les formulations des PHA : notamment du triclosan/triclocarban, utilisés comme antibactériens et suspectés de favoriser le déclenchement du cancer du sein, ou encore le phénoxyéthanol, un conservateur largement utilisé en cosmétologie, irritant et démontré comme étant mutagène ou tératogène dans des études épidémiologiques. Cependant, ces produits autorisés dans certains cosmétiques à des concentrations limitées ne sont pas autorisés dans les formulations de PHA, en France.

Une autre étude massivement relayée dans les médias affirmait que l'utilisation de PHA favoriserait l'absorption cutanée et orale du bisphénol A (BPA) contenu dans les tickets de caisse des commerces. Le BPA, perturbateur endocrinien, est classé en tant que substance toxique pour la reproduction de catégorie 1B, et fait l'objet d'une évaluation et surveillance étroite par les autorités sanitaires européennes. On peut, cependant, raisonnablement s'interroger sur la pertinence des résultats de cette étude, au vu du protocole expérimental. En effet, les quantités de PHA de l'étude étaient largement supérieures à celles recommandées, et la manipulation des tickets était réalisée avant même que les mains soient sèches : cette étude est donc éloignée à la fois des recommandations et des conditions d'utilisation en vie réelle. Il faut ajouter qu'aujourd'hui la plupart des tickets de caisse sont dépourvus de BPA.

Et l'alcool dans tout ça ?

Comme pour toute substance pharmacologiquement active, le danger de l'éthanol ou de l'isopropanol est inhérent à leurs propriétés intrinsèques, alors que le risque est fonction de la dose d'exposition. Les études menées démontrent que le passage dans le sang, par voie transcutanée ou respiratoire, est limité pour les alcools contenus dans les PHA, chez l'adulte ou les enfants, et pour les professionnels y compris lors d'utilisations intensives [2-4]. Quelle que soit la voie d'exposition, cutanée ou inhalée, les concentrations en éthanol observées se situent dans l'intervalle de variation des valeurs d'éthanolémie endogène (0 à 35,2 mg/L) [5].

En milieu professionnel, l'utilisation intensive chez une infirmière, soit 42 frictions des mains sur 8 heures, représente un risque faible d'absorption d'éthanol (1,28 mg/L). L'analyse effectuée par l'Agence du médicament en 2011 n'a pas identifié un risque sanitaire supplémentaire, cancérogène ou reprotoxique ou neurotoxique par voie cutanée ou inhalée, à la suite de l'exposition à l'éthanol contenu dans les PHA, en conditions normales d'utilisation [6]. Il est juste nécessaire de rappeler que l'application de PHA sur une peau lésée ou abîmée est contre-indiquée (sensation de brûlures) et pourrait favoriser un passage de l'alcool plus important.

Les risques des alcools contenus dans les PHA sont finalement surtout liés à des mésusages, tels que l'ingestion accidentelle chez les enfants ou les personnes démentes, ou encore l'exposition oculaire accidentelle. Dans une étude rétrospective menée par les centres antipoison français en 2009, il a été démontré que 73 % des expositions aux PHA étaient accidentelles et 10 % professionnelles, avec des expositions par voie orale et oculaire principalement [7]. Par ailleurs, cette étude a également permis de montrer que la distribution des cas présentant des signes systémiques ou des signes de gravité en cas d'ingestion, ne dépendait pas de la concentration d'éthanol ou d'isopropanol dans les PHA mais du volume ingéré. Dans le contexte de pandémie actuelle, des accidents par projection oculaire, suite à l'utilisation de distributeurs dans les lieux publics, se sont multipliés et ont entraîné dans certains cas des lésions sévères chez les jeunes enfants, nécessitant une chirurgie de l'œil [8]. L'Anses rappelle qu'en cas de projection dans l'œil, il est nécessaire de rincer immédiatement l'œil pendant une quinzaine de minutes sous un filet d'eau, le retard au rinçage étant très préjudiciable et en cause dans les lésions sévères [9].

CONCLUSION

À ce jour, aucune preuve scientifique d'une toxicité des PHA pour les utilisateurs, à la fois adulte, enfant, femme enceinte et professionnel de santé, dans les conditions d'usage recommandées, n'a été démontrée. Au vu de l'état des connaissances actuelles, l'utilisation même intensive de PHA ne semble pas problématique, dès lors qu'élle se fait dans des conditions normales d'utilisation. L'utilisation de PHA dans les établissements de santé peut donc être considérée sans risque malgré une évaluation renforcée par les autorités sanitaires. Le rapport bénéfice/risque est très en faveur des PHA qui participent fortement à la diminution des infections, notamment celles associées aux soins.

RÉFÉRENCES

1. Arrêté du 13 mars 2020 autorisant par dérogation la mise à disposition sur le marché et l'utilisation temporaires de certains produits hydro-alcooliques utilisés en tant que biocides désinfectants pour l'hygiène humaine. Légifrance, 2020 : legifrance.gouv.fr
2. Kramer A, Below H, Bieber N, *et al.* Quantity of ethanol absorption after excessive hand disinfection using three commercially available hand rubs is minimal and below toxic levels for humans. *BMC Infect Dis* 2007 ; 7 : 117.
3. Maier A, Ovesen JL, Allen CL, *et al.* Safety assessment for ethanol-based topical antiseptic use by health care workers: Evaluation of developmental toxicity potential. *Regul Toxicol Pharmacol* 2015 ; 73 : 248-64.
4. Kinnula S, Tapiainen T, Renko M, Uhari M. Safety of alcohol hand gel use among children and personnel at a child day care center. *Am J Infect Control* 2009 ; 37 : 318-21.
5. Al-Awadhi A, Wasfi IA, Al Reyami F, Al-Hatali Z. Autobrewing revisited: endogenous concentrations of blood ethanol in residents of the United Arab Emirates. *Sci Justice* 2004 ; 44 : 149-52.
6. Rapport de l'Agence française de sécurité sanitaire des produits de santé relatif à l'innocuité des produits hydro-alcooliques (PHA) à base d'éthanol utilisés pour la désinfection des mains à peau saine par le grand public dans le cadre de l'épidémie de la grippe A (H1N1). Affsaps, 2011 : https://archiveansm.integra.fr/var/ansm_site/storage/original/application/3c6cccea290f8d00e649160cd5d4a9aa.pdf
7. Produits hydro-alcooliques destinés à l'usage cutané : étude rétrospective des cas d'intoxications recensés dans les CAPTV en 2009 : http://www.centres-antipoison.net/cctv/Rapport_CCTV_PHA_VF_2010.pdf
8. Martin GC, Le Roux G, Guindolet D, *et al.* Pediatric Eye Injuries by Hydroalcoholic Gel in the Context of the Coronavirus Disease 2019 Pandemic. *JAMA Ophthalmol* 2021 ; 139 : 348-51.
9. Solutions hydro-alcooliques : attention aux projections accidentelles dans les yeux des jeunes enfants. Anses, 2020 : https://www.anses.fr/fr/content/solutions-hydro-alcooliques-attention-aux-projections-accidentelles-dans-les-yeux-des-jeun-0

M.-B. Cleenewerck

Pôle Santé Travail Métropole Nord,
Lille

DERMATITES DE CONTACT DES MAINS ET PRODUITS HYDRO-ALCOOLIQUES

Les produits hydro-alcooliques (PHA) sont des désinfectants pour les mains. Ils se présentent sous deux formes galéniques principales : solutions hydro-alcooliques (SHA) ou gels. Ils entrent dans la catégorie des produits biocides de type 1 : TP1, c'est-à-dire celle des biocides destinés à l'hygiène humaine dont la mise sur le marché et l'utilisation (notamment exclusivement interne à une entreprise) sont précisées par le règlement européen (UE) n° 528/2012 (ministère de la Transition écologique) [1].

Les désinfectants sont des substances chimiques destinées à détruire (action bactéricide, virucide, fongicide, sporicide) ou inactiver (action bactériostatique, virostatique, fongistatique) un ou plusieurs types de micro-organismes présents sur des instruments, des surfaces inanimées et les tissus vivants, ou présents dans l'air d'un local [2].

Depuis plus d'une vingtaine d'années, les PHA sont largement utilisés en milieu hospitalier pour la désinfection hygiénique, parfois chirurgicale des mains.

D'après une étude prospective suisse menée par Traoré *et al.* en 2007, les deux formes galéniques des PHA (SHA ou gels) sont bien tolérées. Si ces auteurs ont retenu une préférence pour le gel, ils soulignent que des études complémentaires sont souhaitables [3].

En 2009, dans le contexte de l'épidémie de la grippe A due au virus influenza H1N1, des recommandations sur les produits de désinfection des mains pour le grand public et les salariés des entreprises invitent à recourir à l'utilisation fréquente de solutions et de gels hydro-alcooliques (testés selon la norme NF EN 14476), en l'absence de point d'eau disponible pour l'hygiène des mains [4].

Si les contacts cutanés avec ces produits à base d'alcool peuvent entraîner quelques sensations de brûlures, de multiples études montrent dès cette époque que les SHA sont moins irritants que les savons antiseptiques. Les cas d'allergie cutanée de contact paraissent exceptionnels [4, 5].

Depuis le début de la crise sanitaire mondiale actuelle, en lien avec la pandémie virale Covid-19 (*coronavirus disease* 2019), l'emploi régulier, pluriquotidien de solutions ou de gels hydro-alcooliques fait partie des gestes dits « barrière », recommandés auprès de l'ensemble de la population.

Dans une étude rétrospective menée par Beiu *et al.* en 2020 [6], la prévention de la Covid-19 assurée par le lavage fréquent des mains est évoquée à l'origine de dermatites des mains. Pour Emami *et al.* (2020), l'usage fréquent de PHA peut favoriser une xérose cutanée jusqu'à la survenue de dermatites irritatives de contact (DIC), plus rarement de dermites allergiques de contact [7].

Les différents risques cutanés, notamment de dermatites de contact des mains, consécutifs à l'emploi de PHA sont évoqués ici.

Des observations anciennes et récentes de DIC, plus rarement de dermatites allergiques de contact (DAC) ou eczémas (allergie cutanée retardée), et de manière plutôt exceptionnelle d'urticaires de contact (allergie cutanée immédiate) [5], et même de photodermatites de contact, sont rapportées.

D'autres problèmes cutanés, à type de rares leucodermies... [8], et de manière accidentelle, des cas de brûlures de la peau et de lésions oculaires dues à des projections dans les yeux de PHA, sont également décrits. L'emploi de produits désinfectants sous forme de pulvérisations est à déconseiller [4].

Si les modalités d'utilisation jouent un rôle dans l'apparition de dermatoses dues aux PHA, les divers composants chimiques entrant dans la formulation (principes actifs et aussi additifs) sont importants aussi à considérer.

Le diagnostic étiologique des DAC repose sur la réalisation des tests épicutanés adaptés, dans le cadre d'un bilan allergologique précis.

Certaines de ces affections cutanées peuvent être déclarées en accidents de travail ou réparées au titre des tableaux des maladies professionnelles [5].

FORMULATIONS DES PRODUITS HYDRO-ALCOOLIQUES RECOMMANDÉS PAR L'ORGANISATION MONDIALE DE LA SANTÉ (OMS) [9]

Alcool

Il est le principe actif de ces solutions. Il peut s'agir de l'éthanol ou alcool éthylique (96 %) ou de l'isopropanol (alcool isopropylique, 2-propanol ou propane-2-ol) (99,8 %). Ce dernier alcool est approuvé en TP1. L'éthanol est en cours d'évaluation en vue d'une approbation en TP1. Les alcools sont efficaces en 30 secondes, en raison de leur lipophilie, sur les bactéries végétatives et les virus à enveloppe, en 60 secondes sur les mycobactéries. Ils s'avèrent inefficaces contre les prions et les spores de bactéries [2].

Les autres matières à prendre en compte dans les formulations recommandées sont les suivantes : le peroxyde d'hydrogène (H_2O_2) (3 %), le glycérol (98 %) et autres humectants ou émollients, de l'eau propre (eau distillée ou eau bouillie refroidie)...

D'autres additifs éventuels, des agents gélifiants ajoutés aux solutions et des parfums (non recommandés en raison des risques de réactions allergiques) sont plus rarement présents.

Peroxyde d'hydrogène (H_2O_2)

La faible concentration en H_2O_2 est utilisée pour l'inactivation des spores bactériennes potentiellement présentes dans les solutions en vrac et les récipients. Le peroxyde d'hydrogène n'est pas un principe actif de l'antisepsie des mains.

Dans les préparations, l'utilisation de H_2O_2 de 3 à 6 % peut être compliquée par sa nature corrosive et par des difficultés d'approvisionnement observées dans certains pays [9].

Glycérol

Ajouté à la composition en qualité d'humectant, il permet d'améliorer l'acceptabilité du produit. Pour réduire la viscosité du produit hydro-alcoolique, le pourcentage de glycérol dans la composition peut être diminué. Le choix du glycérol s'explique aussi par son innocuité et son caractère peu onéreux.

D'autres produits humectants ou émollients peuvent être utilisés pour les soins et la protection de la peau. Ils doivent être toutefois de prix abordable, facilement disponibles, miscibles dans l'eau et l'alcool, non toxiques ou allergéniques [9].

Autres additifs

Il est nettement souhaitable de ne pas ajouter d'autres composants que ceux indiqués dans les formulations recommandées par l'OMS. Le recours à l'utilisation d'additifs doit être justifié. Leur innocuité ainsi que leur compatibilité avec d'autres composants doivent être documentées. Tout additif doit être clairement indiqué sur l'étiquetage des flacons et autres récipients... [9].

Divers autres composants

Un colorant est parfois présent pour différencier des PHA d'autres solutions ou produits. Il ne doit pas être toxique ou sensibilisant et ne doit pas modifier les propriétés antimicrobiennes du produit. Rappelons de nouveau que l'ajout de parfums ou de teintures n'est pas recommandé en raison des risques de réactions allergiques.

Les flacons et autres récipients concernant les PHA doivent être étiquetés conformément aux recommandations nationales et internationales. Les gels et solutions hydro-alcooliques fabriqués à partir d'un mélange de produits chimiques donnent lieu à l'élaboration d'une fiche de données de sécurité (FDS). La mise à disposition de FDS est exigible quand les produits sont délivrés à des professionnels (personnels soignants, entreprises mettant à disposition des PHA pour leurs employés, etc.). Les revendeurs qui sont aussi des professionnels doivent également disposer des FDS [1].

Déjà en 2005, une étude de l'INRS portant sur la composition chimique des PHA a évalué les principes actifs et autres ingrédients suivants :
- alcools aliphatiques (éthanol, isopropanol, propane-1-ol, alcool benzylique, propanediol, propanetriol) ;
- dérivés de glycol (2-phénoxyéthanol) ;
- dérivés phénoliques (triclosan) ;
- ammoniums quaternaires (éthylsulfate de mécétronium) ;
- biguanides (di-D-gluconate de chlorhexidine, chlorhydrate d'octénidine) [2].

L'analyse des étiquetages des PHA actuellement mis sur le marché apporte diverses informations complémentaires.

La liste des substances actives et leur statut pour chaque type de produit (TP) est consultable sur le site de l'ECHA (https://echa.europa.eu/fr/information-on-chemicals/biocidal-active-substances) [1].

À l'heure actuelle, des produits biphases, comportant une phase alcoolique (éthanol) à action biocide et une phase lipidique 10 % (par exemple, à base d'huile de karité ou de squalane) à visée relipidante, sont récemment proposés.

Comme le signalent Emami *et al.* en 2020 [7], l'un des problèmes avec les produits à base d'alcools est la production de produits de lavage des mains avec des formules parfois non standardisées. Le méthanol par exemple est utilisé à la place de l'éthanol dans quelques produits. Au niveau de la peau, il est métabolisé par des enzymes déshydrogénases en formaldéhyde et acide formique. Ces produits sont toxiques et allergisants... Dans les nettoyants pour les mains à base d'alcools, des concentrations variables (60 %-80 %) et différents alcools comme l'alcool isopropylique, l'éthanol (alcool éthylique), le n-propanol ou une association de deux d'entre eux sont parfois utilisés. Bien que les alcools sont rapidement germicides après applications, ils n'ont pas d'activité résiduelle significative. Pour cette raison, des composants comme la chlorhexidine, des ammoniums quaternaires, de l'octénidine ou du triclosan sont ajoutés aux formulations à base d'alcools pour augmenter une activité persistante de ces produits de friction pour les mains [7].

DERMATITES DE CONTACT ET AUTRES RISQUES CUTANÉS

Les PHA peuvent provoquer des DIC, de rares DAC, de très rares urticaires de contact [5] et des photodermatites de contact, etc. D'autres problèmes cutanés comme de rares leucodermies [8] et, de manière accidentelle, des cas de brûlures cutanées et de lésions oculaires dues à des projections dans les yeux, sont également rapportés [4].

Dermatites d'irritation de contact (DIC)

Parmi les désinfectants et antiseptiques, composés de substances actives biocides, les PHA sont considérés comme moins irritants que les détergents et les savons antiseptiques [5].

Les alcools sont potentiellement irritants. Il ne s'agit toutefois pas d'irritants forts. Plus leur chaîne carbonée est élevée, plus ils sont irritants (ex. : l'isopropanol est plus irritant que l'éthanol). Adsorbés sur la membrane cellulaire, ils dissolvent les lipides, modifient la perméabilité de la membrane cellulaire et dénaturent la structure des protéines [2].

Au cours de ces dernières années et plus particulièrement depuis le début de la pandémie Covid-19, l'utilisation de SHA pour l'antisepsie des mains s'est intensifiée. D'après l'étude récente de Lan *et al.* en 2020 [10], les SHA n'aggravent pas la xérose cutanée et ne provoquent pas de dermatite irritative mais elles sont mal tolérées en cas de mains préalablement abîmées [11]. Comme le rappellent plusieurs membres de la Société française de dermatologie (SFD), les lavages répétés des mains (plus de 10 fois par jour), à l'eau et au savon, et l'utilisation de bionettoyants à mains nues irritent les mains [11].

Les premiers signes cliniques de la dermatite d'irritation de contact correspondent à une éruption cutanée érythémateuse et sèche, à tendance finement desquamative, sur la face dorsale des mains et en regard des commissures interdigitales, avec extension possible à l'ensemble des mains et des poignets [11]. L'existence de sensations de picotements, de tiraillements, de brûlures et parfois de prurit est alléguée [11].

Depuis plus d'une vingtaine d'années, l'utilisation de PHA pour la désinfection des mains permet d'avoir un recul important quant à l'évaluation de leur tolérance cutanée. Chez les professionnels de santé, de nombreuses études antérieures indiquent une meilleure tolérance des SHA par rapport aux savons, antiseptiques ou non [12-15], et aux détergents [16]. Boyce *et al.* publient déjà en 2000 les résultats d'une étude prospective randomisée (méthode en *cross-over*) portant sur la comparaison de la fréquence d'irritation et de sécheresse de la peau des mains, associées à deux méthodes d'hygiène des mains : le lavage des mains à l'eau et au savon *versus* l'antisepsie des mains avec un gel hydro-alcoolique [12] ; 32 infirmières travaillant en milieu hospitalier sont suivies pendant

6 semaines. L'évaluation de la sécheresse des mains des infirmières est établie grâce à une auto-évaluation et une évaluation visuelle réalisée par une infirmière de l'étude. La teneur en eau de l'épiderme de la face dorsale des mains des infirmières est estimée par la mesure de la capacitance électrique de la peau. Les conclusions de cette étude sont les suivantes : absence de toute irritation et de sécheresse cutanée des mains des infirmières lors de l'utilisation du gel hydro-alcoolique, et augmentation de l'irritation et de la sécheresse cutanée de manière significative en cas de lavage des mains avec un savon doux, simple, disponible à l'hôpital. Une bonne tolérance de l'antisepsie des mains avec un gel hydro-alcoolique est retenue [12]. Les nouveaux gels hydro-alcooliques mieux tolérés que le savon sont davantage acceptés par le personnel soignant. Les pratiques d'hygiène cutanée s'en trouvent améliorées [12]. Il est connu que l'emploi itératif de produits d'hygiène entraîne une xérose cutanée puis une irritation des mains par certains composants des savons qui altèrent le film hydrolipidique de la peau.

Pour Löffler *et al.* en 2007, ces effets s'avèrent moindres avec des PHA à base d'alcools [14]. Certes, l'alcool contenu à forte concentration dans ces produits peut entraîner une xérose cutanée avec sensations de tiraillements. Cependant, l'adjonction systématique d'un agent hydratant ou de la glycérine, d'agents humectants comme le glycérol (1 à 3 %) dans des formulations désinfectantes à base d'alcools, réduit le risque de sécheresse cutanée et d'irritation due à l'éthanol, même en cas d'usages fréquents, selon Houben *et al.* [17].

En 2009, des experts de l'OMS ont conclu, à partir d'une revue de la littérature, à une meilleure tolérance avec moins d'irritation, lors de l'utilisation de PHA contenant des humectants en comparaison de savons et de détergents antimicrobiens [18]. En pratique cependant, beaucoup d'infirmières pensent que les SHA sont plus irritantes et donc moins bien tolérées que les savons désinfectants. À la suite de deux études par questionnaire avec 2 360 réponses pour un total de 6 080 questionnaires envoyés, Stutz *et al.* en 2009 retiennent que plus de 60 % des infirmières ont la perception d'une altération plus grande de la peau par les SHA que par les savons désinfectants [19]. Cette situation a pour conséquence le recours à l'utilisation préférentielle de savons désinfectants plus irritants et aussi une prévalence plus élevée de l'eczéma des mains.

L'apparition de sensations de brûlures, en cas d'applications de SHA sur une peau irritée, contribue à donner une perception négative [20]. La pénétration facile des alcools à travers l'épiderme d'une peau lésée peut provoquer une sensation de brûlure sans aggraver obligatoirement l'irritation. Les infirmières atteintes d'une DIC des mains incriminent parfois alors les SHA. En les remplaçant par des savons désinfectants potentiellement plus irritants, elles risquent ainsi d'entretenir, voire d'aggraver, leur DIC [21].

Deux autres études, celles de Kampf et Kramer [22] et de Picheansathian [23], portant sur l'impact des différentes méthodes de nettoyage des mains sur la peau, permettent également de retenir que les SHA entraînent moins de sécheresse et d'irritation des mains que le lavage traditionnel au savon et à l'eau ou avec des détergents désinfectants [24].

À partir d'une revue systématique de la littérature, le National Health Service (NHS) du Royaume-Uni a publié en 2012 des recommandations sur la prise en charge des dermatites professionnelles chez le personnel de santé [24]. L'application de SHA sur une peau humide peut augmenter le risque d'irritation. Le lavage des mains suivi de frictions avec un produit hydro-alcoolique serait susceptible de diminuer l'efficacité et la tolérance de ces produits (humidité persistante dans la couche cornée).

En 2009, la Société française d'hygiène hospitalière (SFHP) recommande de ne pas laver les mains avant ou après l'application d'un produit hydro-alcoolique [25]. Il convient de ne pas appliquer les PHA sur une peau abîmée. Il est nécessaire de restaurer d'abord la barrière cutanée épidermique par le recours à l'emploi de crèmes hydratantes pour les mains, avant de les utiliser.

En ce qui concerne les patients atteints d'une dermatite atopique évolutive, l'utilisation de PHA augmente le risque d'irritation, ce qui n'est pas le cas de ceux présentant par ailleurs des problèmes respiratoires ou une dermatite atopique non évolutive. Une étude en double aveugle avec les applications répétées de ces produits sous patch-tests, menée par Kampf *et al.* (2006), a permis d'obtenir ces résultats [22].

Plus récemment en 2020, Emami *et al.* signalent l'usage fréquent de produits à base d'alcools, à l'origine de deux cas de dermatites de contact, dont une observation de dermatite atopique palmaire par phénomène d'irritation cutanée [7].

Dermatites allergiques de contact (DAC) (eczémas)

Les SHA ont des composants variés. Elles contiennent cependant toujours un alcool (éthanol, isopropanol ou autres) et un agent antibactérien (peroxyde d'hydrogène, chlorhexidine), parfois aussi des émollients (très souvent la glycérine), des agents moussants ou des parfums. Le risque cutané allergique dépend de la présence d'un ou de plusieurs ingrédients potentiellement sensibilisants dans leur formule. D'après différentes études publiées en 2006 [26] et en 2009 [9], ce risque dû aux PHA est très faible. L'expérience d'un grand hôpital en Suisse dont le personnel de santé utilisait de manière courante un désinfectant pour les mains à base d'alcool pendant 10 ans, sans relater le moindre cas de réaction à ce produit, est soulignée par Widmer en 2000 [27].

À l'heure actuelle, la sensibilisation cutanée de contact aux SHA demeure assez rare. Les patients sensibilisés aux parfums devraient privilégier des PHA sans parfum à risque d'allergie cutanée.

Quelques cas de DAC décrits dans la littérature médicale sont évoqués ci-après.

Principales étiologies

Alcools : éthanol, isopropanol ; octaonate de cétéaryle

En 1994, Ophaswongse et Maibach [28] ont décrit 13 observations de DAC à l'alcool (11 cas avec un test positif à l'éthanol et 2 cas avec un test positif à l'isopropanol). En Allemagne en 2009, Stutz *et al.* [19] cite l'isopropanol et l'octaonate de cétéaryle, comme allergènes des SHA. Par ailleurs, 44 cas de sensibilisation à l'isopropanol testé tel quel sont rapportés par des auteurs belges en 2011. Parmi ces observations, 3 infirmières s'avèrent allergiques à l'isopropanol présent dans des SHA. Cet alcool est utilisé comme excipient d'antiseptiques ou de topiques médicamenteux dans les autres cas. D'après Löffler *et al.* (2012), il semblerait toutefois que les tests épicutanés à l'isopropanol effectués tel quel (100 %) ont pu entraîner des faux positifs [29].

En France, Barbaud *et al.* ont colligé 4 observations non professionnelles de DAC à l'alcool éthylique. Les tests épicutanés se sont avérés positifs à l'éthanol à 95 %, dilué dans l'eau, à 70 % dans les 4 cas et à 10 % dans 2 cas sur 4 [30].

Iodopropynylbutylcarbamate (IPBC)

Un cas de DAC à l'IPBC ou N-butylcarbamate de 3-iodo-2-propynyle, conservateur présent dans un gel de friction alcoolique pour les mains, de marque Microshield Angel®, communément utilisé dans les services de santé et de soins australiens, est décrit chez une femme médecin spécialiste. Cette jeune femme atopique de 34 ans utilisait de manière itérative ce gel de friction alcoolique entre chaque patient [31]. La rythmicité professionnelle de cet eczéma des mains est relevée. Le test épicutané est positif à l'IPBC à 1 % dans la vaseline [31].

Chlorhexidine

La chlorhexidine (1,1'-hexaméthylène-bis[5-(p-chlorophényl) biguanide]) appartient au groupe des biguanides. Elle est très utilisée sous forme de sels de digluconate ou de diacétate de chlorhexidine, en solution aqueuse ou alcoolique (synergie des biguanides avec l'alcool) ou associée à des tensioactifs. Elle est incorporée dans des produits de désinfection des mains... notamment en milieu de soins.

La chlorhexidine est parfois responsable de DAC. Toholka et Nixon décrivent 4 observations de DAC à la chlorhexidine chez des infirmières et élèves infirmières. Les produits de lavage des mains et les SHA contenant de la chlorhexidine sont incriminés à l'origine de ces DAC [32].

Exploration allergologique d'une DAC aux PHA

Il est souhaitable de préciser que la réalisation de tests épicutanés (patch-tests) avec les produits antiseptiques et désinfectants peut s'avérer difficile en raison de leur pouvoir irritant [33]. La lecture et l'interprétation de ces tests doivent être prudentes. Les désinfectants peuvent entraîner des patch-tests faussement positifs. Il est préférable d'effectuer des tests semi-ouverts pour les désinfectants.

En cas de positivité, il convient de tester de nouveau le produit à des dilutions croissantes. Il faut également tester de manière séparée les divers composants, afin de différencier une réaction irritante d'une réaction allergique [34]. D'après les recommandations concernant les tests (concentration et véhicule) avec les produits désinfectants, données par Lachapelle [35], l'éthanol ainsi que l'isopropanol pourront être testés à 10 % en solution aqueuse, de même que les antiseptiques [30, 36].

Urticaires de contact

Principales étiologies

Alcool

Lors d'une revue de la littérature en 1994, Ophaswongse et Maibach [28] décrivent 10 cas d'urticaires de contact à l'alcool sans rapporter toutefois les professions et les sources d'exposition correspondantes.

Chlorhexidine

La chlorhexidine parfois à l'origine de DAC peut être aussi responsable de réactions cutanées d'allergie immédiate avec des manifestations d'anaphylaxie. Toholka et Nixon en 2014 rapportent une observation d'urticaire de contact avec dyspnée à un gel hydroalcoolique contenant de la chlorhexidine, chez un technicien de salle d'intervention chirurgicale [37].

Exploration allergologique d'une urticaire de contact aux PHA

Dans le cadre des allergies immédiates (médiées par les IgE), les prick-tests et éventuellement un dosage des IgE spécifiques (si elles sont commercialisées), sont utiles pour confirmer le diagnostic. Certains prick-tests (notamment à la chlorhexidine) peuvent exposer à des risques anaphylactiques. Il serait préférable de les réaliser en milieu hospitalier. La recherche d'IgE spécifiques peut être détectée par ImmunoCap® pour certains allergènes comme la chlorhexidine [38, 39]. La solution aqueuse de chlorhexidine non colorée est testée en prick-test non dilué (concentration maximale de 0,5 $mg.mL^{-1}$) et en test intra-épidermique dilué à 1/100 (concentration maximale de 5 $\mu g.mL^{-1}$) [5].

Photodermatites de contact

En cas de présence de parfums et parfois d'huiles essentielles dans leur formule, un risque potentiel de pigmentation cutanée, à type de dermite « en breloque », existe notamment lors d'expositions au soleil, qui seraient donc à éviter [40].

Leucodermies et autres risques cutanés

Leucodermies [8]

En 2020, une observation de leucodermie de contact, consécutive à une DIC due à un produit de lavage des mains à base d'isopropanol, est rapportée par Sinha et Sardana, chez un employé de bureau de 40 ans, en Inde [8]. Des macules dépigmentées confluentes ou en confettis sont décrites uniquement au niveau des espaces interdigitaux des mains. Cet homme a utilisé régulièrement durant 2 mois, lors de la pandémie Covid-19, un produit d'hygiène des mains contenant 70 % (v/v) isopropanol (2-propanol, CAS n° 67-63-0). Il s'est lavé par ailleurs fréquemment les mains avec de l'eau chaude et a effectué des travaux ménagers domestiques en milieu humide, sans application de topiques hydratants.

Compte tenu du potentiel irritant de l'isopropanol, un semi-open test avec le nettoyant non dilué (tel quel) et dilué à 50 % et un patch-test avec l'isopropanol à 10 % en solution aqueuse ainsi que les batteries standard indiennes sont réalisés. Le semi-open test montre un net érythème avec vésicules, limité au site d'application, à la 48ᵉ heure avec résolution complète à la 72ᵉ heure, tandis que le test à 10 % en solution aqueuse a donné un résultat négatif, en faveur du diagnostic d'une réaction irritative au produit d'hygiène (alcoolique).

Pour Sinha et Sardana, les observations de leucodermie de contact sont rares en raison peut-être des difficultés à diagnostiquer les DIC [8]. D'après ces auteurs, les réactions irritatives lors des patch-tests, avec retour à la normale à la 72ᵉ et à la 96ᵉ heures, pourraient être utilisées comme des guides au diagnostic de DIC. Le contraste visible de couleur, la chronicité de l'affection et le manque de traitement efficace s'associent au problème psychologique et aux stigmates en rapport avec la leucodermie chez des personnes dites à peau pigmentée [8]. L'usage excessif de tels agents devrait être restreint, d'après ces auteurs [8].

Autres risques cutanés

Les SHA et les gels hydro-alcooliques sont à base d'alcools facilement inflammables. Il est recommandé par conséquent de conserver le récipient bien fermé, à l'écart de toute flamme ou source d'étincelles ou de chaleur, d'après les informations données par l'ex-Afssaps en mars 2011 [4]. Chez le personnel de santé utilisant des gels hydro-alcooliques et exposé à une source de chaleur, quelques cas hospitaliers de brûlures peu sévères des mains ont été décrits, notamment en Allemagne [41, 42].

Un salarié a été récemment victime d'un accident à type de brûlures aux mains, du 1ᵉʳ et du 2ᵉ degrés, à la suite de l'utilisation de gel hydro-alcoolique et au contact avec une surface métallique chargée électrostatiquement [43]. L'évaporation de l'alcool entraîne la formation de vapeurs inflammables. Une très faible énergie suffit pour enflammer des vapeurs d'alcool. La flamme presque invisible au départ a provoqué une brûlure ressentie qu'après 15 à 20 secondes [43].

Les PHA peuvent par ailleurs contenir du peroxyde d'hydrogène. L'exposition de la peau à l'eau risque alors d'entraîner une réaction dite exothermique qui s'avère irritante comme pourrait l'être aussi l'eau oxygénée [40]. La Société Française de Dermatologie (SFD) dans son article du 23 juin 2020 [40] rappelle aussi qu'une irritation cutanée peut apparaître si la SHA utilisée avant une baignade contient du peroxyde d'hydrogène.

Les accidents liés aux mésusages des PHA ont été rapportés chez les enfants, à la suite de projections dans les yeux ou de la consommation *per os* de l'un ou l'autre de ces produits [4].

MODALITÉS D'UTILISATION

Les PHA sont à utiliser sur peau saine et donc non abîmée. Dans le cas contraire, il existe un risque de survenue de sensations de brûlure immédiate. La peau doit par ailleurs être préalablement sèche. Des applications sur une peau humide pourraient augmenter l'irritation cutanée. Il convient de ne pas se laver les mains immédiatement avant ou après l'application de PHA [11, 43].

Pour les patients sensibilisés aux parfums, le risque d'allergie aux PHA est très faible. Il serait souhaitable de privilégier les PHA sans parfum ou autre composant à l'origine d'une potentielle réaction allergique cutanée.

Compte tenu du fait que les règles d'étiquetage des biocides ne sont pas similaires à celles des cosmétiques, des produits contenant un des 26 allergènes réglementaires dans le cadre des produits cosmétiques pourraient être mis sur le marché sans étiquetage [4].

En raison des accidents consécutifs aux mésusages des PHA, rapportés dans la littérature médicale et par les centres anti-poisons, ces produits ne sont pas à laisser à la portée des enfants afin d'éviter les projections dans les yeux et l'absorption par voie orale. Il est recommandé de privilégier des PHA à base d'alcool dénaturé en raison du mauvais goût potentiel. Il faut proscrire les produits à base d'arômes (fraise, banane, etc.), à cause des risques d'augmentation de l'appétence potentielle correspondante [4].

Dans un rapport de l'ex-Afssaps en mars 2011 [4], à propos des procédures d'hygiène des mains par des produits hydro-alcooliques, il est rappelé que ces PHA ne devraient être utilisés qu'en seconde intention et en cas d'absence d'un point d'eau potentiel et de savon (ex. : dans des transports en commun, lieux publics, etc.). Un temps de friction d'au moins 30 secondes jusqu'à l'obtention de mains sèches (ou plus, selon les recommandations figurant sur l'étiquetage du produit), est à respecter. Les PHA sont à utiliser sur des mains ne présentant pas de souillures visibles. Dans le cas contraire, il existe un risque de diminution de l'efficacité du produit désinfectant [4].

En milieu de soins, l'utilisation de SHA est préconisée pour la désinfection des mains quand celles-ci ne sont pas visiblement salies ou contaminées par des liquides biologiques, selon plusieurs recommandations nationales françaises, de Grande-Bretagne [25, 44] et internationales autres (OMS) [18]. Rappelons ici que les SHA sont considérées comme moins nocives pour la peau que le lavage traditionnel désinfectant et le savon [5].

Dans le cadre des principales indications de l'hygiène des mains, la friction hydro-alcoolique peut remplacer le lavage à l'eau et au savon sur des mains visiblement propres et sèches, d'après les recommandations données en 2009, en milieu de soins [25, 45]. Ces gestes de friction hydro-alcoolique interviennent immédiatement après tout contact direct avec un patient, avant tout soin propre ou tout acte invasif, entre un soin contaminant et un soin propre ou un acte invasif chez un même patient, après le dernier contact direct ou soin auprès d'un patient, et après contact avec l'environnement immédiat du patient [25]. Cette mesure est également à appliquer avant de mettre des gants pour un soin ou immédiatement après avoir retiré des gants [25]. Il est recommandé de ne pas se laver les mains avec de l'eau et du savon avant une friction hydro-alcoolique (pouvoir détergent des savons entraînant un risque de suppression du film hydrolipidique épidermique) [25]. En cas de mains visiblement souillées ou de présence de certains micro-organismes (ex. : sarcoptes de la gale), un lavage des mains à l'eau et au savon, parfois suivi d'une friction hydro-alcoolique sur des mains bien séchées, est à proposer [25].

À l'heure actuelle dans le cadre des mesures Covid-19 (conseils de soins des mains), des membres de la Société française de dermatologie (SFD) [11] (dont ceux du DAG : Dermato-Allergologie SFD) recommandent de privilégier l'utilisation exclusive des SHA dans les services de soins, pour garder des mains saines [10, 46]. Ils conseillent de ne pas se laver les mains au savon et d'utiliser en même temps la solution hydro-alcoolique [11].

Pour le lavage des mains (dans les services de soins, lors de la présence de souillures, ou à domicile), il conviendrait de ne jamais utiliser de savon antiseptique (Hibiscrub®, etc.) [11]. En cas d'irritation cutanée des mains, il faudrait privilégier un pain surgras ou un syndet doux à la place du savon classique. Les mains sont mouillées avant d'appliquer une seule dose de savon [11]. De l'eau tiède est utilisée. Un rinçage minutieux doit être ensuite réalisé [11]. Le séchage des mains sera bien effectué grâce à un « tamponnement doux » (pas de frottement) [11].

En dehors des périodes de travail, pour éviter les interactions avec les SHA, les crèmes émollientes sont à appliquer plusieurs fois par jour (au minimum 3 fois) pour réduire les risques de « mains abîmées ».

ASPECT MÉDICO-LÉGAL – RÉPARATION

Accidents de travail

Les lésions caustiques consécutives à la manipulation professionnelle de produits désinfectants hydro-alcooliques peuvent être déclarées en accident de travail [21].

Maladies professionnelles

Régime général

Pour les dermites irritatives et pour les lésions eczématiformes récidivant en cas de nouvelle exposition au risque, ou confirmées par un test épicutané, elles peuvent être prises en charge principalement au titre du tableau n° 84 des maladies professionnelles du régime général de la Sécurité sociale lorsqu'elles sont provoquées par des alcools : « Affections engendrées par les solvants organiques liquides à usage professionnel : hydrocarbures liquides aliphatiques ou cycliques saturés ou insaturés et leurs mélanges ; hydrocarbures halogénés liquides ; dérivés nitrés des hydrocarbures aliphatiques ; alcools ; glycols, éthers de glycol ; cétones ; aldéhydes ; éthers aliphatiques et cycliques, dont le tétrahydrofurane ; esters ; diméthylformamide et diméthylacétamide ; acétonitrile et proprionitrile ; pyridine ; diméthylsulfone et diméthylsulfoxyde ».

D'autres tableaux de maladies professionnelles du régime général peuvent être utilisés : tableau n° 65 : « Lésions eczématiformes de mécanisme allergique » [47].

Régime agricole

Quel que soit le produit en cause, manipulé ou utilisé au cours du travail, le tableau n° 44 établit la prise en charge des lésions eczématiformes récidivant après nouvelle exposition au risque, ou confirmées par un test épicutané positif à la substance causale, et de l'urticaire de contact récidivant en cas de nouvelle exposition et confirmée par un test [47].

CONCLUSION

Parmi les désinfectants et les antiseptiques contenant des substances actives biocides, les solutions et gels hydro-alcooliques peuvent être responsables de quelques observations de dermatites de contact irritatives ou allergiques, plus rarement d'urticaires de contact et d'autres problèmes cutanés.

Les SHA étaient plus particulièrement utilisées en milieu de soins, par le personnel de santé, au cours de ces dernières années. Lors de l'épidémie de la grippe A (H1N1), leur emploi est devenu de plus en plus large et fréquent.

Depuis le début de la pandémie Covid-19, le recours à l'utilisation pluriquotidienne des PHA par le grand public, à un niveau mondial, fait partie des mesures ou des gestes dits « barrière ».

Malgré leur emploi très largement répandu, les PHA sont toutefois moins irritants que les savons antiseptiques et les détergents. Les réactions allergiques cutanées demeurent tout à fait rares.

L'utilisation des produits désinfectants sous forme de pulvérisation est à déconseiller en raison des risques accidentels [5].

L'interprétation des tests épicutanés avec les PHA doit être prudente, compte tenu de l'existence de réactions faussement positives [5].

Une formation aux bonnes pratiques d'utilisation des solutions et gels hydro-alcooliques ainsi qu'une information sur les risques cutanés potentiels encourus [5], devraient être données non seulement au personnel de soins et aux salariés des entreprises mais aussi à l'ensemble du grand public pour que le rapport bénéfice-risque demeure très positif !

RÉFÉRENCES

1. Coronavirus COVID-19 : Gels et solutions hydro-alcooliques. Ministère de la Transition écologique et solidaire, 2020 : https://www.ecologie.gouv.fr/sites/default/files/2020-05-12_FAQ_DGPR_Produits_hydro-alcooliques_DIFFUSION_vf.pdf
2. Emploi des désinfectants dans les activités de soins : risques et mesures de prévention. Comité international de l'AISS pour la prévention des accidents du travail et des maladies professionnelles dans le secteur santé. AISS, 2014 : www.issa.int/fr/web/prevention-health/resources.
3. Traore O, Hugonnet S, Lübbe J, Griffiths W, Pittet D. Liquid versus gel handrub formulation: a prospective intervention study. *Crit Care* 2007 ; 11 : R52.
4. Rapport de l'Agence française de sécurité sanitaire des produits de santé relatif à l'innocuité des produits hydro-alcooliques (PHA) à base d'éthanol utilisés pour la désinfection des mains à peau saine par le grand public dans le cadre de l'épidémie de la grippe A (H1N1). Afssaps, 2011 : https://www.robe-materiel-medical.com/documentation_pdf/rapport_innocuite_pha_grippea_1_.pdf
5. Crépy MN. *Dermatites de contact professionnelles aux désinfectants et antiseptiques.* Références en Santé au Travail. Fiche d'allergologie-dermatologie professionnelle TA 99. Paris : INRS 2016 ; 145 : 143-66.
6. Beiu C, Mihai M, Popa L, Cima L, Popescu MN. Frequent hand washing for COVID-19 prevention can cause hand dermatitis management tips. *Cureus* 2020 ; 12 : e7506.
7. Emami A, Javanmardi F, Keshavarzi A, Pirbonyeh N. Hidden threat lurking behind the alcohol sanitizers in COVID-19 outbreak. *Dermatol Ther* 2020 ; 33 : e13627.
8. Sinha S, Sardana K. Contact leukoderma following irritant contact dermatitis to an isopropanol-based hand rubs: A consequence of rigorous hand hygiene. *Contact Dermatitis* 2021 ; 84 : 346-8.
9. Guide de production locale : Formulations des produits hydro-alcooliques recommandés par l'OMS. Organisation Mondiale de la Santé : https://www.who.int/gpsc/5may/tools/system_change/guide_production_locale_produit_hydro_alcoolique.pdf ?ua=1.
10. Lan J, Song Z, Miao X, *et al.* Skin damage among health care workers managing coronavirus disease-2019. *J Am Acad Dermatol* 2020 ; 82 : 1215-6.
11. Milpied B, Maruani A, Bernier C, *et al.* Mesures COVID-19 – Prenez soin de vos mains ! Société Française de Dermatologie, 2020.
12. Boyce JM, Kelliher S, Vallande N. Skin irritation and dryness associated with two hand-hygiene regimens: soap-and-water hand washing versus hand antisepsis with an alcoholic hand gel. *Infect Control Hosp Epidemiol* 2000 ; 21 : 442-8.
13. Girard R, Amazian K, Fabry J. Better compliance and better tolerance in relation to a well-conducted introduction to rub-in hand disinfection. *J Hosp Infect* 2001 ; 47 : 131-7.
14. Löffler H, Kampf G, Schmermund D, Maibach HI. How irritant is alcohol? *Br J Dermatol* 2007 ; 157 : 74-81.
15. Pedersen LK, Held E, Johansen JD, Agner T. Less skin irritation from alcohol-based disinfectant than from detergent used for hand disinfection. *Br J Dermatol* 2005 ; 153 : 1142-46.
16. Slotosch CM, Kampf G, Löffler H. Effects of disinfectants and detergents on skin irritation. *Contact Dermatitis* 2007 ; 57 : 235-41.
17. Houben E, De Paepe K, Rogiers V. Skin condition associated with intensive use of alcoholic gels for hand disinfection: a combination of biophysical and sensorial data. *Contact Dermatitis* 2006 ; 54 : 261-7.
18. WHO guidelines on Hand Hygiene in Health Care. First Global Patient Safety Challenge Clean Care is Safer Care. World Health Organization, 2009 : http://apps.who.int/iris/bitstr.pdf
19. Stutz N, Becker D, Jappe U, *et al.* Nurses' perceptions of the benefits and adverse effects of hand disinfection: alcohol-based hand rubs vs. hygienic hand-washing : a multicentre questionnaire study with additional patch testing by the German Contact Dermatitis Research Group. *Br J Dermatol* 2009 ; 160 : 565-72.
20. Lübbe J, Ruffieux C, Perrenoud D. A stinging cause for preventive skin care. *Lancet* 2000 ; 356 : 768-9.

21. Crépy MN. *Dermatites de contact professionnelles chez les personnels de santé.* Documents pour le Médecin du Travail. Fiche d'Allergologie-Dermatologie Professionnelle TA 88. Paris : INRS 2011 ; 125 : 121-39.
22. Kampf G, Kramer A. Epidemiologic background of hand hygiene and evaluation of the most important agents for scrubs and rubs. *Clin Microbiol Rev* 2004 ; 17 : 863-93.
23. Picheansathian W. A systematic review on the effectiveness of alcohol-based solutions for hand hygiene. *Int J Nurs Pract* 2004 ; 10 : 3-9.
24. Smedley J, Williams S, Peel P, Pedersen K ; Dermatitis Guideline Development Group. Management of occupational dermatitis in healthcare workers: a systematic review. *Occup Environ Med* 2012 ; 69 : 276-9.
25. Recommandations pour l'hygiène des mains. *Hygiènes* 2009 ; 17 : 141-6, 149-56, 159-63, 165-79, 181-212, 214-38.
26. Larson E, Girard R, Pessoa-Silva CL, Boyce J, Donaldson L, Pittet D. Skin reactions related to hand hygiene and selection of hand hygiene products. *Am J Infect Control* 2006 ; 34 : 627-35.
27. Widmer AF. Replace hand washing with use of a waterless alcohol hand rub? *Clin Infect Dis* 2000 ; 31 : 136-43.
28. Ophaswongse S, Maibach HI. Alcohol dermatitis: allergic contact dermatitis and contact urticaria syndrome. A review. *Contact Dermatitis* 1994 ; 30 : 1-6.
29. Löffler H, Kampf G, Lachenmeier D, Diepgen TL, John SM. Allergic or irritant contact dermatitis after patch testing with alcohol-that is the point. *Contact Dermatitis* 2012 ; 67 : 386-7.
30. Barbaud A, Trechot P, Reichert-Penetrat S, Schmutz J. Eczéma de contact à l'alcool éthylique : comment réaliser les tests ? *Ann Dermatol Venereol* 2000 ; 127 : 484-7.
31. Toholka R, Nixon R. Suspected allergic contact dermatitis to iodopropynyl butylcarbamate in an alcohol hand rub commonly used in Australian health-care settings. *Australas J Dermatol* 2014 ; 5 : 70-1.
32. Toholka R, Nixon R. Allergic contact dermatitis to chlorhexidine. *Australas J Dermatol* 2013 ; 54 : 303-6.
33. Basketter DA, Kimber I. Skin sensitization, false positives and false negatives: experience with guinea pigs assays. *J Appl Toxicol* 2010 ; 30 : 381-6.
34. Frosch PJ, Geier J, Uter W, Goossens A. Patch testing with the patients' own products. *In* : Johansen JD, Frosch PJ, Lepoittevin JP, eds. *Contact Dermatitis.* 5th edition. Berlin : Springer-Verlag, 2011 : 1107-19.
35. Lachapelle JM. Antiseptics and disinfectants. *In* : Rustemeyer T, Elsner P, John SM, Maibach HI, eds. *Kanerva's occupational dermatology,* 2nd edition. Heidelberg : Springer-Verlag, 2012 : 385-95.
36. Barbaud A, Vigan M, Delrous JL, *et al.* Allergie de contact aux antiseptiques : 75 cas analysés par le réseau REVIDAL de dermato-allergovigilance. *Ann Dermatol Venereol* 2005 ; 132 (12Pt1) : 962-5.
37. Toholka R, Nixon R. Contact urticaria caused by preservatives and disinfectants. *In* : Gimenez-Arnau AM, Maibach HI, eds. *Contact Urticaria Syndrome.* Boca Raton : CRC Press, 2014 : 261-71.
38. Aalto-Korte K, Mäkinen-Kiljunen S. Symptoms of immediate chlorhexidine hypersensitivity in patients with a positive prick test. *Contact Dermatitis* 2006 ; 55 : 173-7.
39. Helaskoski E, Suojalehto H, Kuuliala O, Aalto-Korte K. Prick testing with chemicals in the diagnosis of occupational contact urticaria and respiratory diseases. *Contact Dermatitis* 2015 ; 72 : 20-32.
40. Barbaud A, Lafforgue C, Milpied B, Beylot-Barry M. La Société Française de Dermatologie apporte des précisions sur la tolérance des solutions hydro-alcooliques (SHA) lors des expositions au soleil et sur les plages. Paris : Société Française de Dermatologie, le 23 juin 2020. Contact presse : Florence Portejoie (fportejoie@fp2com.fr).
41. Kramer A, Kampf G. Hand rub-associated fire incidents during 25,038 hospital-years in Germany. *Infect Control Hosp Epidemiol* 2007 ; 28 : 745-6.
42. O'Leary FM, Price GJ. Alcohol hand gel: a potential fire hazard. *J Plast Reconstr Aesthet Surg* 2011 ; 64 : 131-2.
43. Alerte sécurité : Attention à l'usage du gel hydro-alcoolique et aux charges électrostatiques. Socotec du 04/05/2020. Direction Qualité Sécurité : Stéphane Bouquet (stephane.bouquet@socotec.com).

44. Dermatitis : occupational aspects of management 2009. Dermatitis national guideline. Royal College of Physicians, 2009 : www.rcplondon.ac.uk/guidelines-policy/dermatitis-occupational-aspects-management-2009.

45. Boust C, Le Roy D. *Produits d'hygiène cutanée à usage professionnel (hors milieu de soins).* Fiche pratique de sécurité ED 58. Paris : INRS, 2018 : 4 p.

46. Hamnerius N, Svedman C, Bergendorff O, Björk J, Bruze M, Pontén A. Wet work exposure and hand eczema among healthcare workers: a cross-sectional study. *Br J Dermatol* 2018 ; 178 : 452-61.

47. Delepine A, Chapouthier-Guillon A, Jacquin-Brisbart C, Nolland XB, Vidal V. *Guide d'accès aux tableaux du régime général et du régime agricole.* Les Maladies Professionnelles ED 835. Paris : INRS, 2016 : 349 p.

M.-C. Houle

2386, rue Marie-Victorin,
Québec, Canada

DERMATOSES DES PIEDS

Lors des consultations dermatologiques, les pieds et leurs particularités sont souvent abordés à la toute fin de l'entretien, le patient n'osant parfois pas en parler auparavant, et le médecin ayant souvent tendance à diminuer l'importance des atteintes des pieds à des variantes de la normale, communes et secondaires. Quoique l'examen des pieds ne soit pas la partie préférée des médecins, celui-ci demeure crucial pour le bien-être général des patients. Le présent chapitre abordera donc les dermatoses des pieds communes et rares, afin d'accorder l'attention nécessaire à ces parties mal aimées de la dermatologie.

La structure de la peau des pieds est similaire à celle de la peau du reste du corps, mais elle a certaines caractéristiques bien à elle. Son architecture générale consiste en un épiderme 10 à 15 fois plus épais qu'ailleurs sur le corps, estimé à 1 mm d'épaisseur. Il y a une absence complète de poils ainsi qu'une densité importante de glandes eccrines au niveau de la plante des pieds. Le microbiome cutané étant déterminé par l'épaisseur cutanée, l'anatomie du corps, la distribution et l'activité des annexes cutanées, le pH cutané, la composition de la sueur et la température, les pieds représentent une « niche microbienne » unique et hétérogène [1]. Par exemple, les espaces interdigitaux étant caractérisés par une peau mince, humide et avec une occlusion partielle, on y retrouve des actinobactéries (corynébactéries et *Micrococcaceae*) et des staphylocoques. Les pieds, de par leur contact régulier avec le sol, sont contaminés par les micro-organismes de l'environnement, ce qui résulte en une microflore instable. De plus, des micro-organismes qui colonisent les autres parties du corps, sont aussi retrouvés sur les pieds, de par une contamination lors de l'hygiène (douche). Enfin, plusieurs facteurs ont un impact important sur le microbiome des pieds ainsi que sur l'incidence des dermatoses des pieds, incluant la présence de diabète ou d'insuffisance veineuse, la prise de médications systémiques et topiques, le type de chaussures et de chaussettes porté, l'exposition aux piscines publiques, spas, ou services de pédicures, ainsi que les blessures cutanées induites par des activités sportives ou professionnelles.

Il n'est donc pas surprenant que certaines dermatoses, ou sous-types de dermatoses, n'affectent que les régions palmoplantaires. D'autres dermatoses des pieds font plutôt partie d'une éruption généralisée mais se présenteront de manière particulière au niveau des pieds.

DERMATITE DE CONTACT

La transpiration, la chaleur, la friction et l'occlusion en lien avec le port de bottes et de chaussures sont des facteurs importants à prendre en considération, qui peuvent entraîner une dermatite de contact irritative [2]. Ces mêmes facteurs contribuant aussi au développement d'allergies de contact, une dermatite de contact allergique (DCA) devrait toujours être envisagée dans les cas de dermatoses des pieds. Quoique l'atteinte du dos des pieds soit la plus commune, cette distribution n'est ni très sensible, ni très spécifique pour un diagnostic de DCA des pieds [3]. En effet, une atteinte plantaire peut être présente si l'allergène responsable est retrouvé dans la semelle de la chaussure [4].

La présentation d'une DCA des pieds varie selon l'évolution et la sévérité de l'allergie. Une atteinte eczémateuse subaiguë est généralement présente de façon symétrique, mais celle-ci peut aussi être inégale ou même unilatérale. Une présentation vésiculobulleuse peut aussi être prédominante dans certains cas d'allergies graves.

De façon plus spécifique, certaines localisations distinctives peuvent évoquer une DCA à des allergènes particuliers. Il s'agit bien sûr de suggestions puisque les allergènes peuvent migrer et affecter d'autres parties du pied, particulièrement lorsque la chaussure devient humide.

Patrons cliniques de dermatite des pieds :

- une dermatite du *dos des pieds* et des orteils révèle en général une allergie à composante de la partie supérieure des chaussures (tige), habituellement faite de cuir ou de tissu synthétique ;
- une dermatite de la *face plantaire des pieds qui épargne l'arche plantaire* suggère plutôt une allergie à une composante des semelles ;
- une dermatite qui affecte *les talons et les orteils* indique une allergie aux parties solidifiées des chaussures, habituellement faites de plastique, qui permettent à celles-ci de conserver leur forme. Une telle atteinte est plutôt rare ;
- une atteinte des *espaces interdigitaux et du creux des orteils* suggère une infection à mycoses superficielles plutôt qu'une DCA aux chaussures. Cependant, une allergie de contact aux ingrédients des produits topiques utilisés pourrait très bien être responsable de ce type de présentation ;

- lorsqu'une *atteinte palmoplantaire* seule est présente, particulièrement dans les cas d'atteinte de l'arche plantaire, la probabilité d'une allergie de contact est nettement moindre. Les diagnostics envisagés devraient alors inclure le psoriasis, la dermatite endogène des pieds de type hyperkératotique ou la dyshidrose.

Allergènes potentiels

La dermatite de contact allergique des pieds a été révisée en détail lors du 39e cours d'actualisation du Gerda, présenté à Dijon en 2018 [5]. Une excellente révision des allergènes présents dans les chaussures y a été effectuée. Les sources d'allergènes potentiels dans les cas suspectés de la DCA sont les chaussures, les chaussettes, les produits personnels et les produits pharmaceutiques topiques (*Tableau I*).

Tableau I. Agents étiologiques d'une dermatite de contact allergique.

Chaussures	**Ingrédients médicinaux des traitements topiques**	**Ingrédients non médicinaux des traitements topiques**
• Accélérateurs et antioxydants du caoutchouc • Colles • Agents tannants du cuir • Teintures et colorants • Matières plastiques • Biocides • Diméthylfumarate • Nickel • Thiourées • Allergènes « inconnus » ou récemment découverts : acétophénone azine (mousse), diméthylthiocarbamylbenzothiazole (chaussures de toile)	• Corticostéroïdes topiques • Antibiotiques topiques • Antifongiques topiques • Anesthésiants topiques	• Agents de conservations • Véhicules et émollients • Fragrances et huiles essentielles

Les allergènes les plus fréquemment rencontrés dans les tiges des chaussures sont le bichromate de potassium, le cobalt, la paraphénylènediamine, la colophane et la résine butylphénol formaldéhyde paratertiaire. Dans les semelles des chaussures, les mêmes allergènes sont aussi fréquemment rencontrés, avec l'addition du mercaptobenzothiazole et des thiurames, puisque les semelles sont souvent faites de caoutchouc. Cependant, des allergènes plus rares et parfois même non identifiés sont aussi possibles.

L'investigation d'une possible DCA aux pieds inclut bien entendu les tests épicutanés. Une batterie « eczéma des pieds » est ici suggérée afin d'inclure la possibilité d'allergie à des composantes des chaussures, chaussettes, mais aussi des produits topiques utilisés (*Tableau II*).

Tableau II. Batterie eczéma des pieds.

Accélérateurs et antioxydants du caoutchouc
• Mercapto mix 2 % vas. • Thiurame mix 1 % vas. • N-isopropyl-N'-phénylparaphénylènediamine 0,1 % vas. • Mercaptobenzothiazole (MBT) 2 % vas. • 1,3-diphénylguanidine (DPG) 1 % vas. • Dithiomorpholine 1 % vas. • Thiourée mix 1 % vas. • Diméthyldithiocarbamylbenzothiazole sulfide (DMTBS) 0,1 % acétone
Colles
• Résine butylphénol formaldéhyde paratertiaire 1 % vas. • Colophane 20 % vas. • Epoxy résine, bisphénol A 1 % vas.
Agents tannants du cuir et métaux
• Bichromate de potassium 0,5 % vas. • Chlorure de cobalt 1 % vas. • Sulfate de nickel 5 % vas.
Teintures et colorants
• Textile mix 6,6 % vas. • Paraphénylènediamine base libre (PPD) 1 % vas. • Disperse Orange 3 1 % vas. • Acid Yellow 36 1 % vas.
Matières plastiques et mousses
• Diaminodiphénylméthane 0,5 % vas. • Toluène diisocyanate 2 % vas. • Dibutylphtalate 5 % vas. • Acétophénone azine (AA) 0,001 % acétone
Biocides
• Méthylisothiazolinone 0,02 % aq. • Méthylisothiazolinone/méthylchloroisothiazolinone 0,02 aq. • Formaldéhyde 2 % aq. • N-octyl-4-isothiazolin-3-one 0,1 % vas. • 1,2-benzisothiazolin-3-one 0,1 % vas. • Diméthylfumarate (DMF) 0,1 % et 0,01 % vas. • Glutaral/(Glutaraldéhyde) 0,2 % vas.
Corticostéroïdes topiques
• Budésonide 0,01 pet. • Tixocortol-21-pivalate 0,1 pet. • Clobétasol-17-propionate 1 pet.
Parfums et huiles essentielles
• Baume du Pérou 25 % vas. • Fragrance mix 18 % vas. • Fragrance mix II 14 % vas. • Hydroxyperoxydes of linalool 1 % vas. • Hydroperoxydes of limonene 0,3 % vas. • Huile de l'arbre à thé (*tea tree oil*) 5 % vas. • Lavender absolute/(Lavandula) 2 % vas.

Véhicules, émollients, agents de conservation et autres ingrédients des topiques

- Quaternium-15 (Dowicil 200) 2 % vas.
- Diazolidinylurea (Germall II) 1 % vas.
- DMDM hydantoin (Germall 115) 1 % vas.
- Bronopol 0,5 % vas.
- Imidazolidinyl urea, 2,0 % vas.
- Chloroxylénol (PCMX) 1 % vas.
- Iodopropynyl butyl carbamate 0,2 % vas.
- Paraben mix 12 % vas.
- Amerchol L 101 (lanolin) 50 % vas.
- Propolis 10 % vas.
- Propylene glycol 100 % vas

Antibiotiques et antifongiques topiques*

- Néomycine sulfate 20 % pet.
- Bacitracin 5 % pet.
- Fusidic acid sodium salt 2 % pet.
- Polymyxine B sulfate 5 % pet.
- Miconazole 1 % alc.
- Éconazole nitrate 1 % alc.
- Tioconazole 1 % pet.

* En Amérique du Nord, les antibiotiques et antifongiques topiques sont disponibles sans prescription. Ils sont utilisés en première ligne par la majorité de la population et sont une source fréquente d'allergie de contact.

Prise en charge

Une DCA aux chaussures est un défi de prise en charge, puisqu'il est difficile de déterminer quels accélérateurs de caoutchouc ont été utilisés dans la fabrication de chaque partie des chaussures. Quelques patients auront une amélioration avec le traitement de l'hyperhidrose, considérant que la transpiration faciliterait la relâche d'allergènes (caoutchouc ou chrome) de la chaussure. L'utilisation de chlorure d'aluminium pour traiter l'hyperhidrose pourrait donc être utile. Il est aussi recommandé de se procurer de nouvelles chaussettes puisque les allergènes peuvent être retenus dans celles-ci même après le lavage. Des bottes de travail en vinyl sont disponibles ainsi que des semelles sans accélérateurs de caoutchouc.

L'évitement des allergènes demeure primordial : les suggestions incluent de porter des chaussures de bois ou de plastique, ou porter des chaussures de cuir de bonne qualité et les changer après seulement quelques mois d'utilisation, ce qui préviendrait le relargage d'allergène [6]. Aussi, porter des chaussures plus grandes avec deux paires de bas préviendrait le contact avec les allergènes et permettrait d'éviter des récidives chez approximativement la moitié des patients.

Les chaussettes peuvent être à la fois responsables de l'allergie de contact (teinture et caoutchouc) et être des vecteurs d'allergie, particulièrement au mercaptobenzothiazole, qui a été démontré comme persistant malgré un lavage et même une session d'ébullition !

Dermatoses professionnelles

Les dermatites de contact d'origine allergique ou irritative sont souvent d'origine professionnelle. Certaines autres dermatoses peuvent aussi être causées ou aggravées par le travail, telles que le tinéa pédis, le pied de tranchée ou pied d'immersion [7].

DERMATOSES GÉNÉRALES AVEC ATTEINTE PARTICULIÈRE DES PIEDS

Psoriasis

Le psoriasis peut affecter les pieds et se présenter avec des morphologies différentes. L'atteinte peut être principalement hyperkératotique, pustuleuse, ou de type érythématosquameuse classique du psoriasis vulgaire. La pustulose palmoplantaire se présente avec un érythème, des fissures et une desquamation, mais surtout avec des pustules intra-épidermiques stériles [8]. Elle peut être accompagnée ou non de lésions de psoriasis ailleurs sur le corps.

Dermatite atopique

La dermatite atopique est une affection commune qui se présente avec une atteinte eczémateuse des plis antécubitaux et des creux poplités chez l'enfant, et une atteinte du visage et des mains chez l'adulte. Dans les cas plus sévères, une atteinte pancorporelle est présente. Le lien entre une dermatite des mains et la dermatite atopique est bien décrit. Cependant, une atteinte des pieds, quoiqu'assez fréquemment rencontrée en clinique, est beaucoup moins caractéristique de la dermatite atopique. De façon intéressante, il a été démontré qu'une dermatite de contact allergique surajoutée était présente surtout chez les enfants avec une atteinte des mains et des pieds [9]. Ceci est en concordance avec la notion qu'une dermatite de contact allergique devrait toujours être envisagée lorsque la distribution de la dermatite n'est pas classique avec l'âge du patient.

Lichen plan

Le lichen plan affecte rarement les plantes des pieds et peut, par ailleurs, se présenter avec une morphologie différente de celle observée au reste du corps [10]. Cinq présentations différentes de lichen plan plantaire ont été décrites : lichénoïde, psoriasiforme, eczémateuse, kératosique ponctiforme et ulcérative.

Pemphigoïde bulleuse

La pemphigoïde bulleuse est une maladie bulleuse auto-immune caractérisée par des auto-anticorps dirigés contre des protéines de la jonction dermoépidermique. Une variante localisée de la pemphigoïde bulleuse atteint seulement les paumes et les plantes, et est appelée « pemphigoïde dyshidrotique ». Comme pour les autres variantes localisées de la pemphigoïde bulleuse, une atteinte cutanée plus diffuse apparaît avec le temps dans la plupart des cas. Un indice clinique pour différencier la pemphigoïde bulleuse d'un eczéma dyshidrotique est la présence de bulles hémorragiques, qui sont habituellement absentes dans la dyshidrose.

Pityriasis rubra pilaire

Le pityriasis rubra pilaire est une maladie cutanée inflammatoire qui se présente classiquement par une hyperkératose folliculaire coalescente avec des îlots de peau saine (nappes claires). Une atteinte palmoplantaire constituée d'une kératodermie diffuse cireuse et orangée est généralement retrouvée [11].

DERMATOSES SPÉCIFIQUES DES PIEDS

Hyperhidrose

L'hyperhidrose plantaire est définie comme une sudation excessive des pieds, au-delà de la nécessité physiologique en lien avec la régulation de la température corporelle. L'hyperhidrose idiopathique, la plus commune, est souvent d'origine familiale, une histoire positive étant retrouvée chez 50 % des sujets souffrant d'hyperhidrose palmoplantaire [12]. Quoique l'hyperhidrose ne soit pas une dermatose en soi, elle contribue de façon importante à des dermatoses des pieds, incluant le tinéa pédis et autres infections des pieds, ainsi qu'à la création de bulles traumatiques. Enfin, l'hyperhidrose est un facteur aggravant fréquemment rencontré chez les patients avec dyshidrose.

Dyshidrose

La dyshidrose, aussi appelée pompholyx ou eczéma dyshidrotique, est une dermatite commune n'affectant que les paumes et les plantes des pieds. Le terme « dyshidrose » a été adopté lors de la description initiale de la maladie, en lien avec la croyance que cette condition résultait d'une occlusion porale, créant une rétention locale de la sueur. Il est maintenant accepté que les glandes sudoripares ne soient pas responsables de la pathogénèse de cette maladie [13]. Cependant, l'hyperhidrose et la variabilité saisonnière sont des facteurs aggravants reconnus. Il est débattu si l'atopie et l'allergie systémiques aux métaux, notamment le nickel, constituent des facteurs étiologiques de la dyshidrose. De façon intéressante, une éruption de type dyshidrose/pompholyx a été décrite chez des patients recevant des infusions d'immunoglobulines intraveineuses. La pathophysiologie de la dyshidrose en lien avec ces infusions demeure inconnue. Quant à la dyshidrose classique, son étiologie reste incomprise, certains ayant posé l'hypothèse d'un lien avec la dermatite atopique, d'autres avec une allergie de contact aux métaux (nickel). Ces hypothèses sont débattues et ne font pas consensus actuellement.

Cliniquement, la dyshidrose est caractérisée par une éruption vésiculeuse, symétrique, transitoire et récurrente des paumes et des plantes. Les vésicules persistent pendant une période de 2 à 3 semaines, avant de se résoudre avec une desquamation. Un prurit important est généralement associé avec la présence de vésicules. Le pompholyx se présente de façon plus aiguë et sévère avec une éruption consistant en de larges bulles palmoplantaires. Cette condition est beaucoup plus rare que la dyshidrose classique. Que la présentation soit de type pompholyx ou dyshidrotique, on note une spongiose épidermique à l'examen histopathologique. L'importante couche cornée présente dans la région palmoplantaire empêche la rupture des vésicules, créant ainsi l'aspect classique de « tapioca » observé cliniquement chez les patients avec dyshidrose.

Dermatose plantaire juvénile

La dermatose plantaire juvénile affecte principalement les enfants de 3 à 15 ans. Elle est caractérisée par un érythème lustré et fissuré accompagné d'une desquamation symétrique des plantes des pieds, atteignant surtout les régions métatarsiennes et les talons, épargnant la voûte des pieds. Il s'agit d'une dermatose eczémateuse chronique et récalcitrante au traitement [14].

Kératolyse exfoliative

Aussi connue sous le nom de « desquamation estivale en aires » ou « dyshidrose lamellaire », la kératolyse exfoliative affecte la paume et les plantes des pieds. Les lésions débutent par un érythème annulaire avec une bulle sèche centrale, évoluant en desquamation lamellaire et une collerette superficielle [15]. Dans les cas plus sévères, les lésions se regroupent, et on peut observer une desquamation superficielle diffuse des paumes et plantes. Un léger inconfort secondaire à la desquamation peut être présent, sans prurit. Par ailleurs, on note souvent une hyperhidrose associée à la kératolyse exfoliative ainsi qu'une aggravation en lien avec la chaleur ambiante. Au niveau histopathologique, on observe une séparation au niveau de la couche cornée, sans cellules inflammatoires, expliquant l'aspect clinique superficiel de la desquamation ainsi que l'absence de symptômes associés.

Kératodermies palmoplantaires

Les kératodermies palmoplantaires peuvent être innées ou acquises. Elles sont caractérisées par une hyperkératose marquée des paumes et des plantes. Une histoire familiale ainsi que l'apparition en jeune âge suggèrent fortement une étiologie génétique. Elles sont classées cliniquement sous forme de kératodermies diffuses, focales ou ponctiformes [16]. Certaines kératodermies étant associées à des néoplasies systémiques, il est important de se familiariser avec les sous-types de kératodermies afin de rechercher une atteinte systémique potentielle au besoin.

ENGELURES (PERNIOSE)

Historiquement, la perniose a été décrite comme étant une réponse exagérée au froid, chez des individus prédisposés génétiquement. La perniose se présente avec des papules érythémateuses violacées des surfaces acrales, surtout des orteils. À l'examen histopathologique, on note un œdème du derme ainsi que des infiltrats lymphocytaires périvasculaires superficiels et profonds. Quoique la perniose soit souvent idiopathique, des maladies systémiques sous-jacentes telles que les collagénoses ou une néoplasie hématologique doivent être éliminées. De façon plus rare, la perniose a été décrite en lien avec une infection au virus Epstein-Barr (EBV) [17].

Sujet d'actualité, la perniose a été extensivement décrite en lien avec la pandémie de SARS-CoV-2. Ces lésions appelées « orteils Covid » semblent avoir une prédilection pour les patients plus jeunes qui sont asymptomatiques ou minimalement symptomatiques de la Covid. Elles apparaissent tard dans l'évolution de la maladie, souvent même en période de convalescence. La plupart du temps, les tests SARS-CoV-2 s'avèrent négatifs, tant au PCR qu'à l'étude immunologique. L'hypothèse la plus plausible est actuellement celle d'une réponse immunitaire robuste qui éliminerait le virus rapidement et qui mènerait à une atteinte vasculaire de type perniose de façon secondaire.

RÉACTIONS SECONDAIRES AUX AGENTS DE CHIMIOTHÉRAPIE

Caractérisé par un érythème et un œdème symétriques palmoplantaires, l'érythème acral est une éruption douloureuse qui peut même causer des bulles et s'ulcérer, lorsque sévère [18]. La réaction apparaît de 1 à 14 jours après le traitement et peut durer de 1 à 2 semaines, se résolvant avec une desquamation et pouvant laisser une hyperpigmentation postinflammatoire. Les agents causals les plus fréquents sont le 5-fluorouracil, la cytarabine, la doxorubicine, l'hydroxyurée, le méthotrexate, la marcaptopurine, la cyclophosphamide, le docétaxel et le mitotane. Les inhibiteurs de la tyrosine kinase tels que le sorafenib et le sunitinib peuvent causer une réaction différente de l'érythème acral. Le syndrome main-pied secondaire à ces traitements se présente avec un œdème qui évolue en des lésions d'hyperkératose accompagnées d'un halo érythémateux. Ces lésions atteignent particulièrement les zones de pression et de friction des mains et des pieds.

DERMATOSES EN LIEN AVEC DES PHÉNOMÈNES EXTÉRIEURS ET/OU PHYSIQUES

Talon noir

Le talon noir consiste en des macules noires du talon. En général, ces lésions sont retrouvées chez les athlètes, en particulier ceux qui pratiquent des sports tels que le tennis ou le squash, qui entraînent des arrêts brusques et un stress frictionnel sur les capillaires superficiels de la peau. L'atteinte des petits vaisseaux conduit à une extravasation des globules rouges, qui s'accumulent dans la couche cornée, se dégradant en pigment noir. L'examen dermoscopique sera révélateur de la nature vasculaire et non mélanocytaire de la lésion, et un émondage léger fera complètement disparaître celle-ci [19].

Cornes et callosités

Des chaussures mal ajustées, une démarche anormale, des pieds déformés ou un niveau d'activité physique intense peuvent entraîner une pression excessive ou une friction répétée sur certaines zones spécifiques des pieds. La réponse physiologique normale de la peau à ces traumatismes répétés est de tenter de se protéger en renforçant la couche cornée, créant ainsi de l'hyperkératose [20]. Selon le mécanisme sous-jacent, les lésions ainsi créées seront des callosités (diffuses) ou de la corne (ponctiforme). Le traitement peut inclure un émondage régulier et l'utilisation d'agents kératolytiques. Cependant, le traitement devrait surtout s'adresser à la cause mécanique sous-jacente. Pour ce faire, l'aide des orthésistes est primordiale.

TINÉA

Les infections fongiques superficielles (tinéa) sont causées par des dermatophytes, c'est-à-dire des mycoses qui envahissent les structures kératinisantes de la peau et des ongles. En général, les principaux dermatophytes incluent les *Trichophytum*, *Microsporum* et *Epidermophyton*. Approximativement une cinquantaine d'espèces de dermatophytes sont capables d'infection clinique chez les humains [21].

Le tinéa pédis ou pied d'athlète peut prendre plusieurs formes, mais a plutôt tendance à affecter un seul pied que des dermatoses inflammatoires telles que l'eczéma et le psoriasis. Cela dit, il importe de maintenir un haut degré de suspicion envers cette infection qui peut être secondaire, et une culture fongique est nécessaire pour éliminer ce diagnostic. Il existe quatre formes cliniques principales de tinéa pédis : interdigital, en mocassin, inflammatoire et ulcérative. Ces formes cliniques ne sont pas spécifiques à un type de dermatophyte en particulier.

Le tinéa incognito est une infection fongique cutanée, masquée par l'utilisation de corticostéroïdes topiques et/ou d'inhibiteurs de la calcineurine. Les dermatophytes prolifèrent rapidement mais les manifestations cliniques sont altérées par les traitements utilisés. La bordure inflammatoire ainsi que les squames classiquement présentes dans le tinéa pédis sont diminuées. Des nodules inflammatoires peuvent apparaître. L'arrêt de l'utilisation des immunosuppresseurs topiques est nécessaire, et un traitement d'antifongiques systémiques est requis.

Le tinéa nigra est différent du tinéa pédis. Il s'agit d'une infection superficielle de la plante des pieds, causée par la mycose *Phaeoannellomyces werneckii.* Cette infection se présente surtout chez les personnes habitant dans un climat chaud, et est caractérisée par une macule souvent unique, bien délimitée, brune à noire. Un examen à l'aide de KOH sera diagnostic. Le traitement avec des antifongiques topiques est efficace.

CONCLUSION

Les pieds sont le site de multiples affections cutanées et peuvent donner de précieux indices sur la condition cutanée et générale d'une personne. Ils sont essentiels à la vie de tous les jours et devraient faire partie d'un examen dermatologique complet. Une approche systématique des dermatoses des pieds permettra d'aborder les différentes étiologies possibles afin d'arriver à un diagnostic précis et à un traitement adéquat.

RÉFÉRENCES

1. Adamczyk K, Garncarczyk A, Antonczak P, *et al.* The foot microbiome. *J Cosmet Dermatol* 2020 ; 19 : 1039-43.
2. Bangash HK, Petronic-Rosic V. Acral manifestations of contact dermatitis. *Clin Dermatol* 2017 ; 35 : 9-18.
3. Ortiz-Salvador JM, Esteve-Martínez A, García-Rabasco A, Subiabre-Ferrer D, Martínez-Leboráns L, Zaragoza-Ninet V. Dermatitis of the Foot: Epidemiologic and Clinical Features in 389 Children. *Pediatr Dermatol* 2017 ; 34 : 535-9.
4. Nedorost S. Clinical patterns of hand and foot dermatitis: emphasis on rubber and chromate allergens. *Dermatol Clin* 2009 ; 27 : 281-7.
5. Tennstedt D. Dermatites de contact des pieds. *In* : Gerda, éd. *Progrès en Dermato-Allergologie,* Dijon. Montrouge : John Libbey, 2018 : 211-9.
6. Nardelli A, Taveirne M, Drieghe J, Carbonez A, Degreef H, Goossens A. The relation between the localization of foot dermatitis and the causative allergens in shoes: a 13-year retrospective study. *Contact Dermatitis* 2005 ; 53 : 201-6.
7. Wolf F, Parish LC, Tüzün Y. Occupational acral dermatitis and whre the twain shall meet. *Clin Dermatol* 2017 ; 35 : 3-8.
8. Engin B, Askin O, Tüzün Y. Palmoplantar psoriasis. *Clin Dermatol* 2017 ; 35 : 19-27.
9. Isaksson M, Olhardt S, Radehed J, Svensson Å. Children with atopic dermatitis shoud always be patch-tested if they have hand or foot dermatitis. *Acta Derm Venereol* 2015 ; 95 : 583-6.
10. Sinha S, Sarkar R, Garg VK. Palmoplantar lesions of lichen planus. *Indian J Dermatol* 2018 ; 63 : 57-61.
11. Roenneberg S, Biedermann T. Pityriasis rubra pilaris: algorithms for diagnosis and treatment. *J Eur Acad Dermatol Venereol* 2018 ; 32 : 889-98.
12. Singh S, Kaur S, Wilson P. Plantar hyperhidrosis: A review of current management. *J Dermatolog Treat* 2016 ; 27 : 556-61.
13. Lofgren SM, Warshaw EM. Dyshidrosis: epidemiology, clinical characteristics, and therapy. *Dermatitis* 2006 ; 17 : 165-81.
14. Zagne V, Fernandes NC, Cuzzi T. Histopathological aspects of juvenile plantar dermatosis. *Am J Dermatopathol* 2014 ; 36 : 359-61.
15. Chang YY, van der Velden J, van der Wier G, *et al.* Keratolysis exfoliativa (dyshidrosis lamellosa sicca): a distinct peeling entity. *Br J Dermatol* 2012 ; 167 : 1076-84.
16. Oumeish YO. Common acrally distributed dermatoses. *Clin Dermatol* 2011 ; 29 : 130-9.

17. Massey PR, Jones KM. Going viral: A brief history of Chilblain-like skin lesions ("COVID toes") amidst the COVID-19 pandemic. *Semin Oncol* 2020 ; 47 : 330-4.
18. Caccavale S, Ruocco E. Acral manifestations of systemic diseases: Drug-induced and infectious diseases. *Clin Dermatol* 2017 ; 35 : 55-63.
19. Lauritz B. Dermatoses of the feet. *Am J Clin Dermatol* 2000 ; 1 : 181-6.
20. Singh D, Bentley G, Trevino S. Callosities, corns, and calluses. *BMJ* 1996 ; 312 : 1403-6.
21. Kutlubay Z, Yardimci G, Kantarcioglu AS, Serdaroglu S. Acral manifestations of fungal infections. *Clin Dermatol* 2017 ; 35 : 28-39.

F. Pelletier

Centre d'Allergologie, service de Dermatologie,
CHU Besançon, Besançon

DERMATOSES GÉNITALES FÉMININES

La vulve n'est pas une entité uniforme. En effet, il existe des différences anatomiques et physiologiques entre la peau du mont de pubis, des grandes et petites lèvres, du clitoris et du périnée. Des différences sont identifiées entre la face interne et externe des petites lèvres : il y a, par exemple, un *stratum corneum* sur la face externe des petites lèvres alors que la face interne est une muqueuse à partir de la ligne de Haart. Les particularités de cette région ont ainsi pour conséquences une sémiologie spécifique en fonction de la localisation des lésions lorsque les dermatoses siègent au niveau vulvaire [1]. Aussi la peau et la muqueuse vulvaires du périnée et de la région péri-anale ont une réactivité supérieure aux irritants chimiques par rapport à la peau du membre supérieur [2]. Cette région est exposée à de multiples topiques médicamenteux ou cosmétiques, augmentant le risque de sensibilisations. De plus, la région vulvaire est davantage soumise à l'occlusion (peau sur peau, peau sur vêtements, peau sur protection hygiénique), à la sudation, à la friction liée notamment à l'activité sexuelle, à la macération liée aux sécrétions corporelles telles que les urines, les selles et les leucorrhées. L'ensemble de ces phénomènes conduisent à une altération de la fonction barrière [3]. Les produits d'hygiène utilisés sur la vulve contiennent de nombreux irritants et sensibilisants potentiels. Sur une période de 3 mois, 50 % des patientes utilisent au moins un produit potentiellement sensibilisant, tandis que 33 % des patientes en appliquent deux ou plus.

CLINIQUE ECZÉMA VULVAIRE ET DE LA RÉGION PÉRINÉALE

Les symptômes et signes cliniques de l'eczéma de contact allergique seront similaires à ceux de la dermatite irritative de contact, avec un prurit et un érythème douloureux. Les vésicules, l'œdème et les érosions seront plus rares dans les formes aiguës et subaiguës. Dans les formes chroniques, on observe des lésions limitées squameuses ou kératosiques, voire lichénifiées. Des fissures peuvent être associées. Dans les formes chroniques, les lésions d'eczéma peuvent être hyperpigmentées et excoriées.

L'eczéma de contact vulvaire n'est pas la dermatose génitale la plus fréquente. Elle est parfois de diagnostic difficile car elle peut compliquer couramment une dermatose vulvaire préexistante, notamment le lichen scléreux.

DERMATOSES ECZÉMATIFORMES VULVAIRES

En dehors de l'eczéma de contact allergique vulvaire, il est important de connaître d'autres tableaux cliniques qui affectent la vulve et le périnée et qui ont comme présentation clinique une sémiologie proche.

Dermatite irritative de contact

Cette dermatose est plus fréquente chez la femme âgée. Elle est favorisée par l'occlusion, l'humidité et la macération locale. Sa localisation dépasse la région vulvaire avec extension au niveau des plis inguinaux et génitofémoraux ainsi que la face interne des cuisses. Elle est favorisée par l'obésité, la sudation excessive, une hygiène défectueuse, l'incontinence urinaire et l'occlusion par les couches ou les protections.

Lichénification vulvaire (également dénommée lichen simplex chronicus, névrodermite)

Il s'agit d'une réaction muqueuse ou cutanée à un frottement ou à un grattage chronique provoqué par un prurit parfois féroce. Au niveau vulvaire, l'atteinte est souvent localisée au niveau des grandes lèvres où la peau est épaissie, avec aspect épaissi de la muqueuse et accentuation des plis cutanéomuqueux. On peut noter une usure des poils associée. Le prurit chronique à l'origine des lésions est lié à une cause spécifique (eczéma atopique, mycose, lichen scléreux) ou est primitif. La cause n'est pas liée à une allergie de contact.

Dermatite atopique (DA) vulvaire

La localisation vulvaire de la DA est plus fréquente chez l'enfant. Sa prévalence est inconnue. La vulve est une zone particulièrement vulnérable dans la DA en raison, d'une part, de l'altération de la barrière cutanée et, d'autre part, de la faible épaisseur de la muqueuse vulvaire, l'exposant ainsi aux irritants qui favoriseront la sensibilisation. Il y a une augmentation du risque de développer une dermatite irritative de contact chez les atopiques [4].

AUTRES DIAGNOSTICS DIFFÉRENTIELS

L'évocation du diagnostic différentiel d'un eczéma vulvaire est celui d'une vulve rouge. Les particularités histologiques évoquées ci-dessus doivent faire porter une attention toute particulière à l'analyse sémiologique des lésions rouges vulvaires qui sont de diagnostic difficile. Les principaux diagnostics à discuter sont les candidoses vulvovaginales chroniques, qui représentent le diagnostic le plus fréquent, les autres dermatoses comme le psoriasis, le lichen plan érosif, voire la maladie de Hailey-Hailey, mais aussi les lésions précancéreuses telles que les lésions de haut grade vulvaires HPV induite (anciennement dénommée VIN classiques) ou la maladie de Paget vulvaire. Des diagnostics plus spécifiques de la région vulvaire peuvent être évoqués tels que la vulvite de Zoon.

ALLERGÈNES IMPLIQUÉS DANS LES ECZÉMAS VULVAIRES, PÉRINÉAUX ET PÉRI-ANAUX

Les allergènes responsables les plus fréquemment identifiés dans les eczémas de contact vulvaires sont les parfums, les anesthésiques locaux, les antibiotiques topiques et les conservateurs [5, 6]. Deux études réalisées chez 282 et 135 femmes qui présentaient une dermatose vulvaire prurigineuse, ont montré des patch-tests positifs dans la majorité des cas avec respectivement 49 et 29 % de tests pertinents.

Dans une étude rétrospective nord-américaine récente portant sur 28 481 patients qui ont eu des patch-tests entre 2005 et 2016, 832 avaient un eczéma de contact avec une atteinte génitale et 449 avaient une atteinte génitale exclusive [7]. Dans ce dernier groupe, un ou plusieurs patch-tests positifs étaient pertinents pour 50,6 % des patients testés.

Allergènes fréquents

Les allergènes qui étaient plus significativement fréquents dans le groupe de patients avec une atteinte génitale isolée comparé au groupe sans atteinte génitale, étaient la dibucaïne (2,5 %), le triamcinolone acétonide (1 %), la benzocaïne (5 %), la désoximétasone (1 %), l'éthylènediamine (1 %), la lidocaïne (15 %), la méthylchloroisothiazolinone méthylisothiazolinone (MCI/MI) (0,01 %) et le baume du Pérou (25 %) [7].

Les parfums constituent les allergènes les plus fréquemment rapportés dans les eczémas de contact vulvaires. Dans une étude nord-américaine de 347 patients incluant des dermatoses génitales masculines et féminines, les patch-tests *M. pereirae*, fragrance mix I et aldéhyde cinnamique étaient respectivement positifs dans 26,7 %, 20,6 % et 5,5 % des cas testés [8]. Deux autres études allaient dans ce sens avec 12 et 7 % de patch-tests positifs pertinents aux parfums testés [9]. Dans une étude portant sur la fréquence des sensibilisations de contact dans les dermatoses anogénitales chroniques (53 patientes), 17 % des patientes testées avaient des patch-tests positifs pertinents aux parfums contenus dans les produits d'hygiène et le papier toilette, et 28 % étaient sensibilisées aux épices consommées par voie orale (menthe poivrée, coriandre, curry, oignon et noix de muscade) [10].

Formes sévères

Les eczémas vulvaires liés à l'utilisation de lingettes humides ont été décrits comme sévères et étendus au niveau péri-anal et périnéal. L'haptène responsable était la MCI/MI qui a été également rapportée chez l'adulte [11].

ECZÉMA DE CONTACT VULVAIRE SUR DERMATOSE PRÉEXISTANTE (*TABLEAU I*)

Les allergènes impliqués dans les eczémas de contact des régions génitales ou péri-anales induits par les traitements appliqués pour traiter une dermatose préexistante, ont été recherchés dans une étude portant sur 473 patients testés. Parmi les 44 patientes avec des patch-tests positifs (9 %), les principes actifs le plus souvent identifiés étaient les corticoïdes (budésonide, dipropionate de bétaméthasone, hydrocortisone), les anesthésiques locaux (lidocaïne), puis les antibiotiques (néomycine). Parmi les véhicules des produits, les conservateurs et les excipients testés positifs étaient la lanoline, l'acide benzoïque, *cetyl alcohol* et le macrogol [12].

ALLERGÈNES RÉCEMMENT RAPPORTÉS

Les colorants textiles ainsi que les résines formaldéhydes, qui sont des composants des vêtements de sport ou de sous-vêtements, peuvent être responsables d'eczémas de contact vulvaires et péri-anaux. Les allergènes à tester sont, d'une part, le Disperse Blue 106 et 124 (1 % vaseline) et le textile dye mix (6 % vaseline) et, d'autre part, pour les résines textiles le *dimethylol ethylene urea* (4,5 % vaseline) et le mélamine formaldéhyde mix (7 % vaseline) [17].

L'huile essentielle de thym (*Thymus vulgaris*) contenue dans des serviettes hygiéniques sous forme de solution microencapsulée a été rapportée comme allergène dans un eczéma de contact vulvaire et péri-anal. Le thym avait été testé avec les feuilles fraîches et séchées. Certains terpènes contenus dans le thym, tels que le terpinène-4-ol et l'alpha-terpinène, sont des sensibilisants bien connus. Des réactions croisées avec les parfums sont aussi rapportées, qui sont eux-mêmes fréquemment en cause dans les eczémas de contact vulvaires [16].

Tableau I. Allergènes impliqués dans les eczémas de contact allergiques vulvaires et anogénitaux dans la littérature (d'après [13-18]).

Allergènes	Sources
Antibiotiques*	
• Néomycine • Sulfate de framycétine • Bacitracine • Sulfate de streptomycine • Polymyxine	Topiques antibactériens
Antifongiques	
• Terconazole • Clotrimazole • Miconazole • Nystatine	Topiques antifongiques
Corticoïdes*	
• Butyrate d'hydrocortisone • Propionate de clobétasol • Budésonide 0,1 % • Pivalate de tixocortol	Crèmes, pommades, lotions, suppositoires
Anesthésiques*	
• Esthers : benzocaïne, tétracaïne, procaïne • Amides : dibucaïne, lidocaïne, cinchocaïne	Antiprurigineux, antalgiques
Antiseptiques	
• Chlorexidine • Polyvidone iodée • Chlorure de benzalkonium	
Conservateurs*	
• Quaternium-15 • Parabènes mix • MCI/MI • Imidazolidinyl urea • Éthylènediamine • Chloroacétamide • MDBGN • Bronopol • Thimérosal • 2-bromo-2-nitropropane-1,3-diol • 2-phénoxyéthanol • Métabisulfite de sodium • Acide benzoïque	Cosmétiques, crèmes, lotions, savons, pommades, shampooings, lingettes
Parfums*	
• Fragrance mix I et II • *Myroxylon pereirae* • Aldéhyde cinnamique • Isœugénol • Hydroxycitronellal • Hydroxyisohexyl 3-cyclohexene carboldéhyde	Cosmétiques, parfums, papiers toilettes, lingettes, savons, après-rasages, produits d'hygiène

Caoutchoucs • Thiuram • Carba mix • Mercaptobenzothiazole • Latex	 Préservatifs, éponges contraceptives, pessaires, diaphragmes, cathéters
Véhicules, stabilisants, émollients et émulsifiants • Lanoline • Macrogol • Propylène glycol • Hexylène glycol • Sesquioléate de sorbitan • Stéarate de triéthanolamine • Huile de Jojoba	Crèmes, pommades, cosmétiques
Métaux • Dichromate de potassium • Nickel • Cobalt	
Substances végétales • *Arnica montana* • Jasmin • Oak moss • *Thymus vulgaris* • Huile de Jojoba	Serviettes hygiéniques
Autres allergènes • Textile dye mix • Disperse Blue 106/124 • Résines formaldéhydes • Paraphénylènediamine • Nonoxynol • Colophane	 Vêtements de sport, sous-vêtements Vêtements de sport Sous-vêtements noirs Préparation spermicides, lubrifiants, crèmes Rubans adhésifs, serviettes hygiéniques

* Les groupes d'allergènes les plus fréquemment identifiés sont signalés d'un astérisque.

RÉFÉRENCES

1. Bauer A, Rodiger C, Greif C, Kaatz M, Elsner P. Vulvar dermatoses – irritant and allergic contact dermatitis of the vulva. *Dermatology* 2005 ; 210 : 143-9.
2. Britz MB, Maibach HI. Human cutaneous vulvar reactivity to irritants. *Contact Dermatitis* 1979 ; 5 : 375-7.
3. Pichardo-Geisinger R. Atopic and contact dermatitis of the vulva. *Obstet Gynecol Clin North Am* 2017 ; 44 : 371-8.
4. Crone AM, Stewart EJ, Wojnarowska F, Powell SM. Aetiological factors in vulvar dermatitis. *J Eur Acad Dermatol Venereol* 2000 ; 14 : 181-6.
5. Al-Naimai F, Fleton S, William J. Patch testing for vulval symptoms: our experience with 282 patients. *Clin Exp Dermatol* 2014 ; 39 : 439-42.
6. Trivedi MK, Woodruff CM, Kornik R, Botto N. Patch testing in vulvar allergic contact dermatitis. *Dermatitis* 2018 ; 29 : 95-6.
7. Warshaw EM, Kimyon RS, Silverberg JI, *et al.* Evaluation of patch test findings in patients with anogenital dermatitis. *JAMA Dermatol* 2020 ; 156 : 85-91.

8. Warshaw EM, Furda LM, Maibach HI, *et al.* Anogenital dermatitis in patients referred for patch testing: retrospective analysis of cross-sectional data from the North American Contact Dermatitis Group, 1994-2004. *Arch Dermatol* 2008 ; 144 : 749-55.
9. Goldsmith PC, Rycroft RJ, White IR, Ridley CM, Neill SM, McFadden JP. Contact sensitivity in women with anogenital dermatoses. *Contact Dermatitis* 1997 ; 36 : 174-5.
10. Vermaat H, Smienk F, Rustmeyer T, Bruynzeel DP, Kirtschig G. Anogenital allergic contact dermatitis, the role of spices and flavour allergy. *Contact Dermatitis* 2008 ; 59 : 233-7.
11. Foote CA, Brady SP, Brady KL, Clark NS, Mercurio MG. Vulvar dermatitis from allergy to moist flushable wipes. *J Low Genit Tract Dis* 2014 ; 18 : E16-8.
12. Gilissen L, Schollaert I, Huygens S, Goossens A. Iatrogenic allergic contact dermatitis in the (peri)anal and genital area. *Contact Dermatitis* 2021 ; 84 : 431-8.
13. Marren P, Wojnarowska F, Powell S. Allergic contact dermatitis and vulvar dermatoses. *Br J Dermatol* 1992 ; 126 : 52-6.
14. Sand FL, Thomsen SF. Skin diseases of the vulva: eczematous diseases and contact urticaria. *J Obstet Gynaecol* 2018 ; 38 : 295-300.
15. Woodruff CM, Trivedi MK, Botto N, Kornik R. Allergic contact dermatitis of the vulva. *Dermatitis* 2018 ; 29 : 233-43.
16. Romita P, Foti C, Gullo G, Ambrogio F, Dimauro D, Calogiuri G. Genital allergic contact dermatitis in response to contact to thyme in a sanitary pad. *Contact Dermatitis* 2020 ; 82 : 169-70.
17. Preston A, Riemenschneider K, Guenther M, Cruz PD. Textile-induced vulvar and perianal dermatitis. *Contact Dermatitis* 2019 ; 81 : 66-7.
18. Salzano G, Galletta F, Caminiti L, *et al.* Vulvar contact dermatitis caused by sensitization to colophonium in a patient with type 1 diabetes. *Contact Dermatitis* 2021 ; 85 : 364-6.

M. Castelain[1], C. Leleu[2], F. Castelain[3], E. Collet[2]

1. 12, boulevard Franck, Marseille
2. Service de Dermatologie,
Hôpital François Mitterrand, CHU Dijon, Dijon
3. Service de Dermatologie, unité d'Allergologie,
CHU Besançon, Besançon

ECZÉMA DES PAUPIÈRES : CE QU'IL FAUT SAVOIR EN 2021

L'eczéma des paupières doit sa particularité à la finesse de la peau palpébrale, à son voisinage immédiat avec une muqueuse, la conjonctive, et à son exposition à l'air et aux mains. L'eczéma allergique de contact en est la cause principale, dont la prévalence est estimée entre 46 et 74 % [1, 2].

ASPECTS CLINIQUES

La finesse de la peau palpébrale rend la pénétration des allergènes plus aisée et facilite donc la création d'une allergie de contact. De ce fait, des allergies de contact pourront s'exprimer uniquement sur les paupières alors que l'application de l'allergène s'est faite à distance, par exemple sur le cuir chevelu, le visage ou les mains. Cette peau fine se laisse plus facilement distendre, donnant des aspects œdémateux, trop souvent interprétés comme un angiœdème, et source de fréquente prescription de corticoïdes systémiques dans les services d'urgences. Les vésicules sont rarement présentes sur les paupières mais plutôt situées en bordure des lésions palpébrales, voire à distance, et les puits de Devergie signant la rupture de ces vésicules confirment le diagnostic d'eczéma aigu. Dans l'allergie de contact, l'érythème serait plus prononcé et le prurit plus important que dans les autres causes, notamment irritatives. Des lésions à distance peuvent exister et mettre aussi sur la voie d'une étiologie, comme cela peut se voir avec les allergènes manuportés ou aéroportés (cosmétiques ou professionnels). On doit donc les rechercher systématiquement.

La dermatite atopique (DA) donne souvent des lésions chroniques palpébrales, et il est alors difficile de faire la distinction entre une dermite irritative, sur xérose, aggravée par le frottement et une véritable dermatite de contact. L'eczéma des paupières est fréquent dans la DA, même s'il n'est pas toujours possible de trouver un allergène en cause. Les lésions sont plutôt de type sec et finement squameux, le grattage entraîne fréquemment une lichénification. Une étude récente nord-américaine montre que les patients atteints d'eczéma des paupières, isolé ou non, sont plutôt des femmes de plus de 40 ans, volontiers atopiques [3].

Une atteinte conjonctivale liée aux aéroallergènes, IgE-dépendante, peut entraîner des lésions palpébrales avec une atteinte possible du rebord ciliaire (blépharite).

MÉCANISMES ET MODES DE SENSIBILISATION

Il s'agit avant tout d'une allergie de contact de type retardé faisant intervenir les lymphocytes T spécifiques d'allergènes. Mais la DA, les facteurs irritatifs, comme l'exposition à la pollution, aux intempéries, au soleil, et les allergies conjonctivales voisines, de type immédiat ou retardé, peuvent constituer des facteurs prédisposants ou aggravants. Plus rarement, il peut s'agir d'une dermite de contact aux protéines, c'est-à-dire de l'association de lésions d'hypersensibilité immédiate à un eczéma de contact de type immédiat après exposition à certaines protéines (telles que le latex, d'autres protéines végétales ou animales).

Les modes de sensibilisation au cours des eczémas de contact des paupières sont variés :

- l'allergène peut être appliqué directement sur la paupière, comme les cosmétiques palpébraux, faux cils et leur colle, produits de maquillage et démaquillants, allergènes médicamenteux ;
- l'allergène peut être appliqué à proximité, par exemple sur le visage, les cheveux, dans le nez qui communique avec les yeux grâce aux canaux lacrymaux. Les lésions associées seront alors soigneusement recherchées ;
- l'allergène peut souvent être véhiculé par les mains et donc manuporté. Tout ce qu'un patient touche ou s'applique sur les mains peut être en cause, comme les vernis à ongles et les résines pour onglerie, les crèmes pour les mains, tous les produits manipulés au travail ou pendant les loisirs, ce qui rend la liste très longue. Mais là encore, les mains ne touchent pas que les paupières, il faut donc rechercher des lésions à distance, par exemple au niveau du cou avec les vernis à ongles, les parfums, etc. ;
- l'allergène peut être en suspension dans l'air. C'est ce que l'on peut voir avec les isothiazolinones des peintures à l'eau et certains aéroallergènes. Dans ce dernier cas, l'atteinte muqueuse (conjonctivite, rhinite, asthme), éventuellement saisonnière associée, met sur la voie. Mais il peut aussi s'agir de particules projetées, par exemple par le ponçage (résines, bois), en milieu professionnel notamment ou lors du bricolage ;

- de façon anecdotique, il peut s'agir d'une allergie réactivée par l'administration systémique d'un allergène [4] injecté ou ingéré, qui avait auparavant par voie topique entraîné des lésions palpébrales (antibiotiques, bêtabloquants, etc.), et qui va entraîner des lésions tout d'abord là où les lymphocytes mémoire prédominent ;
- enfin, le patient peut ne pas être le « propriétaire » de l'allergène mais être allergique à un composant porté par son conjoint (cosmétique, parfum), ou qu'il administre à son conjoint (médicament) ou à un tiers. On parle d'allergie connubiale ou par procuration. L'interrogatoire dans ce cas n'est pas simple, c'est souvent le bilan allergologique lui-même qui met sur la voie.

ECZÉMA DES PAUPIÈRES : QUELS ALLERGÈNES ?

Deux groupes de patients se dégagent des grandes études épidémiologiques :

- le premier groupe concerne plutôt des femmes jeunes, volontiers atopiques, sensibilisées par l'intermédiaire de produits cosmétiques ;
- le second groupe concerne une population plus âgée, sans prédominance de genre, avec une prédominance d'allergie de contact à des produits médicamenteux d'usage local, notamment ophtalmologique [5].

Cosmétiques

De nombreux cosmétiques sont à l'origine d'eczémas des paupières, qu'ils soient appliqués directement ou à distance des zones atteintes (visage, cuir chevelu, mains). Les vernis à ongles en sont des exemples classiques, mais l'amélioration de leur composition a rendu cette cause plus rare. L'allergène était en général la résine toluène sulfonamide formaldéhyde mais les fabricants l'emploient de moins en moins. Des métaux comme le nickel peuvent être utilisés pour donner un aspect nacré. Les shampoings, conditionneurs, nettoyants pour visage, make-up démaquillants, mascara, peuvent être en cause [6].

Des allergies de contact aux acrylates (méthylacrylate, hydroxyéthyl-méthacrylate, colle cyanoacrylique) sont apparues du fait de la mode de l'onglerie artificielle. L'atteinte des paupières accompagne rarement l'utilisation des faux ongles, mais elle a été décrite [1]. Les lésions sont surtout situées dans la zone péri-unguéale. La plupart du temps, il s'agit d'une allergie dont souffrent les professionnels de l'onglerie et qui atteint plutôt les mains [7].

Les extensions de cils sont également très en vogue. Les cils (poils d'animaux ou synthétiques) sont fixés un par un sur les cils préexistants. Les colles sont des cyanoacrylates. Bien que non directement appliquées sur la peau, ces colles peuvent occasionner des eczémas de contact aigus des paupières [8].

Les mascaras sont à l'origine de phénomènes irritatifs dont les agents diffèrent selon qu'il s'agit de mascaras « waterproof » ou non. Ils entraînent également des eczémas de contact liés à la présence de nickel, de colophane ou d'autres allergènes : quaternium 22, shellac [9]. Les ombres et fards à paupières peuvent contenir des sels métalliques (nickel, chrome, cobalt), parfois à des concentrations non négligeables (jusqu'à 35 ppm) [10], et de la colophane. Le nickel des cosmétiques est néanmoins, en pratique, rarement en cause [11, 12], il peut en revanche être manuporté, ou exceptionnellement systémique (ingestion, injection).

Les crèmes, laits, lotions ou lingettes démaquillantes, spécifiquement destinés aux yeux ou aux soins du visage ont entraîné des épidémies d'allergie de contact par l'intermédiaire notamment des conservateurs tels que les isothiazolinones et des parfums. Les fonds de teint, parfums, cosmétiques capillaires ou des mains doivent systématiquement être suspectés dans le déclenchement d'un eczéma des paupières, même si le site d'application initial est indemne. Excipients, conservateurs, tensioactifs, produits capillaires (paraphénylènediamine [PPD], thioglycolates, etc.) sont des agents étiologiques potentiels. Les colorants à base de PPD ou paratoluènediamine utilisés de façon abusive pour les sourcils ou sur les cils peuvent provoquer des eczémas impressionnants atteignant aussi les paupières [13]. La cocamidopropylbétaïne, tensioactif entrant dans la composition de nombreux shampooings ou savons liquides, fut à l'origine de cas d'eczémas des paupières, mais sa purification en a réduit le risque allergénique. À titre anecdotique, signalons quelques cas de sensibilisation au nickel et au caoutchouc après utilisation intensive de pinces à épiler et d'incurvateurs de cils ainsi que d'eczémas aux adhésifs des faux cils.

Un cas de réaction d'hypersensibilité retardée au silicate d'alumine a été décrit au décours d'un tatouage du bord libre de la paupière, à visée cosmétique (reproduisant l'effet d'un eye-liner).

Dans l'étude nord-américaine [3], les allergènes le plus souvent en cause sont le nickel, le fragrance mix, la méthylisothiazolinone, le thiosulfate d'or, les baumes du Pérou, le carmin, le shellac, la diméthylaminopropylamine, l'oléamidopropyl diméthylamine et le thiomersal. Il existe néanmoins un doute quant à la pertinence des tests au thiosulfate d'or, parfois rapporté à l'or de l'alliance entrant en contact avec la paupière, et au thiomersal, volontiers irritatifs. Toutefois, des cas d'allergie ont été décrits à des implants (poids) en or placés au niveau de la paupière supérieure pour traiter des séquelles de paralysie faciale. L'hypersensibilité retardée est confirmée histologiquement et ne cède qu'à l'ablation du matériel [14].

L'utilisation plus fréquente de produits cosmétiques « faits maison », d'huiles essentielles et d'aromathérapie par diffuseurs devrait faire éclore des cas d'allergie du visage, notamment aéroportée avec atteinte des paupières, imitant une DA [15]. De même, on commence à voir apparaître des allergies de contact des paupières à la propolis.

Topiques médicamenteux à usage ophtalmologique

Collyres et pommades ophtalmiques

L'eczéma des paupières est toujours associé à une conjonctivite. L'allergène peut être le principe actif (antibiotiques, anti-inflammatoires non stéroïdiens, antiseptiques, antiviraux, mydriatiques, anesthésiques locaux, bêtabloquants, etc.) ou leurs excipients, tels que la lanoline [16], ou leurs conservateurs. Les conservateurs les plus fréquemment en cause étaient les ammoniums quaternaires (chlorure de benzalkonium, benzethonium et cetalkonium) et les dérivés mercuriels (thiomersal ou merthiolate, borate et nitrate de phénylmercure, mercurobutol), mais ils ont tendance à disparaître de la pharmacopée, du fait de leur effet délétère sur le film lacrymal [17], remplacés par les produits unidoses, sans conservateurs ou capturant ledit conservateur dans un bouchon approprié, ce sont les produits se terminant par « bak ». D'autres conservateurs, comme le métabisulfite de sodium, ou antiseptiques, comme la chlorhexidine ou les biguanides, peuvent aussi être à l'origine d'allergie de contact oculopalpébrale.

Les antibiotiques les plus en cause sont les aminoglucosides (néomycine, gentamycine) et la polymyxine. Il existe des réactions croisées entre différents aminosides, mais elles ne sont pas systématiques. D'autres antibiotiques, comme l'azithromycine peuvent être en cause, mais il faut noter le caractère volontiers irritant des collyres en contenant. Les autres antibiotiques sont peu utilisés dans les produits ophtalmologiques européens, en dehors de pommades contenant de l'acide fusidique. Les antiviraux locaux peuvent être exceptionnellement en cause.

Les produits tels que l'atropine, la pilocarpine ou les dérivés des catécholamines (épinéphrine, phényléphrine) sont responsables de phénomènes allergiques parfois violents, pour lesquels le diagnostic est alors relativement aisé ; ce n'est pas le cas avec les conservateurs qui donnent des symptômes beaucoup plus modérés à type d'irritation chronique des paupières et de la conjonctive.

Les collyres bêtabloquants (béfunolol, bétaxolol, cartéolol, lévobunolol, métipranolol, métoprolol, timolol, etc.), prescrits dans le traitement du glaucome chronique, sont à l'origine d'eczéma des paupières parfois sévère. Les malades peuvent être sensibilisés à plusieurs molécules dans cette classe thérapeutique. Il ne s'agirait pas d'une allergie croisée proprement dite mais d'une sensibilisation à un métabolite commun réactif (aldéhyde), susceptible de se comporter en haptène [18]. La substitution par une autre classe d'antiglaucomateux se discute avec l'ophtalmologiste. Les dérivés de la dorzolamide ont provoqué des réactions allergiques, mais semblent aussi capables de fréquentes réactions irritatives [19, 20]. Les médicaments de substitution tels que l'apraclonidine ne sont pas exempts de problèmes, mais il ne semble pas exister d'allergie croisée avec les autres alpha-2 adrénergiques.

Les collyres anesthésiants allergisants sont actuellement essentiellement représentés par les dérivés de la benzocaïne (novocaïne, procaïne).

Les produits injectés en intravitréen (anti-EGF) peuvent aussi provoquer un eczéma des paupières, de façon exceptionnelle, notamment par l'intermédiaire de la phényléphrine [21], mais plus que les anti-EGF, ce sont plutôt les produits utilisés autour du geste de l'injection qui peuvent être en cause, comme l'isobétadine, le métabisulfite de sodium, l'azithromycine [22].

Il existe quelques allergènes « pièges » à l'origine de sensibilisations rares, mais sources d'erreurs diagnostiques : corticoïdes, antihistaminiques locaux tels que le cromoglycate, le kétotifène, [23, 24], du fait de leur effet anti-inflammatoire local ou anti-allergique. On peut citer l'exemple du diclofénac [25]. Les corticoïdes sont des allergènes relativement fréquents et peu diagnostiqués [16].

Le passage systémique des collyres doit toujours être gardé en mémoire. L'utilisation de collyres peut provoquer des toxidermies ou aggraver une dermatose préexistante (ex. : psoriasis induits par des collyres anti-inflammatoires non stéroïdiens ou bêtabloquants). Par ailleurs, des patients sensibilisés par des topiques ophtalmologiques peuvent déclencher ultérieurement une toxidermie lors de la prise systémique de la même molécule, débutant parfois sur le siège de l'éruption princeps (ex. : collyres aminoglucosides).

Produits d'entretien pour lentilles de contact

Conjonctivites et eczémas des paupières sont plus volontiers notés chez les porteurs de lentilles souples que rigides. Les conservateurs et antiseptiques étaient souvent en cause (ammoniums quaternaires, chlorhexidine). Les produits récents en sont très souvent exempts et sont donc d'un usage beaucoup plus sûr. Un cas d'eczéma de contact au polyhexaméthylène biguanide (PHMB), conservateur de la famille des biguanides, a toutefois été rapporté, incitant à être vigilant vis-à-vis de ce nouvel allergène [26].

Autres allergènes

Ils sont extrêmement variés et dépendants de la profession, des hobbies, de l'exposition à des allergènes manuportés, aéroportés, connubiaux, systémiques, etc.

De nombreux allergènes sont en cause : végétaux, bois, caoutchoucs résines et colles, peintures, pesticides, antiseptiques et désinfectants, préparation industrielle ou hospitalière de médicaments (antibiotiques, neuroleptiques, inhibiteurs de la pompe à proton [27], lunettes de natation [28], etc.). Les isothiazolinones restent d'actualité. Si leur utilisation dans les cosmétiques et produits d'hygiène est en nette diminution, ils sont toujours présents en milieu industriel et dans les produits ménagers, et sont susceptibles d'induire des eczémas des paupières, de la face et du cou. Amsler *et al.* ont récemment rapporté 44 cas d'eczémas de contact aéroportés aux izothiazolinones contenus dans des peintures murales « grand public », survenant le plus souvent en dehors d'un contexte professionnel, parfois graves, touchant les voies respiratoires (22,5 %) et nécessitant une hospitalisation (9,1 %). La moitié seulement des peintures identifiées mentionnaient la présence d'isothiazolinones [29].

L'interrogatoire est l'élément essentiel du diagnostic. Il portera sur l'exposition professionnelle du patient, la protection et les mesures d'hygiène au travail, les activités sportives, le jardinage et le bricolage. Il sera également orienté par des indices topographiques, chronologiques et sur les traitements utilisés. C'est parfois la batterie standard qui met en évidence un allergène insoupçonné (comme un composant du caoutchouc [30]) qui oblige à reprendre l'interrogatoire centré sur l'allergène détecté.

Les aéroallergènes tels que les acariens, les pollens (ex. : cyprès en hiver en Provence, graminées, bouleau) ou les poils d'animaux, peuvent aussi provoquer des eczémas aéroportés.

ECZÉMA DES PAUPIÈRES : QUEL BILAN PROPOSER ?

Le diagnostic étiologique fait appel à un interrogatoire minutieux ainsi qu'à l'examen des produits apportés (étiquetage des cosmétiques, des topiques médicamenteux et fiches de sécurité des produits industriels) qui orientent le choix des patch-tests.

Comment tester ?

La technique des patch-tests est la méthode de référence dans l'exploration des eczémas des paupières. La pertinence d'un patch-test positif doit être évaluée, ce qui n'est pas toujours facile au cours des eczémas des paupières. Les patch-tests à certains allergènes comme le thiomersal ou les sels d'or par exemple sont d'interprétation difficile.

Les tests semi-ouverts sont utiles pour les produits rincés (shampooings, savons, etc.). Leur réalisation est simple et permet de contourner l'obligation de dilution qu'impose un patch-test classique. Ils doivent aussi être utilisés pour explorer les allergies à des cosmétiques irritants comme les mascaras ou les vernis à ongles. Toutefois, les patch-tests peuvent être pris en défaut et doivent donc être complétés par des techniques alternatives. Les patch-tests dans l'exploration des collyres ou topiques ophtalmologiques sont souvent décevants. Alors qu'un topique médicamenteux est fortement suspecté, il est fréquent d'observer un patch-test négatif ou faiblement positif car l'allergène en cause est en faible concentration dans ce topique. Dans ce cas, les tests d'applications répétés (ROAT) permettent de redresser le diagnostic. Ils peuvent facilement être proposés par le dermatologue et l'allergologue dès la première consultation. En cas de positivité, ils seront complétés par l'exploration des ingrédients séparés. Une alternative est la réalisation d'un patch-test utilisant une autre forme galénique du principe actif du topique médicamenteux ophtalmologique : c'est par exemple le cas des collyres antibiotiques pour lesquels la forme orale ou injectable de l'antibiotique pourra être appliquée en patch-test (ex. : azithromycine cp. 250 mg, 30 % vaseline). Enfin, certains auteurs proposent de rendre la méthode du patch-test plus « sensible » en favorisant la pénétration des allergènes dans le peau (la peau du dos est plus épaisse que celle des paupières), en faisant par exemple des stripping patch-tests (abrasion de la couche cornée avant la pose des tests), ou à augmenter les concentrations d'allergènes suspects, mais ceci ajoute des manipulations, facteurs de biais et d'erreurs.

Les prick-tests aux aéroallergènes permettent de conforter le diagnostic d'atopie. Ils permettent également d'explorer les dermatites de contact aux protéines.

Que faut-il tester ?

Plutôt que d'utiliser de véritables plateaux de tests ophtalmologiques (conservateurs, bêtabloquants, mydriatiques, antibiotiques, antiviraux, antihistaminiques, anesthésiques, antiseptiques, etc. [31]), lourds à mettre en œuvre, peu adaptés à l'usage courant et exposant à des allergènes souvent inconnus du patient, il semble plus pertinent de tester les produits de base (batterie standard européenne, ajouts systématiques Gerda, chlorure de benzalkonium), auxquels on rajoute les produits utilisés par le patient, à usage local sans oublier les produits aéroportés (sprays) ou manuportés (vernis à ongles, allergènes industriels, etc.). Certains conseillent d'élargir la batterie des parfums testés pour ne pas perdre un tiers des cas des allergies aux parfums responsables d'eczéma des paupières [32].

En 2018, Assier et le groupe dermato-allergologie de contact de la Société française de dermatologie rapportent une série prospective de 264 eczémas des paupières (238 femmes et 26 hommes) [33]. Les tests cutanés comportaient une batterie standard européenne, les ajouts français, une « batterie paupières » assez large élaborée par le groupe, les produits apportés par les patients testés en patch-tests ou en tests semi-ouverts, parfois complétés par des ROAT. Les tests étaient positifs chez 167 patients avec au total 322 patch-tests positifs. Les auteurs retiennent une pertinence des tests chez 84 malades. Ces tests pertinents se trouvaient en grande majorité dans la batterie standard et les produits apportés. Seuls 4 malades avaient des tests positifs et pertinents détectés par la « batterie paupières ». Les allergènes les plus fréquents étaient les isothiazolinones et les marqueurs des parfums. Les auteurs concluent à l'inutilité d'une « batterie paupières » et insistent sur l'intérêt des tests avec les produits apportés par les patients en associant patch-tests conventionnels et techniques alternatives aux patch-tests (tests semi-ouverts et ROAT) [33].

PRINCIPAUX DIAGNOSTICS DIFFÉRENTIELS

Des eczémas de contact des paupières sont rappelés dans le *tableau I* [2, 34].

Tableau I. Principaux diagnostics différentiels des eczémas des paupières.

Diagnostic différentiel	Caractéristiques
Urticaire profonde (œdème de Quincke, angiœdème)	Caractère aigu de l'éruption Prurit absent ou discret Régression rapide (< 12 h) sans séquelles Parfois urticaire à distance, absence de vésicules et de desquamation
Dermatite atopique	Antécédents familiaux et/ou personnels d'atopie (asthme, rhinite allergique, etc.) Début dans la petite enfance Autres signes cliniques de dermatite atopique
Rosacée	Rosacée oculaire : blépharite, conjonctivite et syndrome sec Association à une rosacée cutanée : • flushes (stade 1) • érythème télangiectasique centrofacial, couperose (stade 2) • papulopustules (stade 3) • rhinophyma et hyperplasie sébacée (stade 4)
Dermite séborrhéique	Plaques érythématosquameuses recouvertes de squames grasses Ailes du nez, sillons nasogéniens, sourcils, glabelle, lisière du cuir chevelu
Psoriasis	Antécédents personnels ou familiaux de psoriasis Lésions érythématosquameuses bien limitées Autres localisations caractéristiques : coudes, genoux, ombilic, lombes, conduits auditifs externes, cuir chevelu, ongles
Dermatopolymyosite	Érythème lilacé des paupières et du dos des mains Œdème palpébral Atteinte musculaire confirmée par la biopsie Anomalies biologiques musculaires et immunologiques
Plus rarement	Lupus Lymphome T cutané Infections (absence de douleur et de signes inflammatoires)

CONCLUSION

L'eczéma des paupières est un motif fréquent de consultation et ses étiologies sont variées. L'association à une conjonctivite fait évoquer en priorité une cause locale (topiques médicamenteux). Les eczémas liés aux applications à distance du ou des allergène(s), aéroporté(s) ou manuporté(s), ne sont pas rares et doivent systématiquement être évoqués. Si le patch-test reste la méthode de référence, le test semi-ouvert et le ROAT s'avèrent indispensables à l'exploration allergologique. Enfin, une « batterie paupières » systématique apparaît désormais peu rentable, et des tests ciblés sur les produits apportés par le malade et leurs composants permettent de manière optimale d'aboutir au diagnostic et donc à des mesures d'éviction.

RÉFÉRENCES

1. Moreira J, Gonçalves R, Coelho P, Maio T. Eyelid Dermatitis Caused by Allergic Contact to Acrylates in Artificial Nails. *Dermatol Reports* 2017 ; 9 : 7198.
2. Collet E, Castelain M. Dermatites de contact des paupières. *Ann Dermatol Venereol* 2002 ; 129 : 928-30.
3. Warshaw EM, Voller LM, Maibach HI, *et al.* Eyelid dermatitis in patients referred for patch testing: Retrospective analysis of North American Contact Dermatitis Group data, 1994-2016. *J Am Acad Dermatol* 2021 ; 84 : 953-64.
4. Reeder M, Atwater AR. Systemic contact dermatitis: sometimes it is the food. *Cutis* 2019 ; 104 : 337-40.
5. Landeck L, John SM, Geier J. Periorbital dermatitis in 4779 patients-patch test results during a 10-year period. *Contact Dermatitis* 2014 ; 70 : 205-12.
6. Zirwas MJ. Contact Dermatitis to Cosmetics. *Clin Rev Allergy Immunol* 2019 ; 56 : 119-28.
7. Gonçalo M, Pinho A, Agner T, *et al.* Allergic contact dermatitis caused by nail acrylates in Europe. An EECDRG study. *Contact Dermatitis* 2018 ; 78 : 254-60.
8. Voller LM, Warshaw EM. Acrylates: new sources and new allergens. *Clin Exp Dermatol* 2020 ; 45 : 277-83.
9. Le Coz CJ, Leclere JM, Arnoult E, *et al.* The members of Revidal-Gerda. Allergic contact dermatitis from shellac in mascara. *Contact Dermatitis* 2002 ; 46 : 149-52.
10. Oh JE, Lee HJ, Choi YW, *et al.* Metal allergy in eyelid dermatitis and the evaluation of metal contents in eye shadows. *J Eur Acad Dermatol Venereol* 2016 ; 30 : 1518-21.
11. Borghi A, Corazza M, Maietti E, *et al.* Eyelid Dermatitis and Contact Sensitization to Nickel: Results from an Italian Multi-Centric Observational Study. *Endocr Metab Immune Disord Drug Targets* 2019 ; 19 : 38-45.
12. Thyssen JP, Linneberg U, Menne T, *et al.* No association between nickel allergy and reporting cosmetic dermatitis from mascara or eye shadow : a cross-sectional general population study. *J Eur Acad Dermatol Venereol* 2010 ; 24 : 722-5.
13. Ali L, Foulds JS, Ghaffar SA. Severe eyelid allergic contact dermatitis secondary to eyelash tint: two case reports. *Contact Dermatitis* 2017 ; 77 : 59-60.
14. Kilduff CLS, Casswell EJ, Imonikhe R, Marjanovic B. Type IV Hypersensitivity to Gold Weight Upper-Eyelid Implant: Case Report and Review of the Literature. *Ocul Immunol Inflamm* 2018 ; 26 : 910-4.
15. Sergoynne L, Mertens M, Dendooven E, *et al.* Allergic contact dermatitis, mimicking atopic dermatitis, associated with the use of essential oils in "home-made" cosmetics and aromatherapy diffusers. *Contact Dermatitis* 2020 ; 83 : 311-3.
16. Gilissen L, De Decker L, Hulshagen T, Goossens A. Allergic contact dermatitis caused by topical ophthalmic medications : Keep an eye on it ! *Contact Dermatitis* 2019 ; 80 : 291-7.
17. Baudouin C, Labbé A, Liang H, *et al.* Preservatives in eyedrops: the good, the bad and the ugly. *Prog Retin Eye Res* 2010 ; 29 : 312-34.
18. Giodarno-Labadie F, Lepoittevin JP, Calix I, Bazex J. Allergie de contact aux bêtabloqueurs des collyres : allergie croisée ? *Ann Dermatol Venereol* 1997 ; 124 : 322-4.
19. Lee SJ, Kim M. Allergic contact dermatitis caused by dorzolamide eyedrops. *Clin Ophthalmol* 2015 ; 9 : 575-7.
20. Mitsuyama S, Abe F, Higuchi T. Allergic contact dermatitis due to dorzolamide eyedrops. *Contact Dermatitis* 2021 ; 84 : 58-9.
21. Veramme J, de Zaeytijd J, Lambert J, Lapeere H. Contact dermatitis in patients undergoing serial intravitreal injections. *Contact Dermatitis* 2016 ; 74 : 18-21.
22. De Risi-Pugliese T, Amsler E, Collet E, *et al.* Eyelid allergic contact dermatitis after intravitreal injections of anti-vascular endothelial growth factor: What is the culprit? A report of 3 cases. *Contact Dermatitis* 2018 ; 79 : 103-4.
23. Aschenbeck KA, Warshaw EM. Periorbital Allergic Contact Dermatitis Due to Ketotifen. *Dermatitis* 2017 ; 28 : 164-5.
24. Kim JH, Kim HJ, Kim SW. Allergic contact dermatitis of both eyes caused by alcaftadine 0.25%: a case report. *BMC Ophthalmol* 2019 ; 19 : 158.

25. Miyazato H, Yamaguchi S, Taira K, *et al.* Allergic contact dermatitis due to diclofenac sodium in eye drops. *J Dermatol* 2011 ; 38 : 276-9.
26. Aerts O, Smeets J, Andriaenssens K, *et al.* Contact allergy to biguanides might explain cases of unresolved eyelid dermatitis. *J Eur Acad Dermatol Venereol* 2015 ; 29 : 2051-65.
27. DeKoven JG, Yu AM. Occupational Airborne Contact Dermatitis From Proton Pump Inhibitors. *Dermatitis* 2015 ; 26 : 287-90.
28. Tonelli SE, Goldminz AM. Allergic Contact Dermatitis of the Eyelids: Swimming Past Goggle Dermatitis. *Dermatitis* 2020 ; 31 : e12-e13.
29. Amsler E, Aerts O, Raison-Peyron N, *et al.* Airborne allergic contact dermatitis caused by isothiazolinones in water-based paints : a retrospective study of 44 cases. *Contact Dermatitis* 2017 ; 77 : 163-70.
30. Giorgini S, Martinelli C, D'Erme AM, Lotti TM. A case of airborne allergic contact dermatitis by rubber additives. *G Ital Dermatol Venereol* 2010 ; 145 : 133-4.
31. Mughal AA, Kalavala M. Contact dermatitis to ophthalmic solutions. *Clin Exp Dermatol* 2012 ; 37 : 593-7.
32. Wenk KS, Ehrlich A. Fragrance series testing in eyelid dermatitis. *Dermatitis* 2012 ; 23 : 22-6.
33. Assier H, Tetart F, Avenel-Audran M, *et al.* Is a specific eyelid patch test series useful? Results of a French prospective study. *Contact Dermatitis* 2018 ; 79 : 157-61.
34. Hirji SH, Maeng MM, Tran AQ, *et al.* Cutaneous T-cell lymphoma of the eyelid masquerading as dermatitis. *Orbit* 2021 ; 40 : 75-8.

J.-L. Bourrain

Allergologie et dermato-allergologie,
CHU de Montpellier, Montpellier

PETITES ERREURS SÉMANTIQUES ET LEURS CONSÉQUENCES

« Les voici qui forment un seul peuple et ont tous une même langue, et voilà ce qu'ils ont entrepris ! », Genèse 11.1-9

SÉMANTIQUE DANS LA PRATIQUE MÉDICALE

Avoir un langage commun est un prérequis nécessaire à la création d'un savoir et à sa transmission. La dermatologie en tant que discipline est née en particulier grâce à Willan et Bateman qui ont créé une terminologie sémiologique [1-3]. À partir de cette époque, on a eu « un parler et un écrit dermatologiques » compréhensibles entre praticiens contemporains ou distants de plusieurs siècles.

Classiquement, le monde médical est réputé utiliser une terminologie d'environ 15 000 à 20 000 mots [4]. Cependant, le dictionnaire actuel de l'Académie de médecine comporte plus de 64 000 entrées [5]. En allergologie, et particulièrement en dermato-allergologie, il faut ajouter de nombreux termes de chimie et de dénominations végétales et animales, ce qui complexifie encore davantage cette problématique.

L'étude de la terminologie médicale est principalement destinée à la formation du personnel soignant, des secrétaires et des traducteurs qui sont à l'écoute du langage médical et qui doivent soit le transcrire, soit l'appliquer techniquement. Cette terminologie enseignée de 20 000 termes n'est pas exhaustive, elle constitue la base d'un langage médical commun plus ou moins ancien. Elle se limite aux termes techniques qui ne sont pas maîtrisés du grand public et qui sont nécessaires pour une bonne compréhension entre intervenants du monde de la santé [4, 6].

Il y a encore quelques lustres, les étudiants en médecine achetaient pour la plupart, au début de leurs études, un dictionnaire des termes médicaux en édition papier qui les accompagnait tout au long de leur carrière [7]. Mais depuis 50 ans, la médecine évolue à un autre rythme, les nouvelles techniques se sont multipliées, une nouvelle pharmacopée est apparue reposant sur des médicaments biologiques dont les noms en DCI reposent sur des règles étymologiques précises [8]. Des « hyperspécialistes » sont apparus pour maîtriser la physiopathologie de quelques maladies et leurs prises en charge. L'usage d'un dictionnaire papier peu évolutif est devenu progressivement obsolète, les mots naissent au gré des publications et de leur traduction, des habitudes de services ou du choix de quelques-uns. Les sources de définitions accessibles par tous sur Internet sont multiples et variables. Les erreurs et approximations sont répétées ou recopiées et largement diffusées.

Parallèlement la communication médicale a changé, elle est devenue une part importante de la charge de travail des médecins [9]. Elle s'est modifiée en quantité mais aussi en qualité, car les mêmes courriers médicaux sont maintenant partagés par des lecteurs qui n'ont pas la même sémantique médicale : l'hyperspécialiste, le spécialiste, le non-spécialiste et le patient, voire d'autres intervenants [10, 11]. La communication a pris une telle place dans notre pratique que les défauts de communication sont impliqués dans 60 % des erreurs médicales [12, 13]. Savoir utiliser une sémantique correcte et comprise par les différents intervenants n'est donc pas un gadget superflu mais bien une nécessité du quotidien [14, 15].

QUELQUES EXEMPLES ET LEURS CONSÉQUENCES

Parfois ce ne sont que des accommodements sans grande conséquence : « bilanter » n'existe pas, pour respecter son étymologie, il faudrait alors utiliser le verbe « bilaner » qui n'existe pas plus mais serait plus correct. L'expression « au niveau de » signifie « à la même hauteur que », son usage est pourtant extrêmement courant dans les courriers et observations médicales pour remplacer ou compléter une préposition tout à fait suffisante à elle seule. Cette expression peut donc être le plus souvent supprimée sans perte de sens. Pour rassurer le patient, on l'adresse pour « bilan complet » ou, plus rarement, exhaustif. Fait-on habituellement des bilans incomplets ? On n'est pas loin de la théorie du complot... Mais d'ailleurs où doit-on s'arrêter pour être complet ?

L'inflation est partout, y compris dans nos expressions linguistiques. Dans les services d'urgences, presque toutes les urticaires sont des urticaires géantes, alors que cette dénomination inventée par Milton en 1876 concernait des angiœdèmes récidivants qu'il rapprochait de l'urticaire, tout en les dissociant de l'accident aigu lié à un aliment agissant, tel un poison [16]. Il ne connaît pas l'anaphylaxie, mais la description qu'il en fait est assez claire.

Il règne d'ailleurs autour de l'urticaire un grand flou dans son utilisation. Cela commence par son genre, féminin, que beaucoup semblent ignorer mais aussi par sa signification, ce terme est tellement galvaudé que pour retenir ce diagnostic, il faut absolument vérifier que les critères de sa définition sont présents. Une urticaire est une éruption maculopapuleuse prurigineuse labile, tout ce qui ne respecte pas cette définition n'est pas de l'urticaire. Cela a des conséquences importantes dans le choix des tests allergologiques qui seront réalisés si une allergie est suspectée [17]. Les éosinophilémies (augmentation du taux d'éosinophiles) sont devenues par facilité des éosinophilies, puis, par inflation, des hyperéosinophilies, probablement par un glissement à partir du syndrome hyperéosinophilique [7]. Là l'Académie de médecine s'est adaptée : l'éosinophilie correspond à la définition « *augmentation à plus de 500/mm*^{3} *du nombre des granulocytes éosinophiles circulants* » et l'hyperéosinophilie sanguine à « *augmentation du nombre des éosinophiles sanguins supérieur à 0,5 x* 10^9*/L, confirmée à plusieurs examens* », la subtilité est fine. Mais cela n'a dans ce cas pas beaucoup de conséquences.

Il peut en être différemment avec des termes ou des expressions couramment utilisées dans notre domaine dermato-allergologique. Le terme de « latex » a une origine étymologique latine qui signifie « liqueur ». Un « latex » dans sa définition moderne est un « suc végétal produit par certaines plantes comme l'hévéa, le figuier, le pavot, etc. », c'est-à-dire une émulsion aqueuse naturelle. Par extension, les émulsions aqueuses synthétiques peuvent également être dénommées « latex ». Parler d'allergie au latex, ou même au latex naturel, sous-entend qu'il pourrait y avoir des sensibilisations croisées entre ces différentes émulsions, ce qui n'est pas le cas. L'allergie dans ce cas concerne les protéines d'*Hevea brasiliensis* et les sensibilisations croisées des espèces apparentées qu'elles soient présentes dans un latex ou non [18]. Il serait donc important que les médecins, lorsqu'ils parlent de ce type d'allergie, spécifient systématiquement allergie au latex d'hévéa ou à des protéines d'hévéa. Les avancées de l'allergologie moléculaire apportent régulièrement de nouveaux termes plus précis et plus justes [19].

Les végétaux ont souvent plusieurs dénominations vernaculaires qui peuvent également être préjudiciables pour les patients, le soja en est un bon exemple. Les pousses de soja et certains sojas verts correspondent au haricot mungo sans lien avec le soja jaune, le soja à graines noires et les sojas à graines vertes correspondent à *Glycine max* [20]. Il est donc important de toujours spécifier les noms scientifiques pour les végétaux. Cela est également vrai pour les arthropodes piqueurs ou mordeurs.

En allergies médicamenteuses, certaines expressions et certains termes génériques peuvent également être responsables d'erreurs, car imprécis et véhiculant une image de risque ou de sévérité. Pour l'Académie de médecine, les sulfamides restent des médicaments antibactériens exposant à des effets secondaires graves et contre-indiqués en cas d'antécédent d'hypersensibilité. Mais plusieurs autres familles comportent des molécules ayant un radical chimique sulfamidé (antidiabétiques, diurétiques, etc.). Marquer sur une carte d'allergie remise au patient « allergie aux sulfamides » est trop imprécis et entraîne une perte de chance pour le patient en le privant de molécules utiles probablement tolérées. Il existe en revanche des sensibilisations croisées entre les antibiotiques sulfamidés et la sulfasalazine [21, 22]. Il en est de même pour la spécification « allergie aux ammoniums quaternaires », qui n'est qu'un fourre-tout allant du test faussement positif avec un produit ménager à de vraies allergies à des curares, et qui ne reflète donc en rien les risques encourus et les précautions à prendre. La carte d'allergie qui est souvent la conclusion d'une exploration allergologique est destinée à être lue et comprise par des non-spécialistes qui, s'ils sont soignants, sont en partie ignorants de l'histoire du patient. Elle ne doit pas aboutir à des évictions préjudiciables de molécules pour lesquelles le patient n'a pas plus de risque que la population générale.

D'autres termes peuvent être interprétés par les médecins ou les médecins non spécialistes de dermato-allergologie, cela nécessite d'être précis dans les explications et les comptes-rendus que nous donnons [9]. Les parahydroxybenzoates deviennent des benzoates. L'« allergie en para » est incompréhensible. Les noms chimiques mystérieux. Pour tout ce qui concerne les noms des substances utilisées dans les cosmétiques, les spécifier en code INCI sera ce qui est le plus utile en pratique pour le patient [23].

L'expression « œdème de Quincke » est connue de tout le monde. Elle est associée dans l'inconscient collectif à une topographie laryngée, à la notion d'allergie et à un risque de mort en cas de récidive. Heinrich Quincke n'est pourtant pas le premier descripteur des angiœdèmes, et lorsque l'on arrive à lire sa publication, pas de mort, pas d'allergie, mais une belle description d'angiœdèmes récidivants qu'il rapproche de l'urticaire [24]... Cette expression doit donc être bannie, elle biaise la prise en charge des patients. L'angoisse qu'elle véhicule est telle que dès qu'une personne dit sentir qu'elle gonfle dans la gorge ou étouffe, des décisions thérapeutiques non dénuées de risque (adrénaline) sont prises, souvent sans examen clinique objectif. En cas de vrai angiœdème, les mécanismes peuvent être divers (histaminiques allergiques ou non, bradykiniques), et les diagnostics différentiels sont variés. L'angiœdème laryngé isolé de cause allergique m'apparaît être tout à fait exceptionnel.

Le classique « allergie à l'iode » utilisé, car écrire produit de contraste iodé est trop long, est également un abus de langage fréquent en allergologie. Il peut paraître anodin, mais ces petits glissements d'expression peuvent avoir des conséquences lourdes et irrémédiables lorsque cela aboutit, pour éviter un antiseptique iodé, à l'injection accidentelle de chlorhexidine en intrathécale [25]...

Parmi les sources d'erreurs médicales, l'utilisation d'abréviations à une bonne place. Elles devraient être évitées le plus souvent possible, car non seulement elles sont source immédiate d'erreurs, mais elles évoluent dans le temps et risquent de rendre un dossier difficilement compréhensible. Plusieurs publications listent des abréviations à risque, par ressemblance et parce qu'une lettre mal rédigée peut complètement changer leur signification. Mais ces publications n'ont pratiquement d'intérêt que dans leur langue d'écriture [14, 26, 27].

DES COMPTES-RENDUS ÉCRITS POUR ÊTRE LUS ET COMPRIS

Nos comptes-rendus doivent être compris par des lecteurs ayant des connaissances médicales différentes, mais ils doivent également être compréhensibles et interprétables dans le temps, c'est-à-dire plusieurs années après. Il est important, en particulier pour ce qui concerne les allergies médicamenteuses, d'y trouver les éléments permettant de refaire le diagnostic, la description sémiologique et la chronologie. Tout ce qui peut être quantifié doit l'être. L'utilisation sans unité de temps des termes « rapide » ou « lent » n'apporte pas d'information utile, cela ne traduit qu'une impression. Préciser si la durée est en minutes, jours, semaines voire plus, donne au contraire une information utile au raisonnement médical.

L'expression « suite à la prise » induit de façon subjective un lien de cause à effet, souvent uniquement hypothétique et non prouvé. Un « œdème de Quincke » guéri en 5 minutes « suite à » une prise de corticoïdes, peut légitimement faire douter de la réalité de l'œdème.

De la même façon, pour la topographie, la jambe n'est pas l'ensemble du membre inférieur et le bras n'est qu'une partie du membre supérieur. C'est à faire préciser lors de l'interrogatoire des patients et dans nos comptes-rendus en respectant les dénominations anatomiques [28].

Toujours pour être évaluables en dehors de leur contexte, les résultats des tests allergologiques doivent être spécifiés en fonction de leurs codes de lecture : nomenclature EECDRG pour les épidermotests (*Tableau I*), millimètres pour les prick-tests en précisant la taille des témoins, millimètres de la papule pour les IDR en précisant la taille de la papule injectée. Le délai de lecture par rapport à la réalisation du test doit être précisé.

Tableau I. Lecture des épidermotests (d'après Wilkinson [29]).

Score	Description	Interprétation
-		Test négatif
?-	Léger érythème homogène non infiltré	Test douteux
+	Érythème infiltré avec papules	Test légèrement positif
++	Érythème infiltré avec papules et discrètes vésicules	Test fortement positif
+++	Vésicules coalescentes, ou bulle, ou exulcération	Test extrêmement positif
IR	Érythème bien limité au test (peut aller jusqu'à la bulle ou à l'exulcération)	Test irritatif
NT		Non testé

ÉPILOGUE

La première difficulté sémantique reste tout de même le sens même du mot allergie qui, pour nos patients et pour bon nombre de nos collègues non allergologues, est resté au sens premier de « réagir autrement », là où nous voyons une réaction immunologique spécifique d'une molécule exogène. Le chemin risque d'être donc encore long et semé d'allergiques à tout, d'urticaires certainement allergiques, d'antihistaminiques qui ne sont ni des anti-allergiques, ni des antiprurigineux mais bien des antihistaminiques...

RÉFÉRENCES

1. Willan R. *On Cutaneous Diseases*. London, 1808.
2. Bateman T. *A practical synopsis of cutaneous diseases, according to the arrangement of Dr Willan, exhibiting a concise view of the diagnostic symptoms and the method of treatment*. Philadelphia : Collins & Croft, 1818.
3. Tilles G, Wallach D. Histoire de la nosologie en dermatologie [The history of nosology in dermatology]. *Ann Dermatol Venereol* 1989 ; 116 : 9-26.
4. Thieulle J. *Pratiques du mot médical*, 4e ed. Rueil-Malmaison : Lamarre, 2009.
5. Le vocabulaire médical du XXIe siècle. Académie nationale de médecine : https://dictionnaire.academie-medecine.fr/
6. Vocabulaire de la santé et de la médecine. Ministère de la Culture : https://www.culture.gouv.fr/Sites-thematiques/Langue-francaise-et-langues-de-France/Politiques-de-la-langue/Developper-et-enrichir-la-langue-francaise/FranceTerme/Vocabulaire-de-la-sante-et-de-la-medecine
7. Garnier M, Delamarre V. *Dictionnaire des termes techniques de médecine*, 20e édition. Paris : Maloine, 1980.
8. Robertson JS, Chui WK, Genazzani AA, *et al.* The INN global nomenclature of biological medicines: A continuous challenge. *Biologicals* 2019 ; 60 : 15-23.
9. *La communication dans la médecine au quotidien, un guide pratique*, 2e édition. Académie suisse des sciences médicales. Berne : Maison des académies, 2019.
10. Windle T, McClay JC, Windle JR. The impact of domain knowledge on structured data collection and templated note design. *Appl Clin Inform* 2013 ; 4 : 317-30.
11. Patrick TB, Monga HK, Sievert ME, Houston Hall J, Longo DR. Evaluation of controlled vocabulary resources for development of a consumer entry vocabulary for diabetes. *J Med Internet Res* 2001 ; 3 : E24.
12. Gong Y, Zhu M, Li J, Turley JP, Zhang J. Clinical communication ontology for medical errors. *Stud Health Technol Inform* 2007 ; 129 (Pt 2) : 1007-11.
13. Lutfey KE, Freese J. Ambiguities of chronic illness management and challenges to the medical error paradigm. *Soc Sci Med* 2007 ; 64 : 314-25.
14. Patel J, Otto E, Taylor JS, *et al.* Patient safety in dermatology: a ten-year update. *Dermatol Online J* 2021 ; 27 : 1-35.
15. Gany FM, Gonzalez CJ, Basu G, *et al.* Reducing clinical errors in cancer education: interpreter training. *J Cancer Educ* 2010 ; 25 : 560-4.
16. Milton JL. On Giant Urticaria. *Edinb Med J* 1876 ; 22 : 513-26.
17. Bourrain JL. Choix d'un test allergologique. *In :* Gerda, éd. *Progrès en Dermato-Allergologie*, Dijon. Montrouge : John Libbey Eurotext, 2002 : 199-208.
18. Bourrain JL. Hevea brasiliensis Rather Than Latex. *J Investig Allergol Clin Immunol* 2016 ; 26 : 278.
19. Matricardi PM, Kleine-Tebbe J, Hoffmann HJ, *et al.* EAACI Molecular Allergology User's Guide. *Pediatr Allergy Immunol* 2016 ; 27 (Suppl. 23) : 1-250.
20. Soja. Wikipedia : https://fr.wikipedia.org/wiki/Soja

21. Bourrain JL. Toxidermies. *Ann Dermatol Venereol* 2019 ; 146 : 740-55.
22. Jandus P, Harr T. Allergie aux sulfamides et réactivité croisée. *Rev Med Suisse* 2013 ; 9 : 798-802.
23. CosIng. European Commission : https://ec.europa.eu/growth/tools-databases/cosing/
24. Quincke H. Über akutes umschriebenes Hautödem. *Monatsh Prakt Derm* 1882 ; 1 : 129-31.
25. Erreur d'administration par injection intrathécale au lieu de la voie intraveineuse. Omedit centre : http://www.omedit-centre.fr/intrathecale_web_web/co/3_anesth.html
26. Mondaca-Gómez K, Febré Vergara N. Uso de abreviaturas inseguras en la prescripción médica y errores de medicación : una revisión narrativa. *Rev Med Chil* 2020 ; 148 : 842-8.
27. Rapport : Retour d'expérience sur les évènements indésirables graves associés à des soins (EIGS). HAS : https://www.has-sante.fr/upload/docs/application/pdf/2020-12/2020-12-10-rapport-annuel-eigs_vd.pdf
28. Kenneweg KA, Halpern AC, Chalmers RJG, Soyer HP, Weichenthal M, Molenda MA. Developing an international standard for the classification of surface anatomic location for use in clinical practice and epidemiologic research. *J Am Acad Dermatol* 2019 ; 80 : 1564-84.
29. Wilkinson DS, Fregert S, Magnusson B, *et al.* Terminology of contact dermatitis. *Acta Derm Venereol* 1970 ; 50 : 287-92.

J.-P. Lepoittevin

Laboratoire de Dermatochimie,
Institut de Chimie, Université de Strasbourg, Strasbourg

ALLERGIES CROISÉES : DE QUOI PARLE-T-ON ?

Avec l'utilisation de la batterie standard et des différentes batteries spécialisées, il n'est pas rare d'observer simultanément des tests positifs à plusieurs substances. Ces tests positifs concomitants, pas nécessairement liés à la dermatite allergique de contact à l'origine de l'investigation, posent parfois des problèmes d'interprétation et de pertinence clinique.

Un examen rapide de la littérature scientifique montre que le concept « d'allergie croisée » est très largement utilisé dans ces situations « incertaines », car il permet de « trouver » une pertinence pour un test positif alors que le patient pense ne jamais avoir été en contact avec cette substance.

Si le concept d'allergie croisée repose sur un certain nombre de bases chimiques et physiopathologiques, la mise en évidence d'une réaction en allergie croisée est souvent difficile, et ce concept doit être manié avec beaucoup de précaution.

BASES CHIMIQUES ET PHYSIOPATHOLOGIQUES DES RÉACTIONS EN ALLERGIE CROISÉE

Le déclenchement d'une dermatite allergique de contact découle d'un long processus faisant intervenir de nombreux acteurs et étapes. Une étape clé va être la stimulation de sous-populations lymphocytaires, préalablement activées lors du processus de sensibilisation, par un ou des peptides issus de protéines chimiquement modifiées par l'allergène [1]. Ce processus de stimulation fait intervenir la « reconnaissance », par un récepteur protéique porté par le lymphocyte, d'un peptide modifié présenté par une molécule du complexe majeur d'histocompatibilité. Cette « reconnaissance », qui fait intervenir trois acteurs, met en jeu des interactions non-covalentes de faible énergie [2], et présente une certaine variabilité qui permet à des allergènes de structures très voisines d'activer le même récepteur lymphocytaire.

Pour observer une réaction en allergie croisée, il faut donc remplir deux conditions : modifier les protéines de façon similaire (similitude chimique) et former un adduit de structure 3-D similaire (similitude structurale). L'analogie fonctionnelle (similitude chimique) est un facteur nécessaire mais non suffisant pour observer des réactions en allergie croisée, comme le démontre le cas de la tulipaline B (*Tulipa gesneriana* L.) et du (-)-frullanolide (*Frullania tamarisci* L.). Ces molécules comportent toutes deux un motif α-méthylène-γ-butyrolactone réactif, et vont donc réagir sur des résidus protéiques similaires, mais ne présentent pas une grande similitude structurale (*Figure 1*). Il n'y aura donc pas de réactions en allergie croisée entre ces deux lactones. En revanche, si nous prenons deux molécules qui appartiennent à la famille des lactones sesquiterpéniques, l'alantolactone et l'isoalantolactone présentes dans *Inula helenium* L. (*Figure 2*), on constate qu'elles comportent toutes deux un motif α-méthylène-γ-butyrolactone réactif (similitude chimique). De plus, si nous comparons les structures 3-D de ces deux lactones, nous pouvons constater qu'elles sont très voisines, et que les sous-populations de lymphocytes T activées lors de la sensibilisation par l'une de ces lactones pourraient également être simulées lors d'une exposition à l'autre molécule. Cette hypothèse a été confirmée expérimentalement sur l'animal [3], les cobayes sensibilisés à l'alantolactone réagissant également à l'isoalantolactone et *vice versa*.

Toutefois, il faut être prudent lors du passage de la structure chimique, souvent représentée en deux dimensions, à la structure 3-D. Ainsi, les deux énantiomères de la molécule de frullanolide, issus de *Frullania tamarisci* (L.) Dum. et de *Frullania dilatata* (L.) Dum., ont une structure qui peut sembler très voisine mais comme il existe une relation d'image entre ces deux molécules, leurs structures 3-D occupent l'espace de manière très différente (*Figure 3*). On n'observe donc pas, comme cela a été démontré sur l'animal [4], de réaction en allergie croisée entre ces deux molécules, pourtant très proches. Un test positif à ces deux molécules chez un même patient sera donc le signe d'une co-sensibilisation résultant de l'exposition à ces deux lactones !

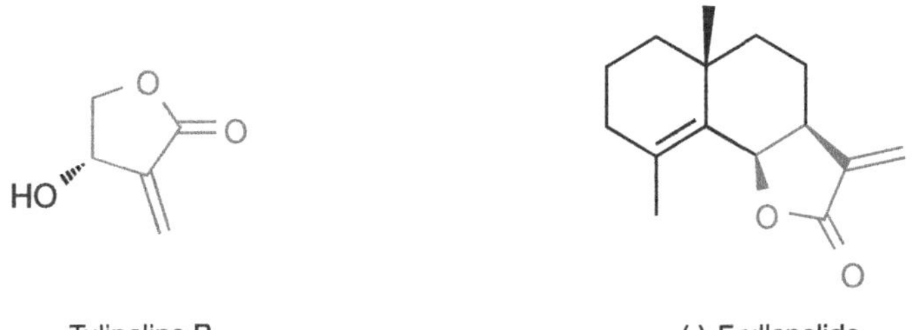

Tulipaline B
(*Tulipa gesneriana* L.)

(-)-Frullanolide
(*Frullania tamarisci* [L.] Dum.)

Figure 1. Structure chimique de la tulipaline B issue de *Tulipa gesneriana* L. et du (-)-frullanolide issu de *Frullania tamarisci* (L.) Dum.

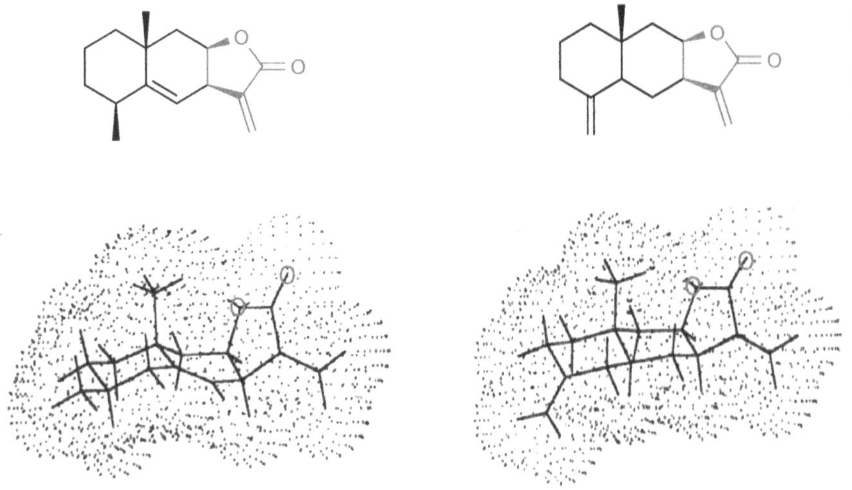

Alantolactone (*Inula helenium* L.)

Isoalantolactone (*Inula helenium* L.)

Figure 2. Structures 2-D et 3-D de l'alantolactone et de l'isoalantolactone issues d'*Inula helenium* L.

(-)-Frullanolide (*Frullania tamarisci* [L.] Dum.)

(+)-Frullanolide (*Frullania dilatata* [L.] Dum.)

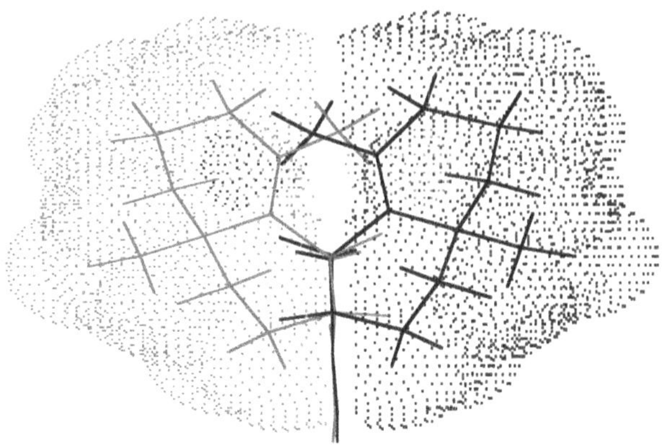

Figure 3. Structure chimique du (-)-frullanolide (*Frullania tamarisci* [L.] Dum.) et du (+)-frullanolide (*Frullania dilatata* [L.] Dum.) et superposition de leur structure 3-D.

DÉFINITION DES RÉACTIONS EN ALLERGIE CROISÉE

À ces considérations physiopathologiques, il faut rajouter des paramètres plus « chimiques » que sont les notions de pré et prohaptènes [5]. En effet, on considère généralement que 30 % des molécules allergisantes nécessitent une ou plusieurs étapes de transformations pour devenir réactives vis-à-vis des protéines. Ces étapes de modification peuvent être soit enzymatiques (on parlera alors de prohaptènes), soit abiotiques (on parlera alors de préhaptènes). Dans les deux cas, la structure de la molécule lors de sa réaction avec les protéines épidermiques ne sera plus celle de la molécule entrant initialement en contact avec la peau.

En prenant en compte ces différents facteurs, Benezra et Maibach [6] ont défini quatre situations pour lesquelles il est réellement possible de parler de réactions en allergies croisées entre deux molécules A et B :

- A et B sont chimiquement et structuralement proches ;
- A est transformé en un composé chimiquement et structuralement proche de B ;
- B est transformé en un composé chimiquement et structuralement proche de A ;
- A et B sont transformés en des composés C et D chimiquement et structuralement proches.

On ne pourra donc pas parler de réactions en allergie croisée entre deux molécules A et B, si :

- A est transformé en B ;
- B est transformé en A ;
- A et B sont transformés en une molécule C identique.

Ainsi on ne pourra pas parler de réactions en allergie croisée entre la miconidine et la primine [7], deux molécules pourtant différentes contenues dans *Primula obconica* L. En effet, la miconidine peut s'oxyder très rapidement pour former de la primine (*Figure 4*), et nous ne sommes donc plus dans le cas de deux molécules chimiquement et structuralement similaires mais de deux molécules chimiquement et structuralement identiques !

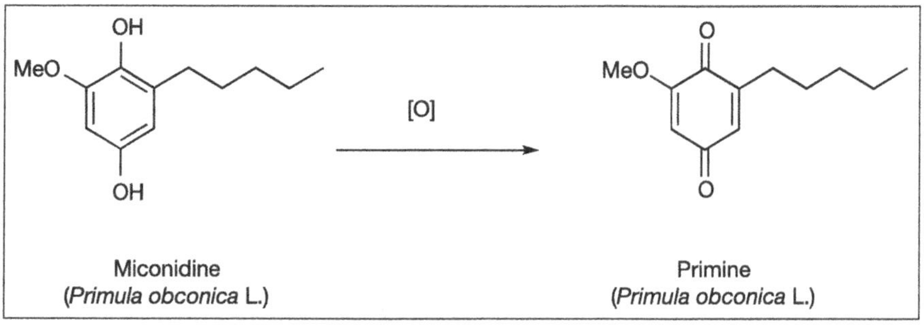

Figure 4. Structure de la miconidine et de la primine (*Primula obconica* L.) et transformation par oxydation de la miconidine en primine.

MISE EN ÉVIDENCE EXPÉRIMENTALE DES RÉACTIONS EN ALLERGIE CROISÉE

La démonstration de réactions en allergie croisée est difficile, et c'est sans doute ce qui a conduit à de nombreux mythes en la matière. Historiquement, ce sont les expérimentations sur l'animal et les différents tests de sensibilisation sur le cobaye qui ont permis d'explorer et de mettre en évidence les réactions en allergie croisée. Ces tests sur le cobaye reproduisent la phase de sensibilisation et la phase de révélation, et il est facile de suivre l'exposition des différents groupes aux différentes molécules. Si ces expériences ont permis de comprendre les paramètres contrôlant ce phénomène, il est parfois difficile de transposer les résultats chez l'Homme, puisque des différences de métabolisme peuvent exister entre les deux espèces. De plus, ces tests sur l'animal sont de moins en moins pratiqués pour des raisons éthiques.

Chez l'Homme, la mise en évidence de réactions en allergie croisée est compliquée par le fait que chaque individu a sa propre histoire « chimique » qu'il est souvent difficile de retracer. Qui se souvient de toutes les molécules auxquelles il a été exposé au fil du temps ? L'analyse des réactions en allergie croisée ne peut donc reposer que sur des données statistiques obtenues sur des séries importantes de patients, même si une association statistiquement significative entre deux tests positifs ne signifie pas l'existence de réactions en allergie croisée.

L'un des plus beaux exemples en la matière est sans aucun doute le travail du Pr An Goossens et son équipe sur la compréhension des réactions en allergie croisée des corticostéroïdes, qui a abouti à la définition de classe de molécules [8]. Si cette classification est très utile cliniquement pour la prescription d'un nouveau traitement chez des patients allergiques, elle met également en évidence la grande variabilité interindividuelle ! En effet, même si statistiquement deux molécules appartiennent à des classes ne présentant pas de réactions en allergie croisée, il existe des exceptions qui doivent être vérifiées chez chaque patient. Ces différences d'un patient à l'autre sont le reflet de la variabilité interindividuelle, principalement dans la composition du répertoire T et des capacités métaboliques.

La seule approche expérimentale individuelle permettant de mettre en évidence une réaction en allergie croisée chez un patient est le « cross-retest » [9]. Cette technique est relativement lourde puisqu'elle implique de retester le sensibilisant supposé « initial » et la molécule suspectée d'être à l'origine d'une réaction en allergie croisée sur une zone préalablement testée à ces deux molécules, l'objectif étant de bénéficier de la présence de lymphocytes activés présents sur la zone de test. Si les deux molécules activent la même sous-population de lymphocytes, on observera une réaction positive rapide (4-6 h), alors que si les deux molécules activent des sous-populations distinctes, le délai d'apparition sera classique (24-48 h).

CONCLUSION

Les réactions en allergie croisée correspondent à une variabilité lors de la reconnaissance des peptides hapténisés par les récepteurs lymphocytaires. Ce phénomène a été expérimentalement vérifié pour des molécules présentant à la fois une similitude chimique et structurale. Toutefois ce concept, souvent utilisé à tort, est à considérer avec beaucoup de précaution car peu de réactions en allergie croisée ont été réellement démontrées. Ainsi, toutes les associations, même statistiquement significatives, entre deux tests positifs ne sont pas synonymes de réactions en allergie croisée !

RÉFÉRENCES

1. Martin SF, Bonefeld CM. Mechanisms of irritant and allergic contact dermatitis. *In* : Johansen JD, Mahler V, Lepoittevin JP, Frosch PJ, eds. *Contact Dermatitis (6th edition)*. Springer International Publishing, 2021 : 95-120.
2. Lepoittevin JP, Lafforgue C. Molecular aspects in allergic and irritant contact dermatitis. *In* : Johansen JD, Mahler V, Lepoittevin JP, Frosch PJ, eds. *Contact Dermatitis (6th edition)*. Springer International Publishing, 2021 : 121-38.
3. Stampf JL, Schlewer G, Benezra C. Animal and human sensitivity to α-methylene-γ-butyrolactone derivatives. *Contact Dermatitis* 1978 ; 4 : 306-7.
4. Barbier P, Benezra, C. Stereospecificity of allergic contact dermatitis (ACD) induced by two natural enantiomers, (+)- and (-)-frullanolides, in guinea pigs. *Naturwissenschaften* 1982 ; 69 : 296-7.
5. Lepoittevin JP. Metabolism versus chemical transformation or pro-versus prehaptens? *Contact Dermatitis* 2006 ; 54 : 73-4.
6. Benezra C, Maibach H. True cross-sensitization, false cross-sensitization and otherwise. *Contact Dermatitis* 1984 ; 11 : 65-9.
7. Paulsen E, Christensen P, Andersen KE. Miconidin and miconidin methyl ether from Primula obconica Hance : New allergens in an old sensitizer. *Contact Dermatitis* 2006 ; 55 : 203-9.
8. Coopman S, Degreef H, Dooms-Goossens A. Identification of cross-reaction patterns in allergic contact dermatitis from topical corticosteroids. *Br J Dermatol* 1989 ; 121 : 27-34.
9. Rustemeyer T, De Groot J, von Blomberg BM, Bruynzeel DP, Frosch PJ, Scheper RJ. Assessment of contact allergen cross reactivity by retesting. *Exp Dermatol* 2002 ; 11 : 257-65.

C. Braun[1, 2], M. Vocanson[1], G. Lina[1, 3], J.-F. Nicolas[1, 4], A. Nosbaum[1, 4]

1. CIRI - Centre International de Recherche en Infectiologie (International Center for Infectiology Research),
Inserm U1111, CNRS UMR 5308, Lyon
2. Service de Pneumologie et Allergologie pédiatriques,
Hospices Civils de Lyon, Hôpital Femme Mère Enfant, Bron
3. Hospices Civils de Lyon, Hôpital de la Croix Rousse, Centre de Biologie Nord,
Laboratoire de bactériologie, Institut des Agents Infectieux, Lyon
4. Service d'Allergologie et Immunologie clinique,
Hospices Civils de Lyon, Centre Hospitalier Lyon Sud, Pierre-Bénite

DYSBIOSE CUTANÉE DANS LA DERMATITE ATOPIQUE : FAUT-IL DÉSINFECTER LA PEAU ATOPIQUE ?

Le microbiote cutané est l'ensemble des organismes microbiens (bactéries, virus, champignons) qui vivent à la surface de la peau : la peau humaine est recouverte à l'homéostasie de 10^8 à 10^{10} microbes, avec une densité allant de $10^2/cm^2$ (bout des doigts, dos) à $10^6/cm^2$ (front, aisselle) [1]. Outre la densité, la diversité et la composition microbiennes varient selon les zones étudiées, en raison de leurs différentes caractéristiques physiques, chimiques et biologiques. Ainsi, les zones riches en sébum sont colonisées majoritairement par les *Propionibacteria* et *Staphylococci*, les zones humides par les *Corynebacteria*, et les zones sèches ont une flore plus diverse, avec une prédominance de α-*Proteobacteria* et de *Flavobacteriales*. Le microbiote cutané est également influencé par des facteurs personnels, incluant le genre, le fond génétique, l'utilisation de produits cosmétiques et l'hygiène corporelle, la pratique d'activité physique et la situation géographique.

Les bactéries sont le groupe le plus représenté au sein du microbiote cutané, et le plus étudié. Les technologies de séquençage développées au cours des dernières années ont permis d'augmenter considérablement nos connaissances dans ce domaine. Parmi ces techniques, le séquençage ciblé des gènes codant l'ARN ribosomique 16S permet une distinction taxonomique des bactéries grâce aux séquences d'ARN 16S extrêmement bien conservées au sein du monde bactérien, tandis que le séquençage métagénomique à haut débit (*shotgun sequencing*) permet l'analyse des génomes bactériens, apportant une information sur les capacités fonctionnelles des bactéries [2]. En outre, ces technologies sont utilisables sur des échantillons provenant de prélèvements non invasifs (scotch-test, écouvillonnage), facilitant l'étude du microbiote cutané en situation pathologique. Dans cette mise au point, nous proposons de décrire comment le microbiote cutané est un acteur de l'immunité cutanée, les liens entre microbiote cutané et dermatite atopique pour enfin s'interroger sur le rôle d'une désinfection cutanée et des perspectives thérapeutiques ciblant le microbiote cutané chez des patients atteints de dermatite atopique.

MICROBIOTE CUTANÉ, ACTEUR DE L'IMMUNITÉ CUTANÉE

Longtemps considéré comme un corps étranger « colonisant » l'organisme, le microbiote est aujourd'hui regardé comme une entité participant au fonctionnement de celui-ci. Ainsi, les bactéries cutanées participent à la fonction barrière de la peau en protégeant l'hôte vis-à-vis des bactéries pathogènes [3]. Certains mécanismes protecteurs par lesquels les bactéries agissent en synergie avec l'espace cutané sont connus : le maintien de l'acidité de la peau, la sécrétion de substances antimicrobiennes et l'interaction avec le système immunitaire cutané.

Maintien de l'acidité de la peau

La peau est un environnement acide, avec un pH généralement autour de 5. Cette acidité est nécessaire au maintien d'une imperméabilité sélective de la couche cornée et à la cohésion entre les cornéocytes [4]. Elle favorise également la colonisation par les bactéries commensales et, à l'inverse, limite la prolifération de bactéries pathogènes comme *Staphylococcus aureus* [5]. Il s'agit donc d'un facteur essentiel pour l'homéostasie cutanée.

Les mécanismes permettant le maintien d'un pH cutané acide sont multiples [6]. Parmi les bactéries commensales de la peau, certains anaérobies facultatifs, comme *Cutibacterium acnes*, fermentent le glycérol du sébum pour libérer des acides gras à chaîne courte [7]. L'hydrolyse des acides gras libres par les phospholipases de la couche cornée est une voie majeure de l'acidification cutanée [6].

Sécrétion de substances antimicrobiennes

Les staphylocoques à coagulase négative *Staphylococcus epidermidis*, *Staphylococcus lugdunensis* et *Staphylococcus hominis*, trois germes commensaux fréquemment retrouvés sur la peau, sécrètent eux-mêmes des peptides antimicrobiens, comme les *phenol-soluble modulins* (PSM) qui inhibent sélectivement la croissance de pathogènes cutanés comme *S. aureus* et les streptocoques du groupe A [8-10]. De plus, *S. epidermidis* est capable de lutter contre le biofilm de *S. aureus*. Le biofilm est un amas de bactéries enrobées dans une matrice polymérique, permettant leur survie en milieu hostile et une résistance au système immunitaire [11]. Seules certaines bactéries sont capables de constituer un biofilm, leur conférant un pouvoir pathogène augmenté ; c'est le cas des *S. aureus* retrouvés sur les lésions de patients atteints de dermatite atopique [12]. Chez le sujet sain, *S. epidermidis* sécrète une sérine protéase capable d'inhiber la production de biofilm par *S. aureus* et de détruire un biofilm préexistant [13].

Interaction avec le système immunitaire

Les bactéries commensales cutanées ont une action immunorégulatrice, aussi bien innée qu'adaptative. Certaines souches de *S. epidermidis* influencent l'immunité innée par les voies des toll-like récepteurs (TLR). Ainsi, *S. epidermidis* peut stimuler la production par les kératinocytes de peptides antimicrobiens comme les β-défensines humaines, selon un mécanisme impliquant le TLR-2 [14]. L'acide lipotéichoïque de certaines souches inhibe la production de cytokines pro-inflammatoires par les kératinocytes selon un mécanisme impliquant le TLR-3 [15]. *S. epidermidis* interagit également avec l'immunité adaptative. En période néonatale, il favorise la survenue d'une vague d'infiltration de lymphocytes T régulateurs dans la peau des souris [16], phénomène indispensable à la tolérance des autres souches bactériennes pouvant coloniser la peau. Chez la souris adulte, il favorise la colonisation de la peau par les lymphocytes T αβ producteurs d'interféron (IFN)-γ et d'interleukine (IL)-17A, et par les lymphocytes T γδ producteurs d'IL-17A, impliqués dans la protection contre les parasites [17].

Enfin, *S. epidermidis* participe à la cicatrisation cutanée, en favorisant le recrutement cutané de lymphocytes T CD8+ spécifiques de *S. epidermidis*, produisant de l'IL-17A ou de l'IFN-γ et promouvant la prolifération des kératinocytes et la réépithélialisation cutanée [18].

Le microbiote cutané commensal interagit donc avec le système immunitaire et joue un rôle dans l'homéostasie cutanée. En situation pathologique, un déséquilibre microbien (dysbiose) peut apparaître, comme c'est le cas à la surface de la peau atopique.

DERMATITE ATOPIQUE ET DYSBIOSE CUTANÉE À *S. AUREUS*

Données générales sur la dermatite atopique

La dermatite atopique (DA) est une maladie chronique inflammatoire de la peau, caractérisée cliniquement par un eczéma récidivant. Elle associe une altération de la fonction barrière de la peau, favorisant la pénétration cutanée de molécules de l'environnement (protéines d'acariens, de pollens, xénobiotiques, polluants, etc.), et une inflammation de type 2 (lymphocytes Th2, *innate lymphoid cells* [ILC]-2) caractérisée par la production d'IL-4, 5 et 13 [19].

Chez les patients atteints de DA, une dysbiose existe, s'aggravant lors des poussées. Elle associe un appauvrissement de la diversité bactérienne et une colonisation prédominante à staphylocoques, dont *S. aureus*, aux détriments des streptocoques, *Corynebacterium* et *Propionibacterium* [20]. La diversité bactérienne se restaure après un traitement efficace de la DA [21], combinant les émollients et les dermocorticoïdes. Par ailleurs, la capacité anti-*S. aureus* des souches bactériennes commensales est réduite sur la peau DA, et la densité cutanée de ces bactéries est diminuée [10]. Au final, les études rapportent que 70 à 100 % des patients DA ont une colonisation par *S. aureus* des lésions aiguës [22-25] et environ 40 % des lésions chroniques [24]. Il existe d'ailleurs un lien épidémiologique entre la DA et la dysbiose à *S. aureus* : les patients colonisés à *S. aureus* ont des scores de sévérité de la DA et des marqueurs d'inflammation plus élevés que les patients non colonisés [26], et au sein des patients colonisés, la densité cutanée en *S. aureus* est corrélée à la sévérité de la maladie [23, 27]. De manière intéressante, les lésions d'eczéma les plus sévères sont associées à une colonisation monoclonale de *S. aureus* [28]. Ainsi, *S. aureus* est le principal pathogène associé à la dysbiose cutanée de la DA.

Facteurs favorisant la colonisation à *S. aureus* dans la dermatite atopique

La peau des patients DA est en fait un milieu plus favorable à la colonisation par *S. aureus* que la peau non DA, pour plusieurs raisons.

La peau DA a un pH favorable à la prolifération de *S. aureus*, plus élevé (moins acide) que la peau d'individus sains [27]. Cela serait dû à la diminution de la quantité d'acides gras libres sur la peau DA, produits par le microbiote cutané normal. Par ailleurs, les produits de dégradation de la filaggrine, l'acide urocanique et l'acide pyrolidone carboxylique participent au pH normal de la peau. Dans la DA, les altérations constitutionnelles (mutation du gène de la filaggrine) ou acquises (inhibition de l'expression du gène de la filaggrine par les cytokines IL-4 et IL-13) de la filaggrine sont associées à une diminution de quantité de ces molécules [29, 30].

S. aureus a de plus une capacité d'adhésion supérieure sur une peau de patient DA (y compris sur une peau non lésionnelle) que sur une peau non DA. En effet, contrairement à la peau non DA, le *stratum corneum* de la peau DA est riche en ligands reconnus par *S. aureus*, en particulier en fibronectine, un ligand des *fibronectin-binding proteins* (FnBP) A et B présentes à la surface de *S. aureus* [31-33]. Les cornéocytes de patients DA présentent de plus des villosités favorisant l'adhésion de *S. aureus* [34].

Enfin, la peau DA produit moins de peptides antimicrobiens que la peau saine. Les cytokines de type 2, telles que l'IL-4 et l'IL-13, inhibent la production de peptides antimicrobiens par les kératinocytes, ce qui entraîne également une augmentation du pH cutané, conditions favorables à la colonisation par *S. aureus* [35]. *S. aureus* a également la capacité de produire des protéases inhibant la production de peptides antimicrobiens par les kératinocytes [36]. Toutefois, on ignore aujourd'hui si *S. aureus* doit être considéré comme un commensal de la peau DA, profitant d'un milieu exceptionnellement favorable à sa colonisation, ou s'il participe à l'immunopathologie de la DA.

Rôle de *S. aureus* dans l'immunopathologie de la dermatite atopique

L'hypothèse selon laquelle *S. aureus* pourrait être un facteur déclenchant les poussées de DA repose sur les corrélations cliniques, mais n'est pas formellement démontrée. Deux éléments y sont favorables : *S. aureus* peut altérer la barrière cutanée et induire une réponse immunitaire cutanée qui pourrait participer à l'inflammation de type DA.

Altération de la barrière cutanée par S. aureus

Une fois la peau colonisée, *S. aureus* participe à l'altération de la barrière cutanée. En effet, une dysfonction plus sévère de la barrière cutanée est présente chez les patients DA colonisés par *S. aureus*, comparée à celle des patients DA non colonisés [26]. Le phénomène d'altération de la barrière cutanée par *S. aureus*, dont les mécanismes sont décrits essentiellement chez la souris, peut s'expliquer par une action directe de *S. aureus* sur la peau. Les protéases sécrétées par *S. aureus* ont une activité protéolytique sur le tissu cutané [37], et les souches de *S. aureus* déficientes en protéases ont ainsi une plus faible capacité à pénétrer la peau [38]. Les PSM de *S. aureus* induisent également des dommages directs aux kératinocytes [37, 39]. Enfin, la production d'acide lipotéichoïque par *S. aureus* entraîne une altération de la différenciation des kératinocytes, avec une diminution de production des kératines 1 et 10 et de la desmocolline 1 [35]. Par ailleurs, les cytokines de type 2, qui favorisent la colonisation cutanée par *S. aureus*, inhibent également la synthèse de filaggrine, de loricrine et des kératines 1 et 10, participant à l'altération de la barrière cutanée chez les patients DA [35], tel un cercle vicieux pathologique. Enfin, notons que les patients DA colonisés par *S. aureus* sont plus fréquemment sensibilisés à des protéines de l'environnement (test IgE multi-allergénique), mettant indirectement en évidence une plus grande perméabilité de la peau, en comparaison des patients DA non colonisés [40].

Rôle de l'immunité anti-S. aureus dans l'inflammation de la dermatite atopique

En plus d'une capacité à altérer la barrière cutanée, la colonisation par *S. aureus* induit, chez les patients DA et dans des modèles souris de DA, une réponse immunitaire chez l'hôte. Chez la souris, l'application de *S. aureus* isolé de peau DA sur une souris avec une barrière cutanée intacte est associée à la production d'IL-13 et d'IL-17 [20], tandis que l'application de *S. aureus* sous patch est associée à la production cutanée d'IL-4, IL-13, IL-22 et TSLP et à l'augmentation des IgE totales sanguines [38, 41]. Les mécanismes commencent à être décrits et pourraient impliquer des protéines staphylococciques connues pour leur rôle dans la pathogénicité de *S. aureus*. Ces facteurs de virulence sont soit exprimés à la surface de la bactérie (comme les FnBP), où ils participent à l'adhésion bactérienne, soit sécrétés dans l'environnement tissulaire pour induire des lésions et favoriser la prolifération bactérienne au sein du tissu (comme les protéases). Parmi les facteurs de virulence produits par *S. aureus*, certains interagissent avec le système immunitaire, comme la δ-toxine, induisant la dégranulation des mastocytes cutanés et le développement d'une inflammation de type atopique [41]. Par ailleurs, l'application sur la peau de souris d'entérotoxines staphylococciques A (SEA) et B (SEB) produites par *S. aureus*, connus pour leur activité de superantigène, induit une infiltration cutanée de mastocytes et d'éosinophiles et la production cutanée d'IL-4, IL-5, IFN-γ et IL-17 par des lymphocytes T et les ILC [40]. Les superantigènes de *S. aureus* induisent aussi une réponse immunitaire de type 2 chez l'homme. L'application de SEB sur la peau atopique induit l'infiltration cutanée par des lymphocytes T exprimant les chaînes β 12 et 17 spécifiques de ces superantigènes [42]. Une méta-analyse portant sur 2 369 patients DA rapporte que 33 % d'entre eux ont des IgE anti-SEA et 35 % des IgE anti-SEB en comparaison des sujets non DA [43]. Leur présence, ainsi que celle d'IgE anti-FnBP, est corrélée à la sévérité de la pathologie [44-46]. De manière plus générale, les patients DA colonisés par *S. aureus* ont des concentrations plus élevées en marqueurs sériques d'inflammation de type 2 (CCL17, périostine et CCL26) que les patients DA non colonisés [40].

Finalement, l'existence d'une réponse immunitaire vis-à-vis de la colonisation cutanée à *S. aureus* est un phénomène attendu. En revanche, que cette réponse immunitaire puisse être polarisée vers une inflammation de type 2 plutôt que 17, par exemple, est inhabituel ; on ignore encore si cette réponse immunitaire participe à l'inflammation cutanée (initiation d'une poussée de DA, aggravation des symptômes...) chez les patients DA.

PRISE EN CHARGE ANTIBACTÉRIENNE DANS LA DERMATITE ATOPIQUE

Traitement de la surinfection bactérienne des lésions de dermatite atopique

Les surinfections cutanées, principalement dues à *S. aureus*, sont les seules situations imposant un traitement antibactérien au cours de la DA. Il s'agit alors de tableaux cliniques symptomatiques, associant une exacerbation des lésions à un écoulement ou des croûtes mélicériques. Dans les formes localisées, le traitement repose sur les antiseptiques et antibiotiques topiques. Une antibiothérapie systémique n'est indiquée qu'en cas de forme étendue, après prélèvements bactériologiques [47]. Le traitement a alors pour cible l'infection et non la colonisation ; il n'est en rien un traitement de la DA en elle-même.

Inefficacité des traitements antimicrobiens dans la prise en charge de la dermatite atopique

Bien que le rôle de *S. aureus* dans la physiopathologie des eczémas atopiques ne soit pas encore établi, les traitements antiseptiques figurent actuellement dans la prise en charge de la DA [48]. Cependant, ces pratiques devraient évoluer au regard des résultats d'études récentes. Une méta-analyse de 2017 incluant 5 études a évalué l'intérêt des bains à l'eau de Javel diluée à 0,005 % dans le traitement de la DA, en comparaison des bains à l'eau seule [49]. Ces deux types de bain avaient une efficacité similaire à 4 semaines sur les scores de sévérité de la maladie, indiquant un effet bénéfique de l'eau plus qu'un effet de l'eau de Javel elle-même [49].

Surtout, l'eau de Javel ainsi diluée n'a aucune action anti-*S. aureus* [50]. Par ailleurs, une revue systématique a mis en évidence l'absence d'efficacité des stratégies antibiotiques (par voie orale ou topique) sur les eczémas non infectés, bien que la densité de *S. aureus* soit diminuée par ces traitements [51]. Etant donné que les lésions sont rapidement recolonisées par *S. aureus*, un traitement au long cours pourrait être plus efficace, mais cette possibilité est limitée par le risque de résistances aux antibiotiques.

Les émollients et les dermocorticoïdes, qui sont la base du traitement de la DA, restent actuellement les traitements les plus efficaces pour traiter la dysbiose. Les dermocorticoïdes diminuent la densité bactérienne cutanée, notamment de *S. aureus* [52, 53], et l'association à des bains d'eau de Javel [52] ou à la photothérapie [53] ne potentialise pas cet effet. Dans des modèles de souris déficientes en filaggrine, l'application d'un émollient freine la pénétration de *S. aureus* à travers la peau [38]. Cependant, il est impossible de déterminer si ces traitements modifient la colonisation cutanée par *S. aureus* à long terme.

Traiter la dermatite atopique en modulant la dysbiose à *S. aureus*

Les facteurs de virulence de *S. aureus* pouvant jouer un rôle dans l'immunopathologie de la DA (*cf. supra*), de nouveaux traitements les ciblant spécifiquement sont à l'étude, essentiellement sur des modèles précliniques. Ils se présentent soit sous forme de vaccins, soit sous forme d'anticorps ciblant les toxines staphylococciques, comme l'alphatoxine [54], ou utilisent la capacité de certaines bactéries commensales, comme les staphylocoques à coagulase négative, à inhiber la production des facteurs de virulence de *S. aureus* [37].

De manière plus générale, l'application de bactéries vivantes non pathogènes (probiotiques) ou de dérivés sur la peau DA, fait l'objet de plus en plus d'études. Ainsi, l'application topique de lysats bactériens (*Vitreoscilla filiformis*) a pu montrer une efficacité dans le traitement de la DA sans modification de la densité en *S. aureus* ni restauration de la barrière cutanée [55]. L'utilisation d'endolysines topiques (Staphefekt SA.100) est en cours d'évaluation [56]. Récemment, une étude de phases I/II a évalué l'efficacité et la tolérance de l'application d'une souche de *Roseomonas mucosa* sur des adultes et des enfants DA. Elle rapporte une amélioration des scores de sévérité, une diminution d'utilisation de corticoïdes locaux et de densité cutanée de *S. aureus* [57]. Une équipe a également montré une efficacité de l'autogreffe de germes commensaux sur les lésions de DA [10].

Ces traitements pourraient donc être prometteurs dans la prise en charge de la DA, en association avec les traitements conventionnels actuellement irremplaçables (émollients et dermocorticoïdes). Toutefois, aucune étude ne permet encore d'évaluer l'effet de tels traitements sur le microbiote cutané et sur sa fonctionnalité.

CONCLUSION

La DA est associée à une dysbiose cutanée qui s'amplifie au moment des poussées d'eczéma, associant un appauvrissement en bactéries commensales et une colonisation majeure par *S. aureus*. L'implication de *S. aureus* dans l'immunopathologie de la DA fait encore débat et se présente comme un vaste sujet de recherche, impliquant la réponse inflammatoire innée, adaptative et les mécanismes bactériens, comme les facteurs de virulence. Une désinfection classique de la peau de DA n'est à ce jour pas une alternative thérapeutique recommandable, mais la modulation de la dysbiose cutanée présente au cours de la DA pourrait offrir de nouvelles perspectives thérapeutiques.

RÉFÉRENCES

1. Egert M, Simmering R. The Microbiota of the Human Skin. *In*: Schwiertz A, éd. *Microbiota of the Human Body : Implications in Health and Disease*. Advances in Experimental Medicine and Biology. Cham : Springer International Publishing, 2016 : 61-81.
2. Ranjan R, Rani A, Metwally A, McGee HS, Perkins DL. Analysis of the microbiome: Advantages of whole genome shotgun versus 16S amplicon sequencing. *Biochem Biophys Res Commun* 2016 ; 469 : 967-77.
3. Byrd AL, Belkaid Y, Segre JA. The human skin microbiome. *Nat Rev Microbiol* 2018 ; 16 : 143-55.
4. Hachem JP, Crumrine D, Fluhr J, Brown BE, Feingold KR, Elias PM. pH directly regulates epidermal permeability barrier homeostasis, and stratum corneum integrity/cohesion. *J Invest Dermatol* 2003 ; 121 : 345-53.
5. Lambers H, Piessens S, Bloem A, Pronk H, Finkel P. Natural skin surface pH is on average below 5, which is beneficial for its resident flora. *Int J Cosmet Sci* 2006 ; 28 : 359-70.
6. Proksch E. pH in nature, humans and skin. *J Dermatol* 2018 ; 45 : 1044-52.
7. Grice EA, Segre JA. The skin microbiome. *Nat Rev Microbiol* 2011 ; 9 : 244-53.
8. Cogen AL, Yamasaki K, Sanchez KM, *et al.* Selective Antimicrobial Action Is Provided by Phenol-Soluble Modulins Derived from Staphylococcus epidermidis, a Normal Resident of the Skin. *J Invest Dermatol* 2010 ; 130 : 192-200.
9. Zipperer A, Konnerth MC, Laux C, *et al.* Human commensals producing a novel antibiotic impair pathogen colonization. *Nature* 2016 ; 535 : 511-6.
10. Nakatsuji T, Chen TH, Narala S, *et al.* Antimicrobials from human skin commensal bacteria protect against *Staphylococcus aureus* and are deficient in atopic dermatitis. *Sci Transl Med* 2017 ; 9 : eaah4680.
11. Archer NK, Mazaitis MJ, Costerton JW, Leid JG, Powers ME, Shirtliff ME. *Staphylococcus aureus* biofilms. *Virulence* 2011 ; 2 : 445-59.
12. Gonzalez T, Biagini Myers JM, Herr AB, Khurana Hershey GK. Staphylococcal Biofilms in Atopic Dermatitis. *Curr Allergy Asthma Rep* 2017 ; 17 : 81.
13. Iwase T, Uehara Y, Shinji H, *et al. Staphylococcus epidermidis* Esp inhibits *Staphylococcus aureus* biofilm formation and nasal colonization. *Nature* 2010 ; 465 : 346-9.
14. Lai Y, Cogen AL, Radek KA, *et al.* Activation of TLR2 by a Small Molecule Produced by *Staphylococcus epidermidis* Increases Antimicrobial Defense against Bacterial Skin Infections. *J Invest Dermatol* 2010 ; 130 : 2211-21.
15. Lai Y, Di Nardo A, Nakatsuji T, *et al.* Commensal bacteria regulate TLR3-dependent inflammation following skin injury. *Nat Med* 2009 ; 15 : 1377-82.
16. Scharschmidt TC, Vasquez KS, Truong HA, *et al.* A Wave of Regulatory T Cells into Neonatal Skin Mediates Tolerance to Commensal Microbes. *Immunity* 2015 ; 43 : 1011-21.

17. Naik S, Bouladoux N, Wilhelm C, *et al.* Compartmentalized Control of Skin Immunity by Resident Commensals. *Science* 2012 ; 337 : 1115-9.
18. Linehan JL, Harrison OJ, Han SJ, *et al.* Non-classical immunity controls microbiota impact on skin immunity and tissue repair. *Cell* 2018 ; 172 : 784-96.e18.
19. Weidinger S, Novak N. Atopic dermatitis. *The Lancet* 2016 ; 387 : 1109-22.
20. Byrd AL, Deming C, Cassidy SKB, *et al.* *Staphylococcus aureus* and *Staphylococcus epidermidis* strain diversity underlying human atopic dermatitis. *Sci Transl Med* 2017 ; 9 : eaal4651.
21. Kong HH, Oh J, Deming C, *et al.* Temporal shifts in the skin microbiome associated with disease flares and treatment in children with atopic dermatitis. *Genome Res* 2012 ; 22 : 850-9.
22. Higaki S, Morohashi M, Yamagishi T, Hasegawa Y. Comparative study of staphylococci from the skin of atopic dermatitis patients and from healthy subjects. *Int J Dermatol* 1999 ; 38 : 265-9.
23. Guzik TJ, Bzowska M, Kasprowicz A, *et al.* Persistent skin colonization with *Staphylococcus aureus* in atopic dermatitis : relationship to clinical and immunological parameters. *Clin Exp Allergy* 2005 ; 35 : 448-55.
24. Park HY, Kim CR, Huh IS, *et al.* *Staphylococcus aureus* Colonization in Acute and Chronic Skin Lesions of Patients with Atopic Dermatitis. *Ann Dermatol* 2013 ; 25 : 410-6.
25. Totté JE, van der Feltz WT, Hennekam M, van Belkum A, van Zuuren EJ, Pasmans SG. Prevalence and odds of *Staphylococcus aureus* carriage in atopic dermatitis : a systematic review and meta-analysis. *Br J Dermatol* 2016 ; 175 : 687-95.
26. Simpson EL, Villarreal M, Jepson B, *et al.* Patients with Atopic Dermatitis Colonized with *Staphylococcus aureus* Have a Distinct Phenotype and Endotype. *J Invest Dermatol* 2018 ; 138 : 2224-33.
27. Tauber M, Balica S, Hsu CY, *et al.* *Staphylococcus aureus* density on lesional and nonlesional skin is strongly associated with disease severity in atopic dermatitis. *J Allergy Clin Immunol* 2016 ; 137 : 1272-4.e3.
28. Byrd AL, Deming C, Cassidy SKB, *et al.* *Staphylococcus aureus* and *Staphylococcus epidermidis* strain diversity underlying pediatric atopic dermatitis. *Sci Transl Med* 2017 ; 9 : eaal4651.
29. Kezic S, O'Regan GM, Yau N, *et al.* Levels of filaggrin degradation products are influenced by both filaggrin genotype and atopic dermatitis severity. *Allergy* 2011 ; 66 : 934-40.
30. Howell MD, Kim BE, Gao P, *et al.* Cytokine modulation of atopic dermatitis filaggrin skin expression. *J Allergy Clin Immunol* 2009 ; 124 : R7-R12.
31. Cho SH, Strickland I, Boguniewicz M, Leung DY. Fibronectin and fibrinogen contribute to the enhanced binding of *Staphylococcus aureus* to atopic skin. *J Allergy Clin Immunol* 2001 ; 108 : 269-74.
32. Foster TJ, Geoghegan JA, Ganesh VK, Höök M. Adhesion, invasion and evasion : the many functions of the surface proteins of Staphylococcus aureus. *Nat Rev Microbiol* 2014 ; 12 : 49-62.
33. Clarke SR, Mohamed R, Bian L, *et al.* The *Staphylococcus aureus* surface protein IsdA mediates resistance to innate defenses of human skin. *Cell Host Microbe* 2007 ; 1 : 199-212.
34. Riethmuller C, McAleer MA, Koppes SA, *et al.* Filaggrin breakdown products determine corneocyte conformation in patients with atopic dermatitis. *J Allergy Clin Immunol* 2015 ; 136 : 1573-80.e2.
35. Kim BE, Leung DYM. Significance of Skin Barrier Dysfunction in Atopic Dermatitis. *Allergy Asthma Immunol Res* 2018 ; 10 : 207-15.
36. Sonesson A, Przybyszewska K, Eriksson S, *et al.* Identification of bacterial biofilm and the *Staphylococcus aureus* derived protease, staphopain, on the skin surface of patients with atopic dermatitis. *Sci Rep* 2017 ; 7 : 8689.
37. Williams MR, Costa SK, Zaramela LS, *et al.* Quorum sensing between bacterial species on the skin protects against epidermal injury in atopic dermatitis. *Sci Transl Med* 2019 ; 11 : eaat8329.
38. Nakatsuji T, Chen TH, Two AM, *et al.* *Staphylococcus aureus* Exploits Epidermal Barrier Defects in Atopic Dermatitis to Trigger Cytokine Expression. *J Invest Dermatol* 2016 ; 136 : 2192-200.
39. Nakagawa S, Matsumoto M, Katayama Y, *et al.* *Staphylococcus aureus* Virulent PSMα Peptides Induce Keratinocyte Alarmin Release to Orchestrate IL-17-Dependent Skin Inflammation. *Cell Host Microbe* 2017 ; 22 : 667-77.e5.

40. Hong SW, Kim MR, Lee EY, *et al.* Extracellular vesicles derived from *Staphylococcus aureus* induce atopic dermatitis-like skin inflammation. *Allergy* 2011 ; 66 : 351-9.
41. Nakamura Y, Oscherwitz J, Cease KB, *et al.* *Staphylococcus* δ-toxin induces allergic skin disease by activating mast cells. *Nature* 2013 ; 503 : 397-401.
42. Skov L, Olsen JV, Giorno R, Schlievert PM, Baadsgaard O, Leung DY. Application of Staphylococcal enterotoxin B on normal and atopic skin induces up-regulation of T cells by a superantigen-mediated mechanism. *J Allergy Clin Immunol* 2000 ; 105 : 820-6.
43. de Wit J, Totté JEE, van Buchem FJM, Pasmans SGMA. The prevalence of antibody responses against *Staphylococcus aureus* antigens in patients with atopic dermatitis : a systematic review and meta-analysis. *Br J Dermatol* 2018 ; 178 : 1263-71.
44. Leung DY, Harbeck R, Bina P, *et al.* Presence of IgE antibodies to staphylococcal exotoxins on the skin of patients with atopic dermatitis. Evidence for a new group of allergens. *J Clin Invest* 1993 ; 92 : 1374-80.
45. Orfali RL, Sato MN, Santos VG, *et al.* Staphylococcal enterotoxin B induces specific IgG4 and IgE antibody serum levels in atopic dermatitis. *Int J Dermatol* 2015 ; 54 : 898-904.
46. Reginald K, Westritschnig K, Linhart B, *et al.* *Staphylococcus aureus* fibronectin-binding protein specifically binds IgE from patients with atopic dermatitis and requires antigen presentation for cellular immune responses. *J Allergy Clin Immunol* 2011 ; 128 : 82-91.e8.
47. Stevens DL, Bisno AL, Chambers HF, *et al.* Practice guidelines for the diagnosis and management of skin and soft tissue infections : 2014 update by the Infectious Diseases Society of America. *Clin Infect Dis Off Publ Infect Dis Soc Am* 2014 ; 59 : e10-52.
48. Vestergaard C, Wollenberg A, Barbarot S, *et al.* European task force on atopic dermatitis position paper : treatment of parental atopic dermatitis during preconception, pregnancy and lactation period. *J Eur Acad Dermatol Venereol* 2019 ; 33 : 1644-59.
49. Chopra R, Vakharia PP, Sacotte R, Silverberg JI. Efficacy of bleach baths in reducing severity of atopic dermatitis : A systematic review and meta-analysis. *Ann Allergy Asthma Immunol* 2017 ; 119 : 435-40.
50. Sawada Y, Tong Y, Barangi M, *et al.* Dilute bleach baths used for treatment of atopic dermatitis are not antimicrobial in vitro. *J Allergy Clin Immunol* 2019 ; 143 : 1946-8.
51. Bath-Hextall FJ, Birnie AJ, Ravenscroft JC, Williams HC. Interventions to reduce *Staphylococcus aureus* in the management of atopic eczema : an updated Cochrane review. *Br J Dermatol* 2010 ; 163 : 12-26.
52. Gonzalez ME, Schaffer JV, Orlow SJ, *et al.* Cutaneous microbiome effects of fluticasone proprionate cream and adjunctive bleach baths in childhood atopic dermatitis. *J Am Acad Dermatol* 2016 ; 75 : 481-93.e8.
53. Kwon S, Choi JY, Shin JW, *et al.* Changes in Lesional and Non-lesional Skin Microbiome During Treatment of Atopic Dermatitis. *Acta Derm Venereol* 2019 ; 99 : 284-90.
54. Hepburn L, Hijnen DJ, Sellman BR, *et al.* The complex biology and contribution of *Staphylococcus aureus* in atopic dermatitis, current and future therapies. *Br J Dermatol* 2017 ; 177 : 63-71.
55. Gueniche A, Knaudt B, Schuck *E, et al.* Effects of nonpathogenic gram-negative bacterium *Vitreoscilla filiformis* lysate on atopic dermatitis : a prospective, randomized, double-blind, placebo-controlled clinical study. *Br J Dermatol* 2008 ; 159 : 1357-63.
56. Totté J, de Wit J, Pardo L, Schuren F, van Doorn M, Pasmans S. Targeted anti-staphylococcal therapy with endolysins in atopic dermatitis and the effect on steroid use, disease severity and the microbiome : study protocol for a randomized controlled trial (MAAS trial). *Trials* 2017 ; 18 : 404.
57. Myles IA, Earland NJ, Anderson ED, *et al.* First-in-human topical microbiome transplantation with *Roseomonas mucosa* for atopic dermatitis. *JCI Insight* 2018 ; 3 : e120608.

M. Baeck

Service de Dermatologie,
Cliniques universitaires Saint-Luc, Bruxelles, Belgique

DERMATITE ATOPIQUE ET ALLERGIE AUX DERMOCORTICOÏDES

La dermatite atopique (DA), maladie inflammatoire chronique de la peau, connaît ces dernières années une évolution spectaculaire au niveau de sa prise en charge, avec notamment le développement et la disponibilité des traitements biologiques (anti-IL4 et anti-IL13, anti-IL31, anti-JAK, etc.) pour les formes modérées à sévères. Malgré cela, les dermocorticoïdes (DC) restent un pilier du traitement anti-inflammatoire de cette dermatose. À la base de la prise en charge des formes légères à modérées ou en complément des traitements systémiques, l'application de corticoïdes topiques est essentielle dans le contrôle de la maladie.

L'utilisation des DC dans la DA doit toutefois être encadrée d'une série de recommandations guidées par une bonne connaissance de leurs propriétés pharmacologiques et de compétences pratiques à leur application. Il persiste une méconnaissance importante à leur égard, tant du point de vue des patients que des soignants, à l'origine d'un usage parfois inapproprié mais aussi de nombreuses craintes ou corticophobie. Pourtant, utilisés à bon escient et avec des conseils et recommandations précises, les DC se révèlent un traitement sûr et efficace ayant fait ses preuves depuis de nombreuses années.

PRINCIPAUX EFFETS SECONDAIRES DES DERMOCORTICOÏDES

La liste des effets secondaires potentiels des DC est longue mais ceux-ci restent rares si l'utilisation des DC se fait dans le respect de certaines règles de base, comme l'adaptation de la puissance et la galénique en fonction de la localisation ou la pathologie à traiter, la limitation de la durée du traitement ou l'importance de l'application discontinue de ceux-ci. Ceci est particulièrement vrai dans une pathologie comme la DA puisque de par son caractère chronique, et son origine héréditaire et génétique, ce traitement avant tout symptomatique sera répété tout au long de la vie.

Les principaux effets secondaires des corticoïdes topiques sont :

- l'atrophie cutanée ;
- les télangiectasies ;
- le ralentissement de la cicatrisation ;
- les vergetures ;
- le purpura et les ecchymoses (purpura de Bateman) ;
- l'hypertrichose ;
- l'acné, la dermite péri-orale, la rosacée ;
- l'hypopigmentation ;
- le rôle pro-infectieux ;
- les effets secondaires généraux (passage dans la circulation générale) ;
- les allergies de contact aux corticoïdes.

L'allergie aux corticoïdes peut paraître tout à fait paradoxale étant donné que, de par leurs propriétés anti-inflammatoires, immunosuppressives et immunomodulatrices, ceux-ci sont utilisés dans le traitement de nombreuses manifestations allergiques. Il est donc inattendu qu'ils puissent être à l'origine de réactions allergiques.

Les réactions d'hypersensibilité allergique retardée sont les plus fréquentes et peuvent survenir à la suite de l'utilisation de corticoïdes topiques (eczéma de contact allergique), mais également suite à l'administration de corticoïdes systémiques.

PRÉVALENCE DE L'ALLERGIE DE CONTACT AUX DERMOCORTICOÏDES ET FACTEURS FAVORISANT LA SENSIBILISATION

La fréquence des réactions d'hypersensibilité allergique retardée suite à l'application topique de DC est estimée entre 0,2 et 5 % [1, 2]. On note cependant une diminution graduelle et continue de la sensibilisation aux corticoïdes ces 20 dernières années [3]. Cette tendance s'explique probablement par une meilleure connaissance de l'allergie de contact aux DC par le corps médical et les dermatologues, avec une diminution significative de la prescription de molécules corticoïdes aux propriétés sensibilisantes (comme le budésonide ou l'hydrocortisone-17-butyrate) et au contraire la prescription privilégiée de molécules ayant un meilleur profil immuno-allergologique. La disponibilité des immunomodulateurs topiques peut également contribuer à cette diminution.

L'allergie aux corticoïdes est significativement associée à la DA (selon une étude récente, 57,1 % des patients sensibilisés au budésonide présentent une DA) ainsi qu'à l'âge (> 40 ans) [3]. Ceci s'explique probablement par l'exposition cumulative aux DC et sur le long cours chez des patients atteints de pathologies cutanées inflammatoires chroniques corticosensibles. L'altération de la barrière cutanée caractéristique de la DA (déficit en filaggrine et lipides intercellulaires notamment), est un facteur favorisant important de sensibilisation. Cela est évidemment vrai pour tout allergène de contact mais étant donné l'utilisation importante, fréquente et prolongée de DC dans cette maladie cutanée, le risque de sensibilisation aux DC ne doit absolument pas être négligé.

Notons également que 85 % des patients sensibilisés aux corticoïdes présentent une co-sensibilisation, principalement à certains conservateurs, excipients ou antibiotiques présents dans les topiques utilisés [1].

PRÉSENTATION CLINIQUE

L'aspect clinique caractéristique d'un eczéma de contact allergique est modifié par les propriétés anti-inflammatoires des corticoïdes. C'est la raison pour laquelle, une sensibilisation aux corticoïdes chez un patient atopique devra être suspectée devant toute absence de réponse aux DC, aggravation de la pathologie ou encore récidive rapide à l'arrêt du traitement.

L'eczéma peut également parfois se manifester à distance ou au pourtour de la zone traitée. Ce phénomène, appelé « effet bord » ou « edge effect » (induration, érythème et/ou papulovésicules en anneau autour du site d'application du DC) s'explique par l'effet anti-inflammatoire du corticoïde qui sera plus puissant à l'endroit de son application et qui peut donc masquer la réaction allergique. Cette dernière ne sera visible qu'en périphérie de la zone traitée.

MÉTHODES DIAGNOSTIQUES

Deux corticoïdes sont présents dans la batterie standard européenne comme marqueurs diagnostiques de l'allergie aux corticoïdes : le pivalate de tixocortol et le budésonide. Ces deux marqueurs détectent près de 90 % des patients sensibilisés. Il existe toutefois des séries spécifiques de corticoïdes permettant de préciser le profil de sensibilisation, en particulier les réactions croisées entre différentes molécules, et d'identifier de potentielles molécules de remplacement en cas d'allergie. Il est aussi indispensable de toujours tester les DC (préparations magistrales ou spécialités) utilisés par le patient.

La plupart des corticoïdes sont testés de manière optimale dans l'éthanol à une dilution de 0,1 %. Quelques exceptions : l'hydrocortisone (en raison de sa faible pénétration transépidermique) qui est testée dans un mélange éthanol/diméthyl sulfoxyde (DMSO) (50/50), le pivalate de tixocortol dans la vaseline à 0,1 % et le budésonide dans la vaseline à 0,01 %.

Lors du bilan pour une suspicion d'allergie aux corticoïdes, il est recommandé de réaliser des patch-tests à lecture retardée à J2 et J4 mais également à J7. De par leur effet anti-inflammatoire, la lecture des tests aux corticoïdes et leur interprétation peuvent être rendues difficiles. Une lecture trop précoce peut être considérée comme faussement négative car l'effet anti-inflammatoire peut masquer les réactions allergiques dans un premier temps. C'est pour cette raison que la lecture tardive à 7 jours de la pose des tests est fondamentale. Plus d'un tiers des réactions allergiques risquent de ne pas être identifiées sans cette lecture tardive [3].

La deuxième particularité de la lecture des tests aux corticoïdes est, comme pour la présentation clinique, l'apparition d'un érythème ou de papulovésicules en périphérie de la zone d'application de l'allergène, alors que cette dernière est préservée de réaction. Ce phénomène, apparaissant souvent lors des lectures précoces, est appelé « effet bord » et est également dû aux propriétés anti-inflammatoires des corticoïdes. Il s'explique par la présence d'une concentration plus importante d'allergène au centre du patch, responsable d'un effet anti-inflammatoire plus puissant.

Enfin, il est possible d'observer une vasoconstriction locale initiale suivie dans un deuxième temps par une vasodilatation réactionnelle pouvant être interprétée comme faussement positive.

D'autres allergènes sont parfois utilisés en association avec les corticoïdes, tels que des antibiotiques (néomycine) ou des conservateurs (propylène glycol, lanoline, alcool benzylique, acide sorbique). Toutes ces molécules doivent également être testées lors du bilan.

CLASSIFICATION DES CORTICOÏDES ET RÉACTIONS CROISÉES

Les corticoïdes présentent une structure chimique de base commune constituée d'un noyau cyclopentaneperhydrophenanthrène, formé par la condensation de trois cycles hexanes avec six atomes de carbone et un cycle pentane avec cinq atomes de carbone. Le cortisol ou hydrocortisone est le principal stéroïde à partir duquel ont été construites toutes les autres molécules. En effet, afin d'exploiter de manière optimale les propriétés thérapeutiques des corticoïdes, la recherche industrielle pharmaceutique a développé, par le biais de petites modifications chimiques et structurelles, un très grand nombre de corticoïdes de synthèse. L'objectif de ces modifications chimiques et structurelles est d'obtenir une meilleure pénétration cutanée, une dégradation enzymatique retardée et une plus grande affinité pour les récepteurs cytosoliques. Ces molécules de synthèse ont été classées sur la base de leur activité (évaluée en fonction du degré de vasoconstriction provoqué par une molécule, ou test de McKenzie), en quatre catégories (groupe I à IV de puissance croissante) :

- activité faible (classe IV) : hydrocortisone acétate ;
- activité modérée (classe III) : clobétasone butyrate, bétaméthasone valérate ;
- activité forte (classe II) : mométasone furoate, bétaméthasone dipropionate, diflucortolone valérate, hydrocortisone butyrate, méthylprednisolone acéponate ;
- activité très forte (classe I) : clobétasol propionate, bétaméthasone dipropionate (avec du propylène glycol).

Au plus puissant est le corticoïde, au plus important sont les effets secondaires. La recherche pharmacologique a donc dans un second temps concentré ses efforts pour dissocier activité et effets indésirables. C'est la raison pour laquelle ont été mises au point de nouvelles molécules capables de se lier plus rapidement et fermement à leur récepteur (renforçant ainsi leur activité) mais également rapidement métabolisées en dérivés peu ou non actifs, d'abord dans la peau puis dans le sang, de manière à limiter la portée de leur activité et donc l'importance des effets indésirables. L'addition d'une fonction ester par exemple, augmente la lipophilicité des molécules, donc la pénétration cutanée, mais l'hydrolyse rapide de cet ester permet une décroissance rapide du gradient de concentration du corticoïde au niveau des différentes couches de la peau. C'est l'exemple des corticoïdes avec esters labiles comme l'hydrocortisone-17 butyrate et la méthylprednisolone acéponate. En contrepartie, ces molécules semblent présenter des propriétés allergéniques non négligeables. L'industrie pharmaceutique a donc répondu à un défi supplémentaire : celui de développer des molécules non seulement puissantes, bien tolérées mais également peu allergisantes.

Pour évaluer leur potentiel allergénique, une classification des corticoïdes en quatre familles a initialement été proposée (A, B, C, D) suite à l'observation d'associations significatives de réactions cutanées positives [4]. Les molécules du groupe D ont ensuite été subdivisées en deux groupes distincts (groupes D1 et D2) en fonction du comportement différent de certains de ces constituants. En effet, les corticoïdes de ce deuxième groupe (D2), qui possèdent une fonction ester instable (labile) et des propriétés lipophiles, présentent des propriétés allergéniques plus importantes [5]. Les molécules appartenant aux groupes A, B et D2 (contenant notamment des esters labiles dans leur structure chimique) sont davantage responsables de sensibilisation que les corticoïdes du groupe C et D1, et sont susceptibles de provoquer des réactions croisées entre molécules appartenant à ces trois groupes [5].

Une simplification de la classification en trois groupes de corticoïdes a été proposée en 2013 (*Tableau I*) [6] :
- groupe 1 : molécules principalement issues de l'ancien groupe A, D2 et budésonide, comprend des corticoïdes sans groupe méthyl sur le carbone C16 et sans groupe halogéné sur C16-C17 ;
- groupe 2 : molécules anciennement du groupe B sans méthyl sur le C16 mais avec un groupement halogéné sur le C16 et C17 ;
- groupe 3 : molécules anciennement des groupes C et D1 avec un groupe méthyl sur le C16.

Sur base de la structure chimique d'une molécule, il est donc assez facile de retrouver le groupe auquel celle-ci appartient.
Les réactions allergiques sont principalement observées avec les molécules du groupe 1.
Deux types différents de patients sensibilisés aux corticoïdes ont également été mis en évidence [6] :
- des patients (type 1), qui réagissent uniquement à des molécules appartenant à un seul groupe de corticoïdes (et donc pour lesquels le recours à la classification proposée dans le choix d'une molécule de remplacement est tout à fait adapté) ;

Tableau I. Classification simplifié des corticoïdes.

	Groupe 1	Groupe 2	Groupe 3
Caractéristiques	*No C_{16}-methyl substitution* *No halogenation (in most cases)*	*C_{16}/C_{17} cis ketal diol structure* *Halogenation (in most cases except*)*	*C_{16}-methyl substitution* *Halogenation (except*)*
Structure indicative	A 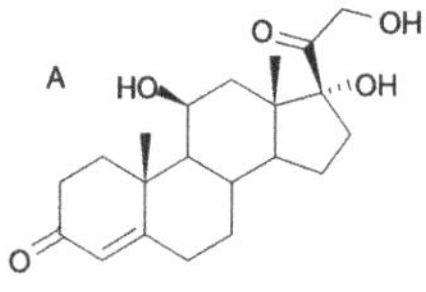	B 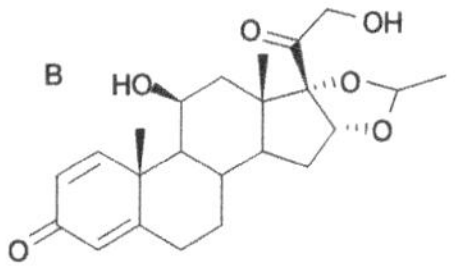	C 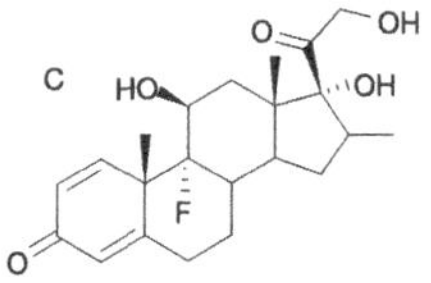
Molécules	• Budésonide • Clopprednol • Cortisone acétate • Dichlorisone acétate • Difluprednate • Fludrocortisone acétate • Fluorométholone • Fluprednisolone acétate • Hydrocortisone • Hydrocortisone acéponate • Hydrocortisone acétate • Hydrocortisone 17-butyrate • Hydrocortisone 21-butyrate • Hydrocortisone hémisuccinate • Isofluprednone acétate • Mazipredone • Médrysone • Méthylprednisolone acéponate • Méthylprednisolone acétate • Méthylprednisolone hemisuccinate • Prednicarbate • Prednisolone • Prednisolone caproate • Prednisolone pivalate • Prednisolone sodium métasulphobenzoate • Prednisolone succinate • Prednisone • Tixocortol pivalate • Triamcinolone	• Amcinonide • Budésonide (R-Isomer)** • Désonide* • Fluchloronide • Flumoxonide • Flunisolide • Fluocinolone acétonide • Fluocinonide • Halcinonide* • Triamcinolone acétonide • Triamcinolone bénétonide • Triamcinolone diacétate • Triamcinolone hexacétonide	• Alclométhasone dipropionate • Béclométhasone dipropionate • Bétaméthasone • Bétaméthasone 17-valérate • Bétaméthasone dipropionate • Bétaméthasone sodium phosphate • Clobétasol propionate • Clobétasone butyrate • Cortivazol* • Désoxyméthasone • Dexaméthasone • Dexaméthasone acétate • Dexaméthasone sodium phosphate • Diflucortolone valérate • Diflorasone diacétate • Fluméthasone pivalate • Fluocortin butyl • Fluocortolone • Fluocortolone caprylate • Fluocortolone pivalate • Fluprednidène acétate • Halométhasone • Meprednisone* • Fluticasone propionate • Mométasone furoate

** Réactions croisées exceptionnelles avec les acétonides.

- des patients (type 2), qui présentent des réactions à pratiquement l'ensemble des molécules corticoïdes quel que soit leur groupe et qui semblent donc, au niveau du mécanisme de sensibilisation, reconnaître le noyau de base des corticoïdes. Pour ces patients, il est difficile d'utiliser la classification des corticoïdes dans le choix d'une molécule de remplacement, il est donc nécessaire de tester chaque molécule individuellement.

En tout état de cause, ces différentes classifications donnent une aide dans la prise en charge mais ne pourront en aucun cas remplacer une évaluation du profil de sensibilisation individuelle de chaque patient, en particulier devant les patients de type 2 [7].

EN PRATIQUE : QUELLES RECOMMANDATIONS POUR LA PRESCRIPTION DE DC DANS LA DERMATITE ATOPIQUE ?

- Il est important de rester attentif au diagnostic d'une réaction allergique de contact aux DC prescrits car la clinique peut être trompeuse. Les signes cliniques d'une allergie aux corticoïdes sont souvent peu spécifiques et peu spectaculaires. Ils sont la plupart du temps extrêmement discrets ou présentent une chronologie tout à fait atypique. C'est bien évidemment l'effet anti-inflammatoire du corticoïde qui en est responsable. Une allergie doit donc être suspectée devant toute situation d'aggravation, de non-amélioration ou de récidive rapide de l'eczéma à l'arrêt du DC.
- Compte tenu du risque plus important de sensibilisation aux DC chez les patients atteints de DA, il faut privilégier l'utilisation de *corticoïdes topiques appartenant au groupe 3, comme le valérate de diflucortolone, le clobétasol propionate, la bétaméthasone dipropionate, ou la mométasone furoate.* Les molécules du groupe 1, et en particulier celles porteuses d'un ester labile comme l'hydrocortisone-17 butyrate et la méthylprednisolone acéponate, doivent être dans la mesure du possible évitées.
- Le choix des excipients est également très important. Les co-sensibilisations notamment aux conservateurs ou autres principes actifs associés aux corticoïdes topiques sont fréquentes et doivent motiver le fait de privilégier les bases neutres et d'éviter les associations inutiles.
- Il faut privilégier dans la mesure du possible l'utilisation des *immunomodulateurs topiques* afin d'assurer une épargne cortisonique et également réduire l'exposition aux DC et donc le risque de sensibilisation. Les immonomodulateurs topiques peuvent également représenter une alternative thérapeutique pour les patients sensibilisés aux DC, en particulier les patients de type 2 présentant des réactions allergiques avec pratiquement l'ensemble des molécules corticoïdes quel que soit leur groupe.
- En cas de suspicion d'allergie de contact aux corticoïdes chez un patient atteint de DA, il est important de *toujours tester les DC utilisés par le patient.* En effet, le pivalate de tixocortol et le budésonide sont de relativement bons marqueurs de détection de l'allergie aux corticoïdes pour les groupes 1 et 2, nettement moins pour les molécules du groupe 3.

RÉFÉRENCES

1. Baeck M, Drieghe J, Chemelle JA, Terreux R, Goossens A. Delayed hypersensitivity to corticosteroids in a series of 315 patients: clinical data and patch-test results. *Contact Dermatitis* 2009 ; 61 : 163-75.
2. Murphy VL, Patel DC, Lamb SR, Cheng HS. Topical corticosteroid allergy: Results of sequential testing to a corticosteroid series in New Zealand. *Contact Dermatitis* 2021.
3. Stingeni L, Marietti R, Bianchi L, *et al.* Patch testing of budesonide in Italy: the SIDAPA baseline series experience, 2018-2019. *Contact Dermatitis* 2021.
4. Coopman S, Degreef H, Dooms-Goossens A. Identification of cross-reaction patterns in allergic contact dermatitis from topical corticosteroids. *Br J Dermatol* 1989 ; 121 : 27-34.
5. Matura M, Goossens A. Contact allergy to corticosteroids. *Allergy* 2000 ; 55 : 698-704.
6. Baeck M, Chemelle JA, Goossens A, Nicolas JF, Terreux R. Corticosteroid Cross-Reactivity: Clinical and Molecular Modelling Tools. *Allergy* 2011 ; 66 : 367-74.
7. Baeck M, Goossens A. Immediate and Delayed Allergic Hypersensitivity to Corticosteroids: Practical Guidelines. *Contact Dermatitis* 2012 ; 66 : 38-45.

S. Barbarot

Service de Dermatologie,
Nantes Université, CHU Nantes, UMR 1280 PhAN, INRAE, Nantes

DERMATITE ATOPIQUE AUJOURD'HUI ET DEMAIN

Conflits d'intérêts (investigateurs ou interventions ponctuelles) : Almirall, Sanofi-Genzyme, Abbvie, Novartis, Janssen, Leo Pharma, Pfizer, Eli Lilly, UCB Pharma.

ÉPIDÉMIOLOGIE EN 2021

La dermatite atopique (DA) est une maladie inflammatoire chronique multifactorielle touchant 10 à 20 % des enfants (15 % des adolescents en France) [1] et 3 à 8 % des adultes dans les pays industrialisés (4 % des adultes en France) [2]. Un tiers des patients atteints de DA développent un asthme et deux tiers une rhinite allergique. La prévalence des allergies alimentaires au cours de la DA est d'environ 15 %. La fréquence de la DA augmente dans les pays en voie de développement. La maladie est moins fréquente en milieu rural qu'en milieu urbain. Les infections parasitaires précoces, le mode de vie rural, le mode de garde en crèche et l'exposition aux chiens dans la petite enfance sont associés à des facteurs protecteurs de DA. Il n'y a pas d'arguments épidémiologiques convaincants pour une responsabilité directe des épisodes infectieux bactériens ou viraux, des mesures d'évictions des acariens, de l'alimentation au sein, des introductions alimentaires tardives, des vaccinations ou de la pollution dans le risque de développer la maladie [3].

La fréquence des DA de l'adulte a été sous-estimée dans le passé. Des études récentes montrent en effet que la DA pourrait être fréquemment chronique tout au long de la vie, avec des périodes de rémissions longues [4]. De plus, les formes d'apparition tardive (à l'adolescence ou à l'âge adulte) ne sont pas exceptionnelles et posent des problèmes de diagnostic différentiel avec les lymphomes cutanés T épidermotropes, le psoriasis, les dermites allergiques de contact et certaines toxidermies.

PHYSIOPATHOLOGIE

La physiopathologie de la DA fait intervenir l'interaction de cinq types de mécanismes :

- une altération fonctionnelle innée de la barrière cutanée (la découverte du rôle des mutations hétérozygotes du gène de la filaggrine dans la physiopathologie de la DA, suggère qu'une anomalie fonctionnelle innée de la fonction barrière cutanée soit en partie à l'origine de la marche atopique) ;
- une prédisposition au développement d'une réaction inflammatoire au sein de la peau faisant intervenir l'immunité innée et adaptative ;
- l'action de facteurs d'environnement incomplètement connus ;
- une faible diversité de la flore bactérienne digestive néonatale (microbiome digestif) ;
- un rôle très probable mais encore mal connu du microbiome bactérien cutané [3].

CLINIQUE, IMPACT ET PRÉVENTION PRIMAIRE

Il existe plusieurs « phénotypes » différents de DA (diffuse, cervicofaciale, de type prurigo, de type eczéma nummulaire, etc.) mais leur définition n'est actuellement pas clairement établie, et il existe de grandes variations interindividuelles dans les formes cliniques et l'histoire naturelle de la maladie. De plus on ne connaît aucun biomarqueur fiable en routine permettant de prédire le phénotype de la maladie chez un individu (même si les sujets porteurs d'une mutation du gène de la filaggrine semblent avoir une maladie plus précoce, plus sévère, plus prolongée et plus volontiers associée à des manifestations allergiques extra-cutanées). L'impact de la DA sur la qualité de vie des patients et de leur famille est important et sous-estimé. Il n'y a pas de traitement reconnu en prévention primaire actuellement, en dehors des hydrolysats de protéines de lait de vache chez les nouveau-nés à risque et probablement des probiotiques et/ou des prébiotiques. Les émollients utilisés dès la naissance chez les enfants à risque ne diminuent pas le risque de développer une DA [5].

PRISE EN CHARGE DE LA DA EN 2021

La prise en charge de la DA est partagée entre les médecins généralistes, les pédiatres, les allergologues et les dermatologues en fonction de la gravité de la maladie et de l'âge des patients. Malgré une conférence de consensus nationale, dont les résultats ont été publiés en 2005 [6], et des recommandations européennes et internationales récentes [7], les stratégies de prise en charge thérapeutique et d'examens complémentaires diffèrent encore fortement selon les médecins. La discordance des discours entre les soignants (dont les pharmaciens), les nombreuses croyances populaires autour de cette maladie et la corticophobie des malades et des soignants, rendent la prise en charge difficile.

L'objectif du traitement de la DA est d'une part l'obtention rapide d'une rémission grâce à un traitement d'attaque et d'autre part le maintien de cette rémission au long cours grâce à un traitement d'entretien : cette stratégie doit être explicitée au patient. Les dermocorticoïdes (DC) sont utilisés en première intention en traitement d'attaque de la DA et en traitement d'entretien : le traitement est alors débuté dès la réapparition des premiers symptômes (traitement réactif précoce) ou de manière systématique 2 à 3 fois par semaine (traitement proactif) dans les DA chroniques avec poussées fréquentes. La puissance des DC et leur forme galénique sont adaptées à l'âge et à la localisation des lésions. Les émollients sont utilisés en phase d'entretien sur une peau non ou peu inflammatoire. Ils permettent probablement de diminuer le nombre des poussées sur le long terme. Le tacrolimus peut être utilisé en seconde intention après l'âge de 2 ans, plus volontiers sur le visage et les plis et pendant le traitement d'entretien. Ce traitement n'est cependant plus remboursé chez l'enfant. La recherche de facteurs aggravants potentiels (allergies alimentaires, surinfection, facteurs psychologiques, eczéma de contact) doit être adaptée au cas par cas.

La prise en charge globale d'un patient atteint de DA et de sa famille doit intégrer l'éducation thérapeutique individuelle ou collective.

Les traitements systémiques sont proposés aux patients atteints de DA modérée à sévère chronique ayant un retentissement net sur la qualité de vie et chez lesquels le traitement local bien conduit est soit très difficile à réaliser (problèmes d'observance majeurs), soit ne permet pas de contrôler la maladie [8].

Pendant plusieurs décennies les médecins ne disposaient que de quelques traitements systémiques classiques anciens pour traiter les malades atteints de DA sévère : la ciclosporine orale (AMM en 1991), la photothérapie, le méthotrexate (hors AMM) et l'azathioprine (hors AMM) [9]. L'expérience clinique et quelques essais randomisés de faibles effectifs, anciens, ont montré que la ciclosporine orale à la dose de 4 à 5 mg/kg/j était rapidement efficace. Ce traitement représente toujours le choix de première intention en Europe. Cependant, l'utilisation de la ciclosporine orale au long cours (au-delà de 1 an) est risquée en raison de l'immunosuppression induite et de sa toxicité rénale. Certains malades, surtout âgés, ont des contre-indications (insuffisance rénale, hypertension artérielle). De plus, la tolérance immédiate de la ciclosporine orale n'est pas toujours bonne chez l'adulte (troubles digestifs, asthénie, dysesthésies). Le méthotrexate est souvent utilisé en seconde intention en Europe et en Amérique du Nord. Les données d'efficacité sont plus rares que pour la ciclosporine mais un essai randomisé récent a montré que le méthotrexate à 25 mg par semaine était non inférieur à la ciclosporine après 5 mois de traitement et mieux toléré [10]. La tolérance du méthotrexate au long cours est satisfaisante d'après la longue expérience accumulée dans le psoriasis et d'autres maladies inflammatoires chroniques. Le délai d'efficacité du méthotrexate est cependant long (plus de 1 mois), c'est pourquoi certaines équipes utilisent un traitement initial de courte durée d'action avant d'initier ce traitement (en utilisant parfois les deux traitements en parallèle pendant quelques semaines). De nombreux pays utilisent la corticothérapie orale dans ce contexte, mais ce traitement n'est pas recommandé en France en raison des risques réels de rebonds à l'arrêt du traitement et du rapport bénéfice/risque défavorable à moyen et long terme. La photothérapie est assez efficace mais son utilisation est souvent limitée par la contrainte de l'éloignement des cabines UV. L'efficacité de l'azathioprine est mal évaluée, probablement équivalente au méthotrexate mais avec un rapport bénéfice/risque moins favorable.

QUELS SONT LES NOUVEAUX TRAITEMENTS SYSTÉMIQUES DE LA DA ?

Deux types de médicaments sont actuellement développés : des *anticorps monoclonaux humanisés* et des *« petites molécules »* [11].

Dans la DA, l'inflammation de type 2 conduit à une production en excès des cytokines (IL-4 et IL-13 notamment) dont l'action est inhibée par des *anticorps monoclonaux,* tels que le dupilumab (anticorps bloquant les récepteurs communs à l'IL-4 et l'IL-13), le tralokinumab et le lebrikizumab (anticorps bloquant les récepteurs à l'IL-13) ou le némolizumab (anticorps bloquant les récepteurs à l'IL-31, une cytokine majeure du prurit). Des études évaluant l'efficacité des anticorps anti-IL-17 et anti-IL-22 sont en cours. Les petites molécules sont des *inhibiteurs des récepteurs Janus kinase.* Ces molécules sont des « anti-inflammatoires » plus ou moins spécifiques déjà utilisés en rhumatologie (dans la polyarthrite rhumatoïde) ou en hématologie. Ils sont également à l'étude dans la pelade et le vitiligo.

Le premier traitement biologique de la DA a obtenu une autorisation de mise sur le marché (AMM) en 2018 en Europe (dupilumab : Dupixent®) chez l'adulte et plus récemment chez l'enfant et l'adolescent. Le premier inhibiteur de Janus kinase ayant obtenu une AMM dans la DA de l'adulte en 2020 est le baricitinib (Olumiant®), un inhibteur JAK1-2. Ces traitements sont pris en charge par la Sécurité sociale en France en cas de contre-indication, d'intolérance ou d'échec à la ciclosporine. La prescription initiale est hospitalière.

Dupilumab

Les résultats de l'essai randomisé de phase 3 comparant les DC seuls aux DC associés au dupilumab, montrent que 7 malades sur 10 sont très améliorés à 4 mois (amélioration d'au moins 75 % du score EASI initial) dans le bras DC et dupilumab contre seulement 2 malades sur 10 dans le bras DC seuls [12]. La tolérance dans ces essais est bonne. L'efficacité du traitement en vie réelle a été récemment rapportée chez 241 malades dans une étude réalisée par le Groupe d'étude sur l'eczéma atopique (GREAT) de la Société française de dermatologie [13]. Les résultats montrent que l'efficacité du dupilumab chez des malades non sélectionnés semble comparable à celle observée dans les essais randomisés, mais que les *effets secondaires ophtalmologiques* semblent plus fréquents. En effet, des « conjonctivites » majoritairement légères à modérées ont été rapportées chez 38 % des malades dans cette étude alors que cet effet secondaire n'avait touché que 8 à 22 % des sujets dans les essais randomisés (*versus* 2 à 11 % dans les bras contrôle). La physiopathologie et la prise en charge de ces évènements spécifiques à la DA (non observés au cours des essais randomisés dans l'asthme) nécessitent des études complémentaires en cours. Actuellement, aucune recommandation de traitement préventif ou curatif de ces évènements oculaires n'est validée. Certains utilisent des larmes artificielles et/ou des antihistaminiques topiques en première intention dans les formes légères et des anti-inflammatoires topiques dans les formes modérées, comme la fluorométholone, des corticoïdes topiques en collyres, des inhibiteurs de la calcineurine (ciclosporine en collyre, tacrolimus pommade). Il est recommandé d'informer systématiquement les patients avant le début du traitement et de les suivre avec un ophtalmologiste en cas de survenue de complications oculaires. Des *hyperéosinophilies asymptomatiques* et transitoires sont assez fréquentes [14]. On observe dans 5 à 10 % des cas des *épisodes d'érythèmes cercicofaciaux*, parfois rythmés par les injections, avec peu de prurit, et dont le mécanisme reste inconnu [15]. De très rares cas de pelades et de psoriasis induits et d'arthralgies ont été rapportés. La fréquence des infections bactériennes et virales est plus faible chez les sujets traités par dupilumab que ceux traités par placebo. Aucun bilan biologique préthérapeutique ni de suivi standard ne sont préconisés.

Inhibiteurs de Janus kinase (inhibiteurs JAK)

Les résultats des essais de phase 3 comparant les DC associés aux inhibiteurs JAK *versus* DC seuls, mettent en évidence une amélioration très nette de la DA à 4 mois chez environ 50 % (baricitinib) [16] à 70 % (upadacitinib, abrocitinib, 2 molécules inhibiteurs JAK1) des patients, ainsi qu'un effet rapide (en quelques jours) sur le prurit. L'upadactinib est supérieure au dupilumab à 4 mois sur la réponse EASI 75 (71 % *versus* 61 %) dans un essai de phase 3 comparant ces deux traitements [17]. Les effets secondaires des inhibiteurs JAK dépendent de la spécificité des molécules et de la dose mais comprennent des infections virales à HSV et VZV, des anomalies asymptomatiques du bilan sanguin (thrombocytose, anémie, leucopénie), hépatique et des anomalies du bilan lipidique. Des nausées et des lésions étiquetées « acné » ont été décrites (acné chez 18 % des patients avec l'upadacitinib dans l'essai de phase 3 comparant upadacitinib *versus* dupilumab) [17]. Des cas très rares de thromboses veineuses ont été rapportés chez les patients atteints de polyarthrites rhumatoïdes, mais pas dans les essais DA. Ces médicaments sont contre-indiqués en cas d'insuffisance rénale et de grossesse. Un bilan biologique préthérapeutique et une surveillance biologique à 1 mois et 3 mois sont recommandés. L'upadacitinib bénéficie d'une autorisation d'accès précoce en France en août 2021 pour les patients en impasse thérapeutique.

Autres traitements en cours d'évaluation

Les essais de phase 3 comparant l'*anticorps anti-IL-13 (tralokinumab)* associé aux DC *versus* DC seuls, mettent en évidence une amélioration très nette de la DA à 4 mois chez environ 60 % des patients (*versus* 35 % dans le bras DC seuls) [18]. Le tralokinumab bénéficie d'une autorisation d'accès précoce en France en août 2021 pour les patients en impasse thérapeutique. D'autres anti-IL-13 (lebrikizumab) sont en cours d'évaluation. La place de ces anticorps dans la stratégie thérapeutique par rapport au dupilumab et leur rapport bénéfice/risque restent à préciser.

L'anticorps anti-IL-13 némolizumab a un effet très net sur le prurit, mais assez peu d'effet anti-inflammatoire [19]. Il semble très efficace dans le prurigo sévère.

Enfin, d'autres voies thérapeutiques sont en cours d'évaluation (anti-OX 40, anti-IL-22).

DA : MALADIE ENCORE MAL CONNUE DES MÉDECINS ET DU PUBLIC

Malgré une prévalence de la maladie chez l'adulte proche du psoriasis (4 % en France), les indications de traitements systémiques semblent moins fréquentes. Ceci n'est pas dû à un impact plus faible mais plutôt à un défaut d'identification de la maladie dans le public et chez les soignants [11]. En effet, de nombreux patients ne connaissent même pas le nom de leur maladie et n'ont pas de suivi médical spécifique. Beaucoup vivent au quotidien avec une maladie invalidante associée à une vague notion de « problème de peau causé par le stress » ou « d'allergie à quelque chose ». Les croyances complexes, comme la crainte d'utiliser les traitements anti-inflammatoires locaux (corticophobie), souvent partagées par les patients et les soignants, aggravent la déficience de prise en charge. La formation des acteurs de soins est donc l'une des taches capitales à venir. Des filières de soins de qualité, intégrant les pharmaciens, les médecins généralistes, les pédiatres, les allergologues et les dermatologues, devront donc être mises en place.

QUELLES SONT LES LEÇONS DE L'ÈRE THÉRAPEUTIQUE DU PSORIASIS DEPUIS 15 ANS ?

Il est tentant de comparer cette nouvelle ère thérapeutique de la DA à la période qui a débuté pour le psoriasis à partir de 2005 (date de l'AMM de l'étanercept), pendant laquelle des traitements systémiques de plus en plus efficaces se sont succédé, repoussant toujours plus les standards d'efficacité (de PASI 50 jusqu'au PASI 90, voire 100). Si des similitudes sont évidentes, les maladies et les malades sont différents. La DA débute plus tôt dans la vie, et les malades sont souvent plus jeunes. Ainsi, le plan de développement de ces nouveaux traitements s'intéresse d'emblée aux populations adolescentes et pédiatriques. Les comorbidités associées sont différentes. La DA est associée à des comorbidités atopiques dont l'histoire naturelle (« marche atopique ») sera peut-être modifiée par le recours précoce à ces nouveaux traitements. De même, le retentissement du prurit chronique sur le sommeil et le développement cognitif sont susceptibles d'être durablement améliorés, réduisant ainsi l'impact futur de la maladie. La DA évolue souvent de manière plus fluctuante que le psoriasis au cours de la vie, alternant des périodes de rémission partielle à des épisodes d'exacerbation plus ou moins longs. Il est ainsi possible que ces nouveaux traitements soient utilisés à l'avenir de manière intermittente au cours de la vie. À l'instar du psoriasis, l'arrivée de nouveaux traitements va probablement diminuer le recours aux traitements locaux dans les formes modérées à sévères et encourager l'utilisation des traitements systémiques classiques en pratique courante (méthotrexate, ciclosporine) et enfin stimuler la recherche clinique, ce qui permettra de mieux hiérarchiser les stratégies thérapeutiques. Il est crucial de mettre en place rapidement des registres observationnels nationaux indépendants dont les données seraient mutualisées entre les pays européens grâce à l'utilisation de critères communs. Ceci permettra de mieux connaître l'efficacité et la tolérance de ces traitements au long cours.

CONCLUSION

La prise en charge des malades (enfants et adultes) atteints de DA sévère va sans nul doute être profondément bouleversée ces prochaines années par l'arrivée de ces nouveaux traitements systémiques. Riche de l'expérience vécue dans le psoriasis ces 15 dernières années, la communauté médicale, les tutelles et les patients doivent s'organiser dès maintenant pour tirer le meilleur profit sanitaire collectif et individuel de ces avancées scientifiques.

RÉFÉRENCES

1. Silverberg JI, Barbarot S, Gadkari A, *et al.* Atopic dermatitis in the pediatric population: A cross-sectional, international epidemiologic study. *Ann Allergy Asthma Immunol* 2021 ; 126 : 417-28.e2.
2. Barbarot S, Auziere S, Gadkari A, *et al.* Epidemiology of atopic dermatitis in adults: Results from an international survey. *Allergy* 2018 ; 73 : 1284-93.
3. Weidinger S, Beck LA, Bieber T, Kabashima K, Irvine AD. Atopic dermatitis. *Nat Rev Dis Primers* 2018 ; 4 : 1.
4. Abuabara K, Ye M, McCulloch CE, *et al.* Clinical onset of atopic eczéma: Results from 2 nationally representative British birth cohorts followed through midlife. *J Allergy Clin Immunol* 2019 ; 144 : 710-9.
5. Chalmers JR, Haines RH, Bradshaw LE, *et al.* Daily emollient during infancy for prevention of eczema: the BEEP randomised controlled trial. *Lancet* 2020 ; 395 : 962-72.

6. Conférence de consensus. Prise en charge de la dermatite atopique de l'enfant. *Ann Dermatol Venerol* 2005 ; 132 : 1S19-33.
7. Wollenberg A, Christen-Zäch S, Taieb A, *et al.* ETFAD/EADV Eczema task force 2020 position paper on diagnosis and treatment of atopic dermatitis in adults and children. *J Eur Acad Dermatol Venereol* 2020 ; 34 : 2717-44.
8. Simpson EL, Bruin-Weller M, Flohr C, *et al.* When does atopic dermatitis warrant systemic therapy? Recommendations from an expert panel of the International Eczema Council. *J Am Acad Dermatol* 2017 ; 77 : 623-33.
9. Nankervis H, Thomas KS, Delamere FM, *et al.* What is the evidence base for atopic eczéma treatments ? A summary of published randomized controlled trials. *Br J Dermatol* 2017 ; 176 : 910-27.
10. Goujon C, Viguier M, Staumont-Sallé D, *et al.* Methotrexate Versus Cyclosporine in Adults with Moderate-to-Severe Atopic Dermatitis: A Phase III Randomized Noninferiority Trial. *J Allergy Clin Immunol Pract* 2018 ; 6 : 562-9.
11. Barbarot S. Une nouvelle ère thérapeutique pour la dermatite atopique. *Ann Dermatol Venereol* 2019 ; 146 : 525-7.
12. Blauvelt A, de Bruin-Weller M, Gooderham M, *et al.* Long-term management of moderate-to-severe atopic dermatitis with dupilumab and concomitant topical corticosteroids (LIBERTY AD CHRONOS): a 1-year, randomised, double-blinded, placebo-controlled, phase 3 trial. *Lancet* 2017 ; 389 : 2287-303.
13. Faiz S, Giovannelli J, Podevin C, *et al.* Effectiveness and safety of dupilumab for the treatment of atopic dermatitis in a real-life French multicenter adult cohort. *J Am Acad Dermatol* 2019 ; 81 : 143-51.
14. Marcant P, Balayé P, Merhi R, *et al.* Dupilumab-associated hypereosinophilia in patients treated for moderate-to-severe atopic dermatitis. *J Eur Acad Dermatol Venereol* 2021 ; 35 : e394-e396.
15. Soria A, Du-Thanh A, Seneschal J, Jachiet M, Staumont-Sallé D, Barbarot S; GREAT Research Group. Development or Exacerbation of Head and Neck Dermatitis in Patients Treated for Atopic Dermatitis With Dupilumab. *JAMA Dermatol* 2019 ; 155 : 1312-5.
16. Reich K, Kabashima K, Peris K, *et al.* Efficacy and safety of baricitinib combined with topical corticosteroids for treatment of moderate to severe atopic dermatitis: a randomized clinical trial. *JAMA Dermatol* 2020 ; 156 : 1333-43.
17. Blauvelt A, Teixeira HD, Simpson EL, *et al.* Efficacy and safety of upadacitinib vs dupilumab in adults with moderate-to-severe atopic dermatitis: a randomized clinical Trial. *JAMA Dermatol* 2021.
18. Silverberg JI, Toth D, Bieber T, *et al.* Tralokinumab plus topical corticosteroids for the treatment of moderate-to-severe atopic dermatitis: results from the double-blind, randomized, multicentre, placebo-controlled phase III ECZTRA 3 trial. *Br J Dermatol* 2021 ; 184 : 450-63.
19. Kabashima K, Matsumura T, Komazaki H, Kawashima M ; Nemolizumab-JP01 Study Group. Trial of Nemolizumab and Topical Agents for Atopic Dermatitis with Pruritus. *N Engl J Med* 2020 ; 383 : 141-50.

H. Dutartre, S. de Bataille

Service de Dermatologie,
Hôtel-Dieu, Nantes

EXPLORATIONS PHOTOBIOLOGIQUES : COMMENT, POUR QUI ?

L'indication des explorations photobiologiques (EP) se discute lorsque l'on suspecte une photodermatose. Le diagnostic d'une photodermatose est soulevé devant deux principaux arguments cliniques : une nette poussée saisonnière des lésions au printemps et en été, le siège des lésions sur les zones photoexposées. Le visage, les mains, les membres supérieurs avec une bonne délimitation par les manches, le décolleté et toutes les zones non protégées par les vêtements sont généralement atteints. Au niveau du visage, il faut bien rechercher les zones qui sont respectées dans les photodermatoses, comme le triangle sous-mentonnier, la zone rétro-auriculaire, les paupières, la zone sous-narinaire, le fond des rides, ce qui permet d'éliminer une dermite aéroportée, un eczéma, où ces localisations sont atteintes. Au niveau des mains, les lésions s'arrêtent souvent à la première phalange, les deux dernières étant, au repos, souvent repliées et non exposées au soleil. Au niveau du poignet, il faut regarder la zone protégée par le bracelet de la montre. Le patient est rarement vu en poussée, mais très souvent il apporte des photos qui sont précieuses pour le diagnostic.

L'interrogatoire précise le temps d'exposition nécessaire pour provoquer des lésions, le délai d'apparition des lésions après exposition (quelques minutes dans une urticaire solaire), leur durée (moins de 12 h pour une urticaire solaire, 3 à 5 jours pour une photodermatose phototoxique, plus de 1 semaine pour une photodermatose photoallergique), la présence d'un prurit ou d'une sensation de brûlure (en faveur d'une phototoxicité), le mois de l'année où commencent les lésions (au printemps pour une lucite polymorphe et en plein été pour une lucite estivale bénigne) et si elles s'estompent avec le bronzage. Les traitements médicamenteux, les produits appliqués, les produits d'hygiène, le métier, les loisirs sont précisés.

Le diagnostic de photodermatose étant soulevé, faut-il demander des EP ? Pour pouvoir poser une bonne indication d'explorations photobiologiques, il faut connaître les différents tests pratiqués et leur signification.

COMMENT ?

Matériel [1]

Les EP peuvent être réalisées avec plusieurs sources lumineuses. L'idéal est d'avoir un simulateur solaire, le plus fréquemment utilisé en France est le Dermolum Muller. C'est une lampe à arc à vapeur de xénon haute pression qui reproduit assez fidèlement le spectre solaire depuis les ultraviolets B (UVB), jusqu'au visible, en arrêtant par des filtres les UVC et les infrarouges. L'ajout d'un monochromateur, en sortie du simulateur, permet de tester des longueurs d'onde précises. Les centres de photobiologie en France étaient pratiquement tous équipés d'un simulateur solaire, mais ces appareils coûteux sont tombés progressivement en panne et les firmes ont arrêté de les réparer et de les fabriquer.

De plus en plus de centres de photobiologie sont contraints à réaliser les explorations avec les tubes fluorescents (vapeur de mercure basse pression) utilisés pour la photothérapie : TL12 ou TL01 pour les UVB, TL09 ou TL10 pour les UVA. Pour tester le visible, la plupart des centres emploient un simple appareil à diapositive. L'utilisation de source LED devrait permettre d'approcher de façon plus rigoureuse le spectre du visible.

Tests [1]

Détermination de la dose érythémateuse minimale (DEM) ou test de Saidman

Réalisation : des doses croissantes de lumière totale, ou d'UVB, ou d'UVA, sont appliquées à travers de petits orifices (6 à 9 en fonction de l'appareil) avec une progression géométrique. La DEM est définie par la plus petite dose qui donne un érythème homogène et bien limité. Interprétée par rapport au phototype, elle est lue à 24 h. Son abaissement témoigne d'une phototoxicité que l'on trouve toujours dans une dermatite actinique chronique (DAC) et dans une photosensibilisation médicamenteuse phototoxique.

Phototests (PT)

Réalisation : irradiation sur une surface minimale de 5 cm x 5 cm, 3 jours de suite pour le phototest itératif (PTI). Ils sont réalisés en lumière totale, ou en UVB (3 DEM) et en UVA (10 à 15 J, parfois 50 J pour hydroa vacciniforme). Pour tester le visible, c'est un PT unique : 10 minutes avec un appareil à diapositives.

Les PT sont positifs s'ils reproduisent les lésions cliniques des photodermatoses. La lecture se fait immédiatement (urticaire solaire, phototoxicité immédiate au vérumafénib), à 48 h, à 7 jours, et parfois de manière retardée (plus de 3 semaines dans le lupus érythémateux). Ces tests sont intéressants pour le diagnostic des lucites idiopathiques, des photosensibilisations médicamenteuses.

Dans la lucite estivale bénigne (LEB), on peut réaliser un PT UVA + UVB corps entier dans une cabine de photothérapie.

Photopatch-tests (PPT) [2]

Réalisation : des patch-tests (PT) sont posés en deux exemplaires, le premier servira de témoin non irradié et le second sera irradié en UVA à la dose de 5 J/cm^2. Il faut éviter une dose plus élevée qui peut provoquer une réaction de phototoxicité. L'irradiation en UVB n'est plus effectuée depuis quelques années car les PPT positifs en UVB sont exceptionnels. Cela fait aussi gagner de la place sur le dos et permet de tester plus d'allergènes. L'irradiation se fait après 24 h, ou mieux après 48 h (meilleure pénétration des allergènes). Les photoallergènes sont choisis, en fonction de l'interrogatoire, parmi les batteries standards (française et européenne) et les produits personnels du patient. Ils sont appliqués dans le dos, sur une peau saine et qui n'a pas été exposée au soleil depuis 1 mois. On peut tester des médicaments dilués à 10-30 % dans de l'eau et de la vaseline. La lecture se fait immédiatement pour dépister les très rares cas d'urticaire de contact à l'oxybenzone et à la prométhazine, puis à J3 avec une 2e lecture entre J5 et J7. La cotation est la même que celle des tests épicutanés. La photoallergie de contact est définie par la positivité du PPT, alors que le PT non irradié est négatif. Dans un eczéma photo-aggravé, la positivité du PPT est supérieure à celle du PT non irradié. Si la positivité du PPT et du PT non irradié est identique, il s'agit d'un eczéma de contact. Les PPT permettent le diagnostic des photoallergies de contact et sont parfois utiles pour celui des photosensibilisations médicamenteuses. Pour les PT et les PPT, en présence d'un érythème homogène sans vésicules ou papules, il est difficile de différencier une phototoxicité d'une photoallergie. L'érythème de la phototoxicité apparaît dès 24-48 h et ensuite diminue, alors que dans la photoallergie, il apparaît plus lentement et augmente les jours suivants. Une biopsie peut être utile pour différencier ces deux mécanismes. La pertinence de la positivité des tests doit être interprétée avec la clinique et l'histoire de la maladie.

Anne Moreau de Caen a mené en 2019 une enquête auprès des centres français de photodermatologie pour faire un état des lieux des matériels, protocoles et cotations [3]. Il y a malheureusement une grande hétérogénéité sur ces trois éléments. Anne Moreau soulignait que sur 30 centres universitaires, 10 d'entre deux ne faisaient pas, ou plus, d'EP. Ce sont des explorations très chronophages qui nécessitent 4 jours de tests pour une cotation CCAM QZQP002 et QZRP001, toujours sans tarification officielle depuis 2005, donc très mal valorisées.

POUR QUI ?

Voyons maintenant pour chaque photodermatose s'il y a un intérêt à réaliser des EP.

Lucites idiopathiques

Lucite estivale bénigne (LEB)

La LEB est la photodermatose la plus fréquente. Elle atteint principalement les jeunes femmes et se déclenche après une forte exposition solaire, typiquement une exposition à la plage en juillet ou août. De petites papules érythémateuses prurigineuses surviennent, après 2 à 3 jours d'expositions solaires, au niveau du décolleté, des avant-bras, parfois de façon plus étendue sur les autres zones photoexposées. Le respect du visage, la disparition des lésions avec le développement du bronzage, le déclenchement après un fort soleil sont les trois caractéristiques cliniques qui permettent de poser le diagnostic de LEB dès l'interrogatoire. Quand tous ces éléments cliniques sont présents, le diagnostic de LEB est certain et les EP inutiles. En revanche, si le déclenchement des lésions survient après une exposition modérée dès le printemps, s'il n'y a pas de tolérance solaire avec le bronzage et surtout s'il y a une atteinte du visage, les EP sont nécessaires pour rechercher des arguments pour une lucite polymorphe (positivité du phototest itératif en lumière totale ou UVB) et pour dépister une photoallergie, notamment aux filtres solaires (réalisation de PPT).

Photodermatose printanière juvénile (PPJ)

Une autre photodermatose ne nécessite pas d'EP, la PPJ, car le tableau clinique est caractéristique : survenue de lésions papulovésiculeuses de l'hélix des oreilles chez des garçons de 5 à 12 ans aux cheveux courts, lors des expositions solaires du printemps alors qu'il fait encore froid. Les lésions guérissent spontanément en 2-3 semaines et ne se reproduisent pas l'été. La PPJ disparaît après la puberté.

Lucite polymorphe (LP) et éruption polymorphe à la lumière (EPL)

Les Anglo-Saxons ne différencient pas la LEB et la LP, les incluant sous la dénomination d'EPL. La LP est une EPL avec trois critères de sévérité clinique : l'atteinte du visage, l'absence de tolérance solaire avec le bronzage, le déclenchement des lésions après de faibles expositions au printemps. Les EP permettent de rechercher un autre critère de sévérité : la positivité du PTI en lumière totale, ou UVB qui est positif dans environ 70 % des cas. Si le PTI se positive tardivement (après 7 jours) et/ou s'il reste papuleux plus de 3 semaines, il faut suspecter un lupus érythémateux cutané subaigu et réaliser un dosage des anticorps antinucléaires ainsi qu'une biopsie cutanée avec immunofluorescence directe.

Urticaire solaire (US)

L'urticaire solaire se diagnostique à l'interrogatoire : déclenchement rapide en quelques minutes de papules urticariennes des zones photoexposées et surtout disparition après mise à l'ombre. C'est la seule photodermatose dont les lésions disparaissent le lendemain.

A-t-on alors besoin d'EP ? Oui afin de déterminer par le calcul des doses urticariennes minimales le spectre d'action de l'US pour une détermination de la sévérité de l'US et une meilleure prise en charge thérapeutique. Si le spectre d'action se situe principalement dans les UVB, les produits de protection solaire ont une certaine efficacité, ce qui n'est pas le cas si le spectre d'action se situe dans les UVA ou le visible. En cas d'US aux UVA et en visible, il faut expliquer au patient qu'il pourra déclencher une poussée à travers les vitres et certains vêtements de couleur claire. Enfin, les EP sont utiles lorsque la symptomatologie de l'US est trompeuse comme dans les US localisées.

Hydroa vacciniforme (HV)

Les lésions débutent dans l'enfance sur toutes les zones photoexposées, pour des expositions solaires modérées. La lésion a une évolution particulière : la papule se couvre d'une vésiculo-bulle qui s'ombilique, comme dans la variole, et laisse une cicatrice. Le PTI en UVA à fortes doses de 40-50 J/cm^2 provoque des papules qui évoluent comme celles de la maladie. L'étiologie reste inconnue mais une infection latente au virus Epstein-Barr est observée chez certains patients. Il existe une forme sévère avec fièvre et évolution vers un lymphome chez des patients asiatiques.

Prurigo actinique (PA)

Cette photodermatose extrêmement rare chez les Caucasiens est difficile à diagnostiquer. Il faut y penser lorsqu'un enfant présente des lésions d'eczéma lichénifié et de prurigo, avec une prédominance sur les zones photoexposées et une nette aggravation pendant l'été. Le PTI est souvent positif, ce qui permet de suspecter une photodermatose et de réaliser la recherche de l'HLA DR B1* 0407, marqueur du PA.

La réalisation très chronophage des PPT peut-elle être évitée en cas d'EP d'une photodermatose idiopathique ? Non, car il faut éliminer une photoallergie, notamment aux filtres solaires régulièrement appliqués par ces patients. Une photoallergie aux filtres solaires peut parfois mimer une lucite idiopathique.

Dermatite actinique chronique (DAC)

Photodermatose rare, c'est la plus sévère. Elle survient en Europe préférentiellement chez des hommes (70 %), âgés de plus de 50 ans, qui sont en contact avec des végétaux et ont un travail ou un loisir en extérieur. La photosensibilité est telle que les patients restent cloîtrés chez eux les volets fermés. Les EP retrouvent un effondrement de la DEM en UVB et/ou en UVA et/ou en visible. Les phototests sont fortement positifs dès la première exposition solaire. Il faut attendre une amélioration de la DEM UVA > 5 J/cm^2 pour pouvoir réaliser les photopatch-tests. Il faut toujours associer une batterie standard ICDRG pour dépister les nombreuses allergies de contact développées par ces patients.

Photosensibilisations médicamenteuses (PM)

Photosensibilisation médicamenteuse phototoxique

L'aspect est celui d'un coup de soleil très bien limité par les vêtements, qui va régresser en quelques jours avec desquamation et pigmentation. Une baisse de la DEM confirme la PM phototoxique et précise le spectre de déclenchement. Cet examen est réalisé si on suspecte une PM phototoxique pour un nouveau médicament. Il est inutile si le patient prend un médicament déjà connu pour être phototoxique : cyclines, fluoroquinolones, phénothiazines, AINS, amiodarone, voriconazole et des médicaments plus récents comme le vandétanib, le vémurafénib, la perfénidone [4].

Photo-sensibilisation médicamenteuse photoallergique

Les EP devraient à la fois retrouver des phototests et des photo-patch-tests positifs. C'est en fait très variable, et il est souvent difficile de confirmer ou d'éliminer une PM photoallergique. Pour déclencher un phototest positif, il faut que le patient prenne le médicament responsable au moment des EP, or ce médicament a souvent été arrêté. Les photopatch-tests dans les PM peuvent être négatifs si c'est un métabolite du médicament qui est le photo-allergène et non le médicament qu'on applique sur la peau. Une négativité des PPT ne permet pas d'éliminer une PM, seule une positivité a une signification. Les EP sont d'interprétation difficile et souvent décevantes dans les PM photoallergiques. Dans mon expérience, ce sont dans les PM aux anti-inflammatoires non stéroïdiens et aux phénothiazines que l'on retrouve des PPT positifs. Heureusement, les PM sont beaucoup plus rares que les photo-allergies de contact [5, 6].

Photosensibilisations de contact

Phototoxicités de contact

La forme des lésions permet d'évoquer le diagnostic de phytophotodermatose : lésions linéaires, flagellées, correspondant aux zones de frottement avec une plante qui contient des furocoumarines, substances phototoxiques après exposition aux UVA. L'interrogatoire retrouve généralement le contact du végétal sur une peau humide, après un bain ou une transpiration, et l'exposition au soleil. Un érythème souvent bulleux survient 1 à 2 jours plus tard. On peut avoir des formes uniquement pigmentogènes sans phase érythémateuse.

Les plantes responsables des phytophotodermatoses se retrouvent parmi quatre familles : Apaciées (plantes avec des fleurs en ombelles comme le panais, le céleri, les carottes sauvages, la grande berce du Caucase), Moracées (figuier), Rutacées (rue commune et tous les citrus) et Fabacées. Ces mêmes furocoumarines sont responsables de la pigmentation après utilisation de parfum, de la « lime disease » des barman et barmaid qui préparent des coktails avec des citrons verts.

Photoallergies de contact (PC)

La PC est la photodermatose la plus fréquente après la LEB, c'est donc le premier motif d'EP [5, 6]. La positivité du PPT associée à la négativité du patch-test permet le diagnostic. Trois grandes familles d'allergènes représentent la plupart des PC :

- AINS : parmi eux, le kétoprofène est le plus souvent responsable de PC. Les PPT permettent de chercher les allergies de contact et PC associées à la photoallergie au kétoprofène : oxybenzone, fénofibrate, octocrylène, baume du Pérou, fragrances ;
- filtres solaires : la PC à l'octocrylène est la plus fréquente actuellement. Il y a une vingtaine d'années, l'oxybenzone et le dibenzoylméthane étaient les filtres les plus pourvoyeurs de photoallergie aux produits de protection solaire (PPS) ; l'oxybenzone a été retirée des PPS ;

- phénothiazines : actuellement les PC à l'isothipendyl sont les plus fréquentes en France, photoallergène que l'on peut retrouver dans les crèmes Apaisyl et Sédermyl. On peut les dépister en testant le produit apporté par le patient et par la fréquente réaction croisée avec la prométazine et/ou la chlorpromazine contenues dans les batteries standards [7].

Peut-on se contenter de réaliser uniquement les PPT lorsqu'on suspecte une PC ? Non, car la réalisation de la DEM et des phototests peut dépister une évolution vers une dermatite actinique chronique, ou une photodermatose idiopathique sur laquelle s'est développée une PC aux filtres solaires, par exemple.

CONCLUSION

Les explorations photobiologiques ne sont pas nécessaires lorsque l'on suspecte une photodermatose diagnostiquée sur l'interrogatoire et la clinique : lucite estivale bénigne dans sa forme typique, photodermatose printanière juvénile, phytophotodermatose.

Des explorations photobiologiques complètes sont nécessaires pour le diagnostic d'une photodermatose idiopathique (lucite estivale atypique, lucite polymorphe, hydroa vacciniforme, prurigo actinique), d'une photosensibilisation médicamenteuse allergique et d'une photoallergie de contact (*Tableau I*).

Il est utile mais non obligatoire de déterminer les doses urticariennes minimales dans l'urticaire solaire.

Tableau I. Résultats des tests photobiologiques dans les différentes photodermatoses.

	Test Saidman DEM	Phototest unique ou itératif	Photopatch-tests
Lucite estivale bénigne	-	-	-
Lucite polymorphe	-	+	-
Urticaire solaire	+	+	Non réalisé
Dermatite actinique chronique	+	+	+
Hydroa vacciniforme	-	+ UVA 40 J x 3	Non réalisé
Prurigo actinique	-	+	-
Photosensibilisation médicamenteuse	+ Phototoxique Photoallergique	+	+ Peu sensible
Photoallergie de contact	-	-	+

RÉFÉRENCES

1. Peyron JL. Diagnostic d'une photodermatose. *In* : Schmutz JL, éd. *Photodermatologie. Photobiologie, photoprotection et photothérapie*, 3e ed. Montrouge : Doin, 2018 : 61-8.
2. Avenel-Audran M. Photopatch-tests. *Ann Dermatol Venereol* 2009 ; 136 : 626-9.
3. Moreau A, Avenel-Audran M, Adamski H, *et al.* Exploration photodermatologique en France. Enquête de la Société Française de Photodermatologie. *Ann Dermatol Venereol* 2019 ; 146 : 577-81.
4. Avenel-Audran M. Photosensibilisations exogènes. *In* : Schmutz JL, éd. *Photodermatologie. Photobiologie, photoprotection et photothérapie*, 3e ed. Montrouge : Doin, 2018 : 69-82.
5. Ciszynski M, Pralong P, Moncourier M, Leccia MT. Apport des emplorations photobiologiques pour le daignostic des photodermatoses : étude rétrospective de 100 cas. *Ann Dermatol Venereol* 2019 ; 146 (12S) : A231.
6. Boulitrop C, Dalac S, Collet E, Lambert D. Explorations photobiologiques : expérience de la région Bourgogne sur 7 ans. *Ann Dermatol Venereol* 2005 ; 132 : 73.
7. Cariou C, Droicourt C, Osmont MN, *et al.* Photodermatitis from topical phénothiazines: A case series. *Contact Dermatitis* 2020 ; 83 : 19-24.

E. Amsler

Service de Dermatologie et Allergologie,
Hôpital Tenon, Paris

ROAT : QUAND, COMMENT ?

UTILISATION DU ROAT DANS L'EXPLORATION D'UN ECZÉMA ALLERGIQUE DE CONTACT

Le ROAT (*repeated open application test*), ou test d'application répétée, est un test d'usage qui simule l'utilisation normale d'un produit. Utilisé aussi bien en pratique clinique courante que dans des études expérimentales, il permet de clarifier la pertinence d'un patch-test positif ou douteux pour un produit cosmétique, un médicament topique ou un autre produit topique [1].

En dehors de cette indication classique, le ROAT peut être utilisé pour confirmer une allergie à un produit suspecté dont le patch-test est resté négatif, pour identifier un produit personnel responsable d'un eczéma allergique de contact avant la réalisation de l'enquête allergologique par patch-tests, ou lorsque ces derniers ne sont pas réalisables, comme pendant la pandémie Covid-19. Il peut permettre également de vérifier la bonne tolérance d'un produit. Enfin, il peut être réalisé avec les ingrédients d'un produit cosmétique, fournis par le fabricant, dont les patch-tests sont restés négatifs ou douteux, alors même que le patch-test au produit lui-même était positif.

Quels produits tester ?

Les produits cosmétiques et les médicaments topiques peuvent être testés simplement en ROAT. Parmi les médicaments topiques, les ROAT avec les collyres et les corticoïdes topiques semblent particulièrement intéressants. L'exploration d'une suspicion d'eczéma allergique de contact aux collyres comporte un taux important de tests faux négatifs [2]. Les hypothèses avancées sont la finesse de l'épiderme des paupières, qui peut faciliter la pénétration des allergènes comparativement à l'épaisseur de la peau du dos, où les patchs sont généralement réalisés, la faible concentration de l'allergène dans le collyre lui-même, insuffisante pour déclencher l'eczéma lors d'une application unique, et l'évaporation, du fait de la forme liquide. Différentes méthodes de manipulation de l'épiderme avant application des patch-tests, comme les scarifications, les piqûres ainsi que l'abrasion de la couche superficielle de l'épiderme par le passage répété de bandes adhésives, ont été élaborées pour augmenter la pénétration des allergènes [2]. Ces méthodes ne sont pas standardisées et peuvent induire des irritations [2].

Différents cas cliniques publiés rapportent la positivité de ROAT dans l'exploration des allergies aux collyres. Le ROAT apparaît donc comme une méthode simple, intéressante en complément des patch-tests, pour explorer une suspicion d'eczéma de contact aux collyres. Les contraintes supplémentaires étant la multiplicité fréquente des collyres à tester et l'âge parfois avancé des patients maniant moins facilement les envois de photos par courriel.

La batterie standard européenne comporte deux marqueurs de l'allergie aux corticoïdes permettant de diagnostiquer jusqu'à 90 % des eczémas allergiques aux corticoïdes topiques. Une batterie additionnelle corticoïdes peut être également réalisée, mais l'ensemble des médecins n'en dispose pas en dehors des centres hospitaliers. Par leur action anti-inflammatoire, les patch-tests aux corticoïdes topiques peuvent donner des résultats faussement négatifs, surtout si des lectures tardives au 7e jour ne sont pas réalisées. Les ROAT apparaissent comme étant un bon outil diagnostique en complément des patch-tests pour explorer une suspicion d'allergie aux corticoïdes topiques.

Modalité de réalisation du ROAT

Dans sa première description en 1986, le ROAT était proposé pour des produits non rincés, appliqué deux fois par jour à la dose de 0,1 mL, sur une zone de 5/5 cm, sur la peau de l'avant-bras en avant du pli du coude, pour une durée totale de 7 jours [3]. Dans cette première étude, portant sur 86 patients avec différents produits cosmétiques, la majorité des ROAT positifs survenaient avant 4 jours et parfois entre 5 et 7 jours [3].

En 2015, une revue de la littérature sur les modalités du ROAT, à partir de 32 études (26 pour des produits *leave-on* et 6 pour des produits *rinse-off*) mettait en évidence l'absence de standardisation, tant en termes de zone de réalisation, de fréquence d'application, de durée du test que de critères de positivité [4]. Pour les produits non rincés, plus de 96 % des études recommandaient une application deux fois par jour. Pour les produits rincés, les modalités étaient plus variables : deux fois par jour pour 50 % des études, une fois par jour pour 33 % et trois fois par semaine pour les restantes. La durée de contact était le plus souvent de moins de 5 minutes, mais une étude recommandait moins de 30 minutes [4]. La zone de réalisation était dans 62,5 % des cas sur la face antérieure de l'avant-bras, 12,5 % sur la face antérieure des bras, 9,4 % sur le pli du coude, et d'autres sites étaient moins communément utilisés, comme les aisselles, le cou, le scalp ou la face dorsale des bras ; 43,8 % des études recommandaient une durée de 4 semaines, 21,9 % de 3 semaines, 18,8 % de 2 semaines et enfin 12,5 % de 1 semaine. La taille de la zone de test ne semblait pas affecter le résultat, d'après une étude portant sur 13 patients comparant le résultat du ROAT sur une zone de 10/10 cm et 1/1 cm [5]. Tous les patients réagissaient sur les deux zones, néanmoins la réponse pouvait être retardée si la zone d'application était très petite. Les auteurs recommandaient d'utiliser une zone de 5/5 à 10/10 cm en appliquant le produit toujours au même endroit [5].

La durée du ROAT n'est donc pas univoque dans les publications, et les pratiques des cliniciens varient également. Ainsi, un questionnaire en ligne auprès de 62 membres de la Société américaine de dermatite de contact, objectivait que la majorité d'entre eux recommandait une durée de 1 semaine (49 %), 31 % de 2 semaines et 11 % seulement de 4 semaines. Moins de 5 % proposaient même des durées plus courtes de moins de 1 semaine [4].

À l'inverse des patch-tests, la lecture des ROAT n'est pas standardisée. En 1997, Johansen a proposé un score à partir d'une étude portant sur 14 patients allergiques au fragrance mix réalisant des ROAT avec un déodorant parfumé [6]. Ce score repris en 2015 dans les recommandations de l'ESCD semble néanmoins peu utilisé en pratique courante (*Tableau I*) [1, 6]. Dans les études publiées, la positivité est régulièrement retenue si ≥ 25 % de la zone de test présente un érythème avec infiltration et/ou des papules [7]. Pour d'autres, la positivité est considérée si un eczéma est constaté sur le site d'application. Un aspect de papules folliculaires apparaît souvent au début d'une réaction positive [1].

La distinction entre une irritation et un eczéma allergique est importante pour ne pas considérer à tort un test irritatif en allergie. Il est donc important de pouvoir visualiser le résultat du test, idéalement lors d'une consultation, à défaut par la communication de photos de bonne qualité.

Tableau I. Score de positivité du ROAT (d'après [1]).

Score	**0**	**1**	**2**	**3**	**4**
1. Zone d'application atteinte	0	1-24 %	**25-49 %**	50-89 %	90-100 %
2a. Érythème 2b. Intensité de l'érythème	Aucun Aucune	**Par endroits** **Légère**	Homogène Moyenne	- Intense	- -
3. Papules	Aucune	< 5	5-10	> 10	Infiltration homogène
4. Vésicules	Aucune	< 5	5-10	> 10	Confluentes

Gras : minimum requis pour considérer le test positif correspondant à un score de 5.

En pratique courante, il est fréquent que les patients ne réalisent pas le test proposé (malgré relances), ou ne suivent pas à la lettre les modalités de réalisation. Il est donc important de remettre au patient un document écrit expliquant les produits à tester, les modalités de réalisation du test et de communication des résultats pour s'assurer que le test soit réalisé correctement.

Afin de déterminer la durée optimale des ROAT, le Groupe dermato-allergologie de la Société française de dermatologie a réalisé une étude prospective collectant tous les résultats des ROAT réalisés avec des produits topiques : 328 ROAT ont été collectés dont 59 (18 %) étaient positifs. Le délai médian de positivité était de 3 jours, 91,5 % des positivités survenaient dans les 7 jours et 100 % dans les 10 jours. Au vu des résultats de cette étude, une durée de 10 jours minimum semble nécessaire. Une fiche explicative à remettre au patient est téléchargeable sur le site de la Société française de dermatologie (*Figure 1*).

UTILISATION DU TEST D'APPLICATION RÉPÉTÉ DANS L'EXPLORATION D'UN ÉRYTHÈME PIGMENTÉ FIXE

L'érythème pigmenté fixe est une toxidermie non grave, en dehors des formes bulleuses généralisées. Il se caractérise par la survenue de plaques récidivantes au même endroit, en cas de reprise de la molécule responsable. Le délai d'apparition est en général de quelques jours à 2 semaines, mais peut être beaucoup plus court en cas de réintroduction du médicament responsable [8]. L'exploration allergologique de ces toxidermies particulières comporte la réalisation de patch-tests au site des anciennes lésions. La sensibilité des patch-tests dans l'EPF est variable selon les études et les molécules [9, 10]. Afin d'identifier la molécule responsable et d'éviter la réalisation d'un test de provocation qui reste le *gold standard*, des tests de provocation topiques *in situ* ont été rapportés dans la littérature, mais ne sont pas standardisés.

Le groupe Fisard de la Société française de dermatologie a mis au point des recommandations pour l'investigation allergologique des érythèmes pigmentés fixes [11]. Ces recommandations sont disponibles sur le site de la Société française de dermatologie ainsi qu'une fiche explicative pratique à remettre au patient (*Figure 2*).

La première étape comporte des patch-tests *in situ*, complétés en cas de négativité par un test d'application répété *in situ*. Le médicament à tester pourra être la préparation diluée en vaseline utilisée pour réaliser préalablement le patch-test, remise au patient (comprimé ou poudre diluée à 30 % ou lyophilisat à 10 % dans la vaseline), une forme commerciale liquide testée telle quelle (ex. : collyre, sirop antibiotique, etc.) ou un médicament topique comme un dermocorticoïde.

Sur un site d'EPF, sur une zone préalablement entourée au stylo de 2/2 cm, le médicament sera appliqué par le patient, une fois par jour sans occlusion pendant 7 jours. Les applications seront interrompues si un érythème survient. Il est important que le patient puisse alors être vu par le prescripteur pour constater la positivité, ou à défaut puisse communiquer des photos. Si plusieurs molécules successives doivent être testées, il faut respecter un intervalle de 7 jours entre la fin d'un test et le suivant.

Le test d'application répété est un test simple et utile en complément des patch-tests pour l'exploration d'un eczéma allergique de contact ou d'un érythème pigmenté fixe, dont la principale limitation est la nécessaire collaboration des patients.

RÉFÉRENCES

1. Johansen JD, Aalto-Korte K, Agner T, *et al.* European Society of Contact Dermatitis guideline for diagnostic patch testing – recommendations on best practice. *Contact Dermatitis* 2015 ; 73 : 195-221.
2. Grey KR, Warshaw EM. Allergic Contact Dermatitis to Ophthalmic Medications: Relevant Allergens and Alternative Testing Methods. *Dermatitis* 2016 ; 27 : 333-47.
3. Hannuksela M, Salo H. The repeated application test (ROAT). *Contact Dermatitis* 1986 ; 14 : 221-7.
4. Brown GE, Botto N, Butler DC, Murase JE. Clinical Utilization of Repeated Open Application Test Among American Contact Dermatitis Society Members. *Dermatitis* 2015 ; 26 : 224-9.
5. Hannuksela A, Ninimaki A, Hannuksela M. Size of the test area doses not affect the result of repeated open application test. *Contact Dermatitis* 1993 ; 28 : 299-30.
6. Johansen JD, Bruze M, Anderson KE, *et al.* The repeated open application test: suggestions for a scale or evaluation. *Contact Dermatitis* 1998 : 39 : 95-6.
7. Bruze M, Engfeldt M, Ofenloch R, *et al.* Validation of a questionnaire algorithm based on repeated open application testing with the constituents of fragrance mix I. *Br J Dermatol* 2020 ; 182 : 955-64.
8. Valeyrie-Allanore L, Lebrun-Vignes B, Bensaid B, Sassolas B, Barbaub A ; sous l'égide du groupe toxidermie de la Société française de dermatologie (FISARD). Érythème pigmenté fixe : épidémiologie, physiopathologie, clinique, diagnostic différentiel et modalités de prise en charge. *Ann Dermatol Venereol* 2015 ; 142 : 701-6.
9. Andrade P, Brinca A, Gonçalo M. Patch testing in fixed drug eruptions-a 20-year review. *Contact Dermatitis* 2011 ; 65 : 195-201.
10. Ben Fadhel N, Chaabane A, Ammar H, *et al.* Clinical features, culprit drugs and allergology workup in 41 cases of fixed drug eruption. *Contact Dermatitis* 2019 ; 81 : 336-40.
11. Barbaud A ; Groupe FISARD de la SFD. Investigations allergologiques dans les érythèmes pigmentés fixes. Méthode recommandée par le groupe FISARD de la SFD. *Ann Dermatol Venereol* 2018 ; 145 : 210-3.

Test d'applications répétées ou ROAT

Afin d'explorer une suspicion d'allergie, nous vous proposons de réaliser un test d'applications répétées avec le(s) produits suivants :

1re série :

1. .... (Bras droit) date de début de test :

2. .... (Bras gauche) date de début de test :

2e série

3. .... (Bras droit) date de début de test :

4. .... (Bras gauche) date de début de test :

Modalités du test :

Appliquer le(s) produit(s) sur l'avant-bras **2 fois par jour** (le matin avant de s'habiller et le soir au coucher), **sur une zone** de **5 cm/5 cm** toujours au même endroit en avant du pli du coude, sans couvrir avec un pansement.

Si 2 produits sont testés en même temps, se laver les mains entre chaque ou utiliser un coton tige différent pour appliquer.

Ne pas rincer après application, sauf pour les produits N° :

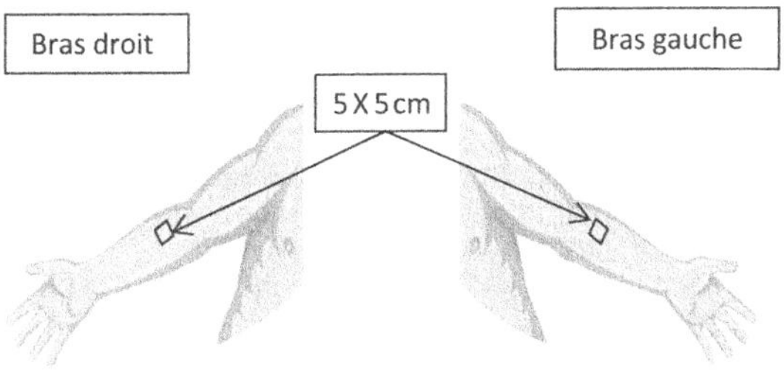

Arrêtez d'appliquer le(s) produit(s) si une réaction survient au site d'application, faites des photos et contactez le médecin, en précisant bien au bout de combien de jours la réaction est apparue. Si vous devez tester un autre produit sur la même zone, attendre 1 semaine avant de commencer le nouveau test.

En l'absence de réaction, poursuivre le test jusqu'à 15 jours, merci de communiquer également les résultats négatifs au médecin.

Nom du médecin :

Mail : Tel :

Figure 1. Fiche test d'applications répétées.

Fiche d'explication et recommandation au patient pour réaliser un test d'applications répétées pour explorer la cause d'un érythème pigmenté fixe.

Madame, Monsieur,

Votre médecin fait actuellement avec vous le bilan pour rechercher la cause d'un accident médicamenteux appelée érythème pigmenté fixe.
Les patch tests qui ont été appliqués sur le site de votre érythème pigmenté fixe étaient négatifs.
L'étape suivante pour le diagnostic est de faire un test d'applications répétées, que vous ferez seul à votre domicile et pour lequel nous allons vous donner des explications pour bien le réaliser.
Comme l'érythème pigmenté fixe récidive toujours au même endroit, nous allons vous demander d'appliquer une préparation contenant un des médicaments suspect, sur un site ou auparavant vous avez eu une plaque d'érythème pigmenté fixe.

Le médecin a dessiné sur le site où vous avez eu un érythème pigmenté fixe, un carré d'environ 2 cms sur 2 cms.
Sur ce carré **1 fois par jour, 7 jours de suite**, vous appliquerez la préparation qui contient le médicament suspecté. Il suffit de mettre un peu de produit sur la peau pour pouvoir, grâce à un massage doux recouvrir toute la surface à tester. Le massage doux pour appliquer le produit ne durera que quelques secondes.
Après avoir appliqué le médicament sur la peau, vous le laisserez sécher ou pénétrer. Vous ne mettrez pas de pansement dessus.
Vous vous laverez les mains après avoir appliqué le médicament sur la peau.
Avec un stylo, vous marquerez le site à tester tous les jours pour que les marques ne disparaissent pas et que vous soyez sûr d'appliquer le médicament toujours au même endroit.

Vous arrêterez immédiatement les applications si vous voyez apparaître une rougeur, des plaques rouges, des petits boutons, une démangeaison sur le site d'application et contacterez le médecin.
Vous pouvez si cela est possible prendre une photo de la réaction que vous observez.

Si par contre au bout d'une semaine, vous n'avez noté aucune rougeur ou bouton sur le site d'applications répétées, vous contacterez le médecin pour lui signaler la négativité de votre test.

Dr ....,
Téléphone : ....
Ou adresse de courriel : ....@ ....

Figure 2. Recommandations pour l'investigation allergologique des érythèmes pigmentés fixes.

B. Milpied-Homsi

Service de Dermatologie,
Hôpital Saint-André, CHU Bordeaux, Bordeaux

"TO TEST OR NOT TO TEST" : LÀ EST LA QUESTION !

La dermato-allergologie est une spécialité à part entière qui requiert pour être idéalement pratiquée d'excellentes connaissances non seulement en allergologie mais surtout en dermatologie et en médecine en général.

Il s'agit non pas de *tester* systématiquement tous les patients qui nous sont adressés mais plutôt de nous questionner sur l'intérêt ou non de réaliser les tests pour ce patient. Il est aussi important de tester et de bien tester, c'est-à-dire avec les produits adéquats, que de *savoir ne pas tester*. C'est tout le dilemme « shakespearien » !

Nous avons donc conçu notre exposé en deux parties : la première partie où sont présentées des observations questionnant le clinicien et où celui-ci doit savoir ne pas tester, mais en revanche proposer d'autres examens pour permettre la bonne prise en charge du patient ; la deuxième partie où le diagnostic d'allergie de contact ne saute pas aux yeux de prime abord, mais est finalement le bon diagnostic et nécessite de tester le patient.

Pour la première partie, il n'est bien sûr pas question de lister toutes les possibilités diagnostiques, mais nous avons tous l'expérience de patients adressés par nos collègues dermatologues, allergologues ou généralistes pour des mises au point diagnostiques allergologiques, et qui dès l'interrogatoire et l'examen clinique nous apparaissent être des dermatomyosites ou lupus cutanés, des dermatoses aquagéniques, des porphyries cutanées tardives, des kératodermies congénitales et bien d'autres dermatoses encore.

Pour la deuxième partie, il s'agit d'exposer des dermatoses de contact à présentation atypique qui doivent cependant être bien connues des apprentis et avertis dermato-allergologues. Nous rappellerons les principales d'entre elles : les dermites de contact à type d'érythème polymorphe, les dermites de contact lichénoïdes, les dermites de contact purpuriques et pigmentaires, les dermites de contact lymphomatoïdes et les dermites de contact granulomateuses [1].

ECZÉMA DE CONTACT À TYPE D'ÉRYTHÈME POLYMORPHE

L'eczéma de contact à type d'érythème polymorphe, encore appelé eczéma de contact « érythème polymorphe-*like* », associe un eczéma au site initial d'application de l'allergène suivi par l'apparition en bordure de lésions en cocardes, à type d'érythème polymorphe. L'éruption est essentiellement cutanée sans atteinte muqueuse, elle peut siéger sur l'ensemble du tégument, la dissémination des lésions s'effectuant de proche en proche à partir du site de l'eczéma de contact initial. L'érythème polymorphe peut parfois apparaître après la guérison de l'eczéma, rendant alors le diagnostic plus difficile. L'histologie est le plus souvent celle d'un eczéma et non celle d'un érythème polymorphe. Le diagnostic est posé par la positivité des patch-tests qui sont « de type eczéma », vésiculeux ; exceptionnellement la réalisation des patch-tests a pu redéclencher l'éruption d'érythème polymorphe.

Les allergènes responsables des érythèmes polymorphes de contact sont des allergènes puissants, souvent connus comme pourvoyeurs de sensibilisation active. Les premiers cas ont été signalés avec des végétaux : primine [2], poison ivy, bois exotiques (palissandre du Brésil ou Jacaranda, pao ferro) souvent responsables de dermatoses professionnelles ; les allergènes sont des dalbergiones. De nombreux médicaments topiques sont responsables d'érythèmes polymorphes de contact, notamment des AINS topiques (bufexamac, kétoprofène), l'imiquimod [3], des métaux (nickel, cobalt) ; ces dernières années les observations rapportées concernent des allergènes cosmétiques « puissants », comme la paraphénylènediamine (PPD) contenue dans des teintures capillaires ou dans des tatouages temporaires [4-6] et des huiles essentielles, comme l'huile de tea tree ou l'huile de laurier [7, 8].

DERMITES LICHENOÏDES DE CONTACT

Les dermites lichénoïdes de contact sont moins bien connues que les dermatites lichénoïdes médicamenteuses, et plus rarement évoquées.

Cliniquement, ces réactions lichénoïdes sont de deux types : une forme aiguë, dans laquelle, après contact avec l'allergène, l'éruption initiale est celle d'un eczéma suivi dans un deuxième temps d'une évolution sous forme de papules violacées, prurigineuses, et une forme chronique, où l'éruption est d'emblée lichénoïde. L'histologie est soit celle d'un lichen plan, mais particulier par l'existence d'une parakératose, un infiltrat de mastocytes, plasmocytes et/ou cellules épithélioïdes, soit celle d'un eczéma, soit mixte à type d'eczéma avec infiltrat lichénoïde. Le diagnostic de certitude est assuré par la positivité des tests épicutanés soit de type eczémateux, soit eczémateux initialement puis lichénoïde ultérieurement, soit d'emblée lichénoïde ; le diagnostic de certitude reste la réintroduction. Ces réactions lichénoïdes de contact doivent être différenciées du lichen plan, des éruptions lichénoïdes médicamenteuses systémiques, de simples lichénifications ou d'eczémas de contact lichénifiés.

Les principaux allergènes responsables de dermatose lichénoïde de contact sont les agents de développement de films couleur : le cuivre, le mercure des amalgames dentaires, les résines époxy, les additifs du caoutchouc, comme l'IPPD, la PPD [9], la néomycine, la phénothiazine ; mais les plus fréquemment rapportés sont les encres des tatouages, surtout le rouge [10], et plus récemment la méthylisothiazolinone [11].

DERMITES PURPURIQUES ET PIGMENTAIRES DE CONTACT

Cette manifestation inhabituelle d'allergie de contact se présente comme une éruption asymptomatique, maculeuse et purpurique, précédée ou non de prurit ou d'érythème, et devenant secondairement pigmentée (surtout chez les phototypes élevés). Histologiquement, une extravasation érythrocytaire dans le derme papillaire, sans signe de vasculite, est habituelle.

Les allergènes sont en priorité vestimentaires. Des dermites purpuriques et pigmentaires de contact ont été décrites avec les colorants azoïques, les éclaircisseurs optiques, la PPD, la laine, la N-isopropyl-N-phénylparaphénylène diamine (IPPD) (dans des bottes de couleur noire). Ces observations ont été regroupées sous la dénomination « PPPP syndrome » (prurit, pétéchies, purpura et sensibilisation à IPPD). D'autres cas ont été rapportés à d'autres constituants du caoutchouc : mercaptobenzothiazole, thiourées [12].

Les colorants azoïques peuvent également être incriminés dans des dermites pigmentaires du visage causées par des cosmétiques, comme des rouges à lèvres, poudres, fards à joues. Plus anecdotique, le baume du Pérou, les résines époxy, le peroxyde de benzoyle, l'EMLA, le méthylmétacrylate et les sels de cobalt ont été signalés dans des eczémas purpuriques. Rappelons que les tests épicutanés au chlorure de cobalt prennent chez environ 5 % des malades testés un aspect purpurique sans pertinence clinique, et sont considérés comme faux positifs [13].

DERMITES DE CONTACT LYMPHOMATOÏDES

La dermite de contact lymphomatoïde est une dermite de contact allergique, caractérisée par un infiltrat dermique mononucléé dense, plus ou moins épidermotrope, faisant évoquer un véritable lymphome cutané. Plusieurs cas ont été rapportés dans la littérature, soit simulant un mycosis fongoïde, soit réalisant des infiltrats lymphocytaires majoritairement de phénotype T CD4+ ; il existe souvent des altérations épidermiques associées suggérant un eczéma de contact : spongiose, parakératose, hyperplasie épidermique. Le diagnostic de lymphome est souvent porté par excès par l'anatomopathologiste. Le diagnostic ne peut être établi que si l'on évoque une dermite de contact et que l'on pratique un test épidermique avec l'allergène suspecté. La guérison doit être obtenue par l'éviction de l'allergène. La pathogénie des dermites de contact lymphomatoïdes est proche de celle des lymphomes cutanés T : un stimulus antigénique répété et prolongé entraînerait une transformation des lymphocytes stimulés en lymphoblastes ; certains allergènes, volontiers puissants, susciteraient cette réaction plus fortement que d'autres. Pour certains, ces dermites de contact lymphomatoïdes constituent la phase initiale d'une affection lymphoproliférative progressive [14].

Des *allergènes puissants très immunogènes* ou irritants sont impliqués : PPD et dérivés [15, 16], dans les tatouages [17, 18], colorants textiles [19], métaux (or [20], nickel, cobalt), bois exotiques [21], conservateurs, caoutchoucs (IPPD), résines époxy ou phénolées, ou encore des antiseptiques (chlorhexidine), la colophane, des médicaments topiques (néomycine, antibiotiques, kétoprofène).

Le dernier allergène responsable d'une véritable « épidémie » de dermatoses lymphomatoides de contact en Europe a été le diméthylfumarate, utilisé comme antibactérien et antimoisissures dans le capitonnage de fauteuils ou canapés chinois. Cette épidémie dénommée « sofa dermatitis » concernait des patients souvent âgés, présentant des lésions cutanées souvent érythématosquameuses, prurigineuses, siégeant au niveau du dos, des fesses et de la face postérieure des cuisses et des avant-bras, après l'utilisation d'un fauteuil ou d'un canapé fabriqué en Chine [22, 23]. Enfin, la méthylisothiazolinone est à rajouter à la liste des responsables de dermatoses lymphomatoïdes de contact [24-27].

ÉRUPTIONS GRANULOMATEUSES

Des réactions de contact à des métaux et des sels métalliques, le zirconium, la silice, le magnésium, le collagène peuvent se manifester comme des éruptions granulomateuses. L'histologie montre une image sarcoïdosique avec des cellules épithélioïdes, mais les patch-tests sont positifs. Les sels métalliques des pigments utilisés pour les tatouages peuvent causer de telles réactions granulomateuses : mercure des tatouages rouges, chrome des pigments verts, cadmium des pigments jaunes. Ces réactions granulomateuses sont, ou non, précédées par des réactions d'eczéma. Histologiquement, ces dernières se présentent sous la forme de granulomes épithélioïdes bien délimités, et la distinction avec la sarcoïdose peut être difficile. Une réaction gigantocellulaire à corps étranger sans granulomes épithélioïdes peut parfois prédominer. Les réactions aux tatouages peuvent combiner cliniquement et histologiquement différentes réactions, comme des réactions lichénoïdes, pseudolymphomateuses et granulomateuses [28, 29].

CONCLUSION

Quel que soit leur aspect clinique, ces dermites d'hypersensibilité de contact atypiques illustrent l'intérêt diagnostique des tests allergologiques devant certaines dermatoses non étiquetées. Devant de tels tableaux cliniques, le rôle déclenchant d'un allergène doit toujours être recherché. Il s'agit souvent des mêmes allergènes responsables : paraphénylènediamine, colorants textiles, tatouages, résines époxy, bois exotiques, kétoprofène, méthylisothiazolinone, etc. ; tous ces allergènes sont reconnus comme puissants, souvent à l'origine de sensibilisation active. Même si le mécanisme précis de ces différentes réactions n'est pas clairement défini, le caractère très immunogène de ces allergènes semble le facteur déterminant de ces réactions d'immunisation.

RÉFÉRENCES

1. Milpied-Homsi B. Les dermatoses de contact atypiques. *In* : Gerda, éd. *Progrès en dermatologie-allergologie*, Dijon. Montrouge : John Libbey, 2018 : 23-9.
2. Lengrand F, Tellart AS, Segard M, Dejobert Y, Thomas P. Erythema multiforme-like eruption: an unusual presentation of primula contact allergy. *Contact Dermatitis* 2001 : 44 : 35.
3. García-Arpa M, Rodríguez-Vázquez M, Delgado Portela M, Vera Iglesias E. Erythema multiforme due to 5 % imiquimod cream. *Actas Dermosifiliogr* 2010 ; 101 : 551-2.
4. Gupta M, Mahajan VK, Mehta KS, Chauhan PS. Hair dye dermatitis and p-phenylenediamine contact sensitivity : A preliminary report. *Indian Dermatol Online J* 2015 ; 6 : 241-6.
5. Jappe U, Hausen BM, Petzoldt D. Erythema-multiforme-like eruption and depigmentation following allergic contact dermatitis from a paint-on henna tattoo, due to para-phenylenediamine contact hypersensitivity. *Contact Dermatitis* 2001 ; 45 : 249-50.
6. Sidwell RU, Francis ND, Basarab T, Morar N. Vesicular erythema multiforme-like reaction to para-phenylenediamine in a henna tattoo. *Pediatr Dermatol* 2008 ; 25 : 201-4.
7. Khanna M, Qasem K, Sasseville D. Allergic contact dermatitis to tea tree oil with erythema multiforme-like id reaction. *Am J Contact Dermat* 2000 ; 11 : 238-42.
8. Athanasiadis GI, Pfab F, Klein A, Braun-Falco M, Ring J, Ollert M. Erythema multiforme due to contact with laurel oil. *Contact Dermatitis* 2007 ; 57 : 116-8.
9. Malinauskiene L, Bruze M, Ryberg K, Zimerson E, Isaksson M. Contact allergy from disperse dyes in textiles–a review. *Contact Dermatitis* 2012 ; 68 : 65-75.
10. Garcovich S, Carbone T, Avitabile S, Nasorri F, Fucci N, Cavani A. Lichenoid red tattoo reaction: histological and immunological perspectives. *Eur J Dermatol* 2012 ; 22 : 93-6.
11. Raymond J, Konya J, Bakis-Petsoglou S. Lichenoid contact dermatitis secondary to methylisothiazolinone (MI). *JAAD Case Rep* 2016 ; 2 : 380-3.
12. Komericki P, Aberer W, Arbab E, Kovacevic Z, Kränke B. Pigmented purpuric contact dermatitis from Disperse Blue 106 and 124 dyes. *J Am Acad Dermatol* 2001 ; 45 : 456-8.
13. Lazarov A, Cordoba M. The purpuric patch test in patients with allergic contact dermatitis from azo dyes. *Contact Dermatitis* 2000 ; 42 : 23-6.
14. Abraham S, Braun RP, Matthes T, Saurat JH. A follow-up : Previously reported apparent lymphomatoid contact dermatitis, now followed by T-cell prolymphocytic leukaemia. *Br J Dermatol* 2006 ; 155 : 633-4.
15. Calzavara-Pinton P, Capezzera R, Zane C, *et al.* Lymphomatoid allergic contact dermatitis from para-phenylenediamine. *Contact Dermatitis* 2002 ; 47 : 173-4.
16. Veysey EC, Burge S, Cooper S. Consort contact dermatitis to paraphenylenediamine, with an unusual clinical presentation of tumid plaques. *Contact Dermatitis* 2007 ; 56 : 366-7.

17. Kluger N, Vermeulen C, Moguelet P, *et al.* Cutaneous lymphoid hyperplasia (pseudolymphoma) in tattoos : a case series of seven patients. *J Eur Acad Dermatol Venereol* 2010 ; 24 : 208-13.
18. Marchesi A, Parodi PC, Brioschi M, *et al.* Tattoo ink-related cutaneous pseudolymphoma: a rare but significant complication. Case report and review of the literature. *Aesthetic Plast Surg* 2014 ; 38 : 471-8.
19. Narganes LM, Sambucety PS, Gonzalez IR, Rivas MO, Prieto MA. Lymphomatoid dermatitis caused by contact with textile dyes. *Contact Dermatitis* 2013 ; 68 : 62-4.
20. Conde-Taboada A, Rosón E, Fernández-Redondo V, García-Doval I, De La Torre C, Cruces M. Lymphomatoid contact dermatitis induced by gold earrings. *Contact Dermatitis* 2007 ; 56 : 179-81.
21. Ezzedine K, Rafii N, Heenen M. Lymphomatoid contact dermatitis to an exotic wood: A very harmful toilet seat. *Contact Dermatitis* 2007 ; 57 : 128-30.
22. Williams JD, Coulson IH, Susitaival P,Winhoven SM. An outbreak of furniture dermatitis in the UK. *Br J Dermatol* 2008 ; 159 : 233-41.
23. Rantanen T. The cause of the Chinese sofa/chair dermatitis epidemic is likely to be contact allergy to dimethylfumarate, a novel potent contact sensitizer. *Br J Dermatol* 2008 ; 159 : 218-21.
24. Mendese G, Beckford A, Demierre MF. Lymphomatoid contact dermatitis to baby wipes. *Arch Dermatol* 2010 : 146 : 934-5.
25. Aerts O, Van Dyck F, Dandelooy J, Mellaerts T, Lambert J. Contact dermatitis masquerading as folliculitis decalvans: methylisothiazolinone strikes again! *Dermatitis* 2014 : 25 : 276.
26. Van Steenkiste E, Goossens A, Meert H, Apers S, Aerts O. Airborne-induced lymphomatoid contact dermatitis caused by methylisothiazolinone. *Contact Dermatitis* 2015 ; 72 : 237-40.
27. Knackstedt TJ, Zug KA. T cell lymphomatoid contact dermatitis: A challenging case and review of the literature. *Contact Dermatitis* 2015 ; 72 : 65-74.
28. Anolik R, Mandal R, Franks AG Jr. Sarcoidal tattoo granuloma. *Dermatol Online J* 2010 : 16 : 19.
29. Antonovich D, Callen JP. Development of sarcoidosis in cosmetic tattoos. *Arch Dermatol* 2005 ; 141 : 869-72.

A. Du-Thanh

Département de Dermatologie,
Hôpital Saint-Eloi, CHU de Montpellier, Montpellier

QUELLES EXPLORATIONS DEMANDER DEVANT UN ANGIŒDÈME ?

LE DIAGNOSTIC POSITIF D'UN ANGIŒDÈME EST CLINIQUE

Un angiœdème se définit cliniquement par une tuméfaction cutanée ou muqueuse mal limitée, de survenue brutale et avec un retour complet à la normale en quelques heures ou jours, sans séquelle. Sur le plan histopathologique, il est caractérisé par une infiltration liquidienne du derme profond et/ou de l'hypoderme, provenant de l'extravasation plasmatique issue des veinules post-capillaires, sous l'influence de divers médiateurs.

Il peut se présenter de façon isolée, sans autre lésion cutanée associée, en épisode unique ou récurrent suivant un rythme variable. Sa topographie est variable au niveau cutané ou muqueux, et il peut dans certaines formes atteindre la muqueuse digestive où il sera alors responsable de douleurs abdominales intenses avec troubles du transit et/ou survenue d'ascite.

POURQUOI DES EXPLORATIONS COMPLÉMENTAIRES DEVANT UN ANGIŒDÈME ?

Le diagnostic positif d'angiœdème repose sur les données d'interrogatoire et la présentation clinique [1].

Certaines explorations complémentaires utiles pour écarter un diagnostic différentiel

Si l'interrogatoire est impossible ou peu informatif, devant un œdème isolé dont la durée d'évolution ne peut être déterminée mais semble supérieure à 72 heures, en particulier au niveau du visage, une biopsie cutanée pourra démontrer la présence d'un infiltrat cellulaire agencé en formations granulomateuses, par exemple lors d'une granulomatose orofaciale, ou encore un aspect en faveur d'une rosacée.

Enjeu principal des explorations : établir le diagnostic étiologique

Les médiateurs à l'origine de l'extravasation plasmatique dans l'angiœdème proviennent soit des mastocytes par libération d'histamine et/ou production de leucotriènes, prostaglandines et autres cytokines, soit de l'accumulation de bradykinine issue du clivage du kininogène de haut poids moléculaire, mettant en jeu notamment la phase contact de la coagulation. Cependant, il n'existe pas à ce jour de biomarqueurs validés pour distinguer ces deux formes lors d'un épisode d'angiœdème, malgré l'importance d'utiliser un traitement spécifique approprié, notamment dans les formes menaçantes d'angiœdème par atteinte pharyngolaryngée potentiellement obstructive ou abdominale sévère ou encore en cas de phase initiale d'un choc anaphylactique.

Les examens complémentaires à visée étiologique seront demandés en fonction du contexte clinique : premier ou énième épisode d'angiœdème chez le patient, présence d'un érythème ou d'un prurit en regard, durée d'évolution, association à des lésions cutanées telles que de l'urticaire superficielle ou une éruption réticulée, à des douleurs abdominales concomitantes ou non, présence de signes d'anaphylaxie, notions de prise médicamenteuse, d'antécédents familiaux identiques.

Deux grandes familles de situations peuvent se rencontrer en pratique courante, selon que l'angiœdème est isolé ou associé à d'autres symptômes.

Angiœdème associé à d'autres symptômes

Selon l'étiologie de l'angiœdème, peuvent s'associer divers symptômes, dont certains discriminants : urticaire superficielle, dyspnée spastique, obstruction nasale ou rhinorrhée, catarrhe oculaire, orienteront davantage vers une origine mastocytaire surtout en cas d'exposition à un éventuel allergène, à l'inverse la classique mais rare éruption réticulée orientera vers un angiœdème héréditaire à bradykinine. En revanche, les douleurs abdominales avec troubles digestifs peuvent être présentes dans les deux formes d'angiœdèmes, de même qu'une hypotension artérielle par constitution d'un 3e secteur en cas d'ascite liée aux angiœdèmes à bradykinine ou par collapsus lors d'un choc anaphylactique.

En cas de réaction anaphylactique suspectée, un dosage de la tryptasémie (si possible répété) devrait être réalisé le plus tôt possible dès le début des symptômes, puis renouvelé à distance de l'épisode pour déterminer le taux de tryptasémie basale. Par la suite, une consultation de référence en allergologie est indiquée, où seront réalisées 4 à 6 semaines plus tard les explorations allergologiques appropriées : prick-tests, IDR, tests de provocation orale, recherche d'immunoglobulines E spécifiques, etc. [2].

La récurrence d'angiœdèmes de topographie variée associée à de l'urticaire superficielle, évoluant depuis plus de 6 semaines, évoque :

- soit une urticaire chronique spontanée qui ne nécessite un bilan biologique qu'en cas de point d'appel ou de résistance à un traitement par antihistaminique anti-H1 de 2e génération, sous la forme minimale d'une NFS et d'une CRP [3] ;
- soit une urticaire chronique inductible qui implique la réalisation de tests de provocation en milieu spécialisé (test au glaçon, test d'effort, tests photobiologiques, etc.) [4].

Dans les angiœdèmes à bradykinine, des symptômes peuvent être associés à type d'érythème réticulé asymptomatique d'extension variable, volontiers prodromique d'une crise douloureuse abdominale ou d'angiœdème. Les crises abdominales correspondent à une localisation de l'angiœdème à la muqueuse intestinale pouvant durer plusieurs jours avec des douleurs abdominales intenses, invalidantes, accompagnées de troubles digestifs à type de vomissements, diarrhée, ascite, jusqu'à la constitution d'un 3e secteur avec troubles circulatoires. Le diagnostic différentiel est difficile avec d'autres causes de douleurs abdominales, et repose sur la mise en évidence au cours de la crise d'un œdème de la muqueuse digestive et/ou d'une ascite par des examens morphologiques, en l'absence desquels jusqu'à 35 % des patients atteints d'angiœdème à bradykinine héréditaire ont subi des laparotomies blanches. À l'inverse de la tryptasémie, les explorations biologiques en cas de suspicion d'angiœdème à bradykinine peuvent être réalisées à distance des crises (voir *infra*).

Angiœdème isolé

C'est lorsque l'angiœdème est isolé que la place des explorations complémentaires est la plus importante. La distinction entre origine mastocytaire ou bradykinique d'un angiœdème isolé dépend d'un faisceau d'arguments cliniques et biologiques. Tout d'abord l'argument de fréquence doit faire considérer tout angiœdème comme d'origine mastocytaire en premier lieu. Cette considération est cependant à nuancer lorsqu'on considère les angiœdèmes à bradykinine iatrogènes aux IEC qui constitueraient jusqu'à 30 % des angiœdèmes vus en service d'urgences [5]. Une deuxième notion classique à retenir est qu'un angiœdème à bradykinine ne dure jamais moins de 12 heures en l'absence de traitement, contrairement à un angiœdème d'origine mastocytaire qui peut s'amender en quelques dizaines de minutes. Ces derniers sont volontiers davantage érythémateux et décrits comme moins « déformants ». Des antécédents familiaux identiques, une notion d'œstrogéno-sensibilité (aggravation liée aux cycles menstruels, à la prise d'une pilule œstroprogestative, à une grossesse), sont en faveur d'une origine bradykinique.

Les explorations complémentaires dans les angiœdèmes à bradykinine regroupent les dosages du C1-inhibiteur, de la fraction C4 du complément, des anticorps anti-C1-inhibiteur, du C1q, et la recherche de mutations génétiques des gènes codant pour le C1-inhibiteur, le facteur XII de la coagulation, le plasminogène (*Tableau I*). Aucun de ces examens biologiques ne nécessite d'être réalisé au cours d'une crise. À l'heure actuelle, les dosages d'activité des enzymes responsables du métabolisme de la bradykinine sont en cours d'évaluation, ils ne sont pas recommandés.

Tableau I. Explorations biologiques des angiœdèmes à bradykinine.

	Angiœdème héréditaire avec déficit en C1-inhibiteur	Angiœdème héréditaire à C1-inhibiteur normal	Angiœdème acquis avec déficit en C1-inhibiteur	Angiœdème acquis sous IEC
Dosages du C1-inhibiteur	< 50 % de la VN	N	< 50 % de la VN	N
Mutation du gène *SERPING1*	Présente	Absente	Absente	Absente
Mutation du gène du FXII	Absente	Possible (15 %)	Absente	Absente
Mutation du gène du PLG	Absente	Possible (3 familles en France)	Absente	Absente
SNP du gène de l'APPm	?	?	?	Possible
C1q, anticorps anti-C1-inhibiteur	N, absents	N, absents	Bas, présents (47 %)	N, absents

IEC : inhibiteurs de l'enzyme de conversion ; VN : valeur normale ; FXII : facteur XII/Hageman ; PLG : plasminogène ; SNP : *single nucleotid polymorphism* ; APPm : aminopeptidase P membranaire.

DOSAGES DU C1-INHIBITEUR

Le C1-inhibiteur est une molécule puissamment frénatrice de la production de bradykinine, par inhibition de la kallicréine. Cette dernière clive le kininogène de haut poids moléculaire en bradykinine qui peut alors se lier à ses récepteurs spécifiques sur les cellules endothéliales, provoquant une extravasation plasmatique responsable des symptômes. Le déficit en C1-inhibiteur peut être lié à une mutation autosomique dominante ou *de novo* sur le gène *SERPING1*, entraînant un déficit pondéral et/ou de son activité. Ainsi, l'exploration optimale du C1-inhibteur nécessite le dosage pondéral et l'évaluation de son activité. Ce déficit peut aussi être acquis, lié à une dégradation ou une neutralisation du C1-inhibiteur secondaires à une maladie auto-immune, une néoplasie solide ou une hémopathie.

Pour qui ?

Il est inutile de rechercher un déficit en C1-inhibiteur en cas d'urticaire superficielle, cette dernière n'est pas une caractéristique des angiœdèmes par déficit en C1-inhibiteur. Dans une famille où un diagnostic d'angiœdème héréditaire par déficit en C1-inhibiteur a été diagnostiqué, le dosage de celui-ci supplante la recherche génétique de la mutation de *SERPING1* chez les membres apparentés, sauf chez l'enfant, chez qui les dosages du C1-inhibiteur sont peu fiables avant l'âge de 1 an.

En pratique, tout angiœdème isolé durant au moins 12 heures, avec ou sans antécédents familiaux, avec ou sans prise médicamenteuse, doit bénéficier des dosages du C1-inhibiteur.

Dans quelles conditions ?

Les dosages du C1-inhibiteur peuvent être réalisés pendant ou en dehors d'une crise. Il s'agit de dosages sanguins. Les laboratoires d'analyses biologiques de ville facturent ces dosages une trentaine d'euros non remboursés, certains laboratoires d'immunologie hospitaliers n'effectuent que le dosage pondéral du C1-inhibiteur, sans évaluation de l'activité spécifique. Le laboratoire d'immunologie du CHU de Grenoble, centre de référence national des angiœdèmes à kinine, effectue l'ensemble des explorations complémentaires utiles dans les angiœdèmes à kinine, et leur coût est imputé à l'hôpital demandeur.

Quelle interprétation ?

- Un taux de C1-inhibiteur supérieur à la valeur normale de référence n'a pas de signification diagnostique.
- La diminution d'un des taux de C1-inhibiteur (pondéral ou fonctionnel) est exprimée en pourcentage de diminution par rapport à la valeur normale de référence, et n'est significative qu'à partir de 50 % de diminution. La majorité des angiœdèmes héréditaires comportent une diminution du taux pondéral du C1-inhibiteur et de son activité (type 1), d'autres plus rares, seulement de son activité (type 2). Lors d'un traitement par œstrogènes et pendant la grossesse, l'activité du C1-inhibiteur peut être artificiellement abaissée (le plus souvent de moins de 50 %) et doit être recontrôlée à distance.
- Une valeur normale du taux de C1-inhibiteur alors que la suspicion d'angiœdème héréditaire à bradykinine est forte, n'écarte pas formellement le diagnostic : il peut s'agir d'un taux artificiellement normalisé par la prise d'androgènes ou l'administration récente de C1-inhibiteur (comme test thérapeutique pour traiter une crise, par exemple), ou d'un angiœdème héréditaire à C1-inhibiteur normal impliquant d'autres gènes qui régulent le métabolisme de la bradykinine.

AUTRES EXPLORATIONS BIOLOGIQUES DES ANGIŒDÈMES À BRADYKININE

Dans quels cas effectuer les dosages de C1q et des anticorps anti-C1-inhibiteur ?

La recherche d'une diminution du C1q est utile pour confirmer l'origine acquise d'un déficit en C1-inhibiteur chez un patient de plus de 40 ans. En cas d'angiœdème par déficit acquis en C1-inhibiteur, des anticorps anti-C1-inhibiteur peuvent être présents, chez 47 % des

92 patients de la série française [6]. À noter que dans les formes héréditaires de déficit en C1-inhibiteur, de tels anticorps peuvent être détectés, en relation avec l'administration thérapeutique de concentrés de C1-inhibiteur, mais ils ne sont *a priori* pas neutralisants. Des explorations complémentaires sont nécessaires en cas de diagnostic d'un angiœdème par déficit acquis en C1-inhibiteur, à la recherche d'une néoplasie ou d'une maladie auto-immune sous-jacente, présentes chez 79,3 % des patients de la série française : NFS, phénotypage lymphocytaire, LDH, immunoélectrophorèse sanguine et urinaire, (TEP-)TDM, à répéter annuellement [6].

Dans quel cas effectuer le dosage du C4 ?

En cas de déficit en C1-inhibiteur, la fraction C4 du complément est également abaissée dans la majorité des cas. Elle est utile lorsque les dosages du C1-inhibiteur sont peu accessibles ou à délai de réponse long. Si son dosage est normal malgré une diminution du taux C1-inhibiteur, un contrôle des conditions de prélèvement et d'acheminement d'échantillons sanguins, ainsi que la répétition de ces dosages, sont nécessaires.

Dans quels cas effectuer les explorations génétiques des angiœdèmes héréditaires ?

Lorsque le taux de C1-inhibiteur est significativement abaissé chez un cas index symptomatique, la recherche de mutation du gène *SERPING1* est nécessaire pour confirmer le diagnostic. Pour le dépistage des sujets symptomatiques ou asymptomatiques apparentés à un cas confirmé, seuls les dosages du C1-inhibiteur seront utiles.

Lorsque le taux de C1-inhibiteur est abaissé chez un adulte symptomatique sans antécédent familial, l'absence de mutation du gène de *SERPING1* confirmera le caractère acquis du déficit, en l'absence possible d'anticorps anti-C1-inhibiteur, ou exceptionnelle de la diminution du C1q.

Lorsque le taux de C1-inhibiteur est normal mais que la suspicion d'angiœdème héréditaire à bradykinine est forte, du fait de la présence d'antécédents familiaux et/ou d'une œstrogéno-sensibilité, la recherche de mutations d'autres gènes impliqués dans le métabolisme de la bradykinine est indiquée : gènes codant pour le facteur XII/Hageman ou le plasminogène. Dans les angiœdèmes sous IEC, un *single nucleotide polymorphism* du gène codant pour la kininase aminopeptidase P membranaire serait significativement associé au risque [7]. D'autres gènes candidats sont en cours d'investigation [8]. Ces explorations génétiques peuvent être réalisées au laboratoire de génétique médicale du CHU de Grenoble.

EXPLORATIONS COMPLÉMENTAIRES À VISÉE PRONOSTIQUE OU DE MONITORAGE DU TRAITEMENT DANS LES ANGIŒDÈMES À BRADYKININE

De telles explorations amélioreront significativement la prise en charge des patients. Néanmoins, les taux de C1-inhibiteur n'ont pas de valeur pronostique à l'échelle individuelle, des dosages répétés n'ont donc pas d'intérêt pour le suivi des patients avec ce déficit. Le taux des anticorps anti-C1-inhibiteur n'a pas davantage de valeur pronostique dans les formes acquises *a priori* [6].

Pour certains auteurs, la grande variabilité dans l'expressivité de la maladie à l'intérieur d'une même famille d'angiœdème héréditaire, pourrait être expliquée par une variation individuelle dans l'activité des kininases, telle que l'aminopeptidase P membranaire [9].

Concernant les angiœdèmes d'origine mastocytaire, par analogie avec les études concernant l'urticaire chronique, un taux élevé de D-dimères serait associé significativement à la résistance aux antihistaminiques [10]. De la même façon, la surexpression préthérapeutique du récepteur de type I aux immunoglobulines E à la surface des basophiles, puis sa diminution, serait associée à une meilleure réponse à l'omalizumab, et à l'inverse une expression faible basale de ce récepteur serait prédictive d'une mauvaise réponse à l'omalizumab [11] ; cette étude d'expression restant du domaine de la recherche.

CONCLUSION

Les explorations complémentaires devant un angiœdème seront dictées avant tout par la présentation clinique et l'interrogatoire. Devant un angiœdème pour lequel une origine mastocytaire est suspectée à l'interrogatoire, des explorations sont rarement indispensables, sauf en cas de suspicion d'urticaire profonde allergique aiguë. En l'absence de symptômes associés et en cas de résistance aux antihistaminiques anti-H1 de 2e génération, les dosages de C1-inhibiteur sont indiqués en premier lieu, avant d'être complétés en fonction de la présentation clinique.

RÉFÉRENCES

1. Bouillet L, Defendi F, Hardy G, *et al.* Diagnostic biologique des angioedèmes bradykiniques : les recommandations du CREAK. *La Presse Médicale* 2019 ; 48 : 55-62.
2. Simons FE, Ardusso LR, Bilò MB, *et al.* World allergy organization guidelines for the assessment and management of anaphylaxis. *World Allergy Organ J* 2011 ; 4 : 13-37.
3. Zuberbier T, Aberer W, Asero R, *et al.* The EAACI/GA^{2}LEN/EDF/WAO guideline for the definition, classification, diagnosis and management of urticaria. *Allergy* 2018 ; 73 : 1393-414.
4. Magerl M, Altrichter S, Borzova E, *et al.* The definition, diagnostic testing, and management of chronic inducible urticarias – The EAACI/GA(2) LEN/EDF/UNEV consensus recommendations 2016 update and revision. *Allergy* 2016 ; 71 : 780-802.
5. Zingale LC, Beltrami L, Zanichelli A, *et al.* Angioedema without urticaria: a large clinical survey. *CMAJ* 2006 ; 175 : 1065-70.

6. Gobert D, Paule R, Ponard D, *et al.* A nationwide study of acquired C1-inhibitor deficiency in France: Characteristics and treatment responses in 92 patients. *Medicine (Baltimore)* 2016 ; 95 : e4363.
7. Cilia La Corte AL, Carter AM, Rice GI, *et al.* A functional XPNPEP2 promoter haplotype leads to reduced plasma aminopeptidase P and increased risk of ACE inhibitor-induced angioedema. *Hum Mutat* 2011 ; 32 : 1326-31.
8. Santacroce R, D'Andrea G, Maffione AB, Margaglione M, d'Apolito M. The Genetics of Hereditary Angioedema: A Review. *J Clin Med* 2021 ; 10 : 2023.
9. Drouet C, Désormeaux A, Robillard J, *et al.* Metallopeptidase activities in hereditary angioedema: effect of androgen prophylaxis on plasma aminopeptidase P. *J Allergy Clin Immunol* 2008 ; 121 : 429-33.
10. Ghazanfar MN, Thomsen SF. D-dimer as a potential blood biomarker for disease activity and treatment response in chronic urticaria: a focused review. *Eur J Dermatol* 2018 ; 28 : 731-5.
11. Deza G, Bertolín-Colilla M, Sánchez S, *et al.* Basophil FcεRI expression is linked to time to omalizumab response in chronic spontaneous urticaria. *J Allergy Clin Immunol* 2018 ; 141 : 2313-6.

E. Collet[1], C. Leleu[1], S. François[2]

1. Service de Dermatologie,
Hôpital François Mitterrand, CHU Dijon, Dijon
2. Laboratoire d'Immunologie,
Hôpital François Mitterrand, CHU Dijon, Dijon

CES EXAMENS BIOLOGIQUES QUI NOUS PERTURBENT : AUGMENTATION DE LA TRYPTASE SÉRIQUE

La tryptase est une sérine protéase produite presque exclusivement par le mastocyte. Elle est impliquée dans de nombreux processus inflammatoires. Son dosage est essentiel au bilan d'une réaction anaphylactique. Il constitue un élément indispensable au diagnostic et au suivi d'une mastocytose systémique, et fait partie des critères actuellement retenus du syndrome d'activation mastocytaire.

QU'EST-CE QUE LA TRYPTASE ?

Il existe en réalité quatre types de tryptases (α, β, γ, δ) codées par des gènes comportant 5 loci situés sur le chromosome 16. Deux formes sont exocytées :

- la forme monomérique soluble (essentiellement α), libérée spontanément par le mastocyte, constitue le niveau de base de la tryptasémie. Elle est représentative du nombre de mastocytes ;
- la β-tryptase est stockée dans les granules. Lors de l'activation du mastocyte, elle passe d'une forme monomérique à une forme tétramérique stabilisée par l'héparine, puis est libérée à l'extérieur de la cellule. Elle constitue donc le reflet de l'activation mastocytaire.

On observe un grand polymorphisme des gènes des tryptases α et β à l'origine d'une importante variabilité des concentrations de la tryptase de base dans la population. On estime que plus de 50 % de la population serait porteuse d'une délétion du gène de l'α-tryptase. La tryptase libérée par le mastocyte est pro-inflammatoire et chémotactique. Elle dégrade kininogène et fibrinogène, et entraîne une augmentation de la bradykinine et de la perméabilité vasculaire favorisant l'afflux de cellules de l'inflammation. C'est également un activateur des fibroblastes, jouant ainsi un rôle dans la réparation tissulaire. Enfin, elle active la fraction C3 du complément en C3a en potentialisant les effets de l'histamine [1-4].

MÉTHODES DE DOSAGE ET NORMES DE LA TRYPTASÉMIE

Le dosage de la tryptase totale (α et β) s'effectue par la technique de fluoro-immuno enzymatique ImmunoCAP™ Tryptase (Thermo Fisher) ; cette technique reconnaît sans distinction les isoformes α et β-monomériques et tétramériques :
- la tryptase sérique totale est donc un bon reflet du nombre et de l'activité des mastocytes ;
- la tryptase basale est stable au cours du temps pour un même individu ;
- la demi-vie de la tryptase est d'environ 2 heures, ce qui facilite le prélèvement initial en cas de choc anaphylactique contrairement à l'histamine ;
- la stabilité de la tryptase dans un prélèvement sanguin est excellente, y compris à température ambiante ;
- il est indispensable lors d'un dosage de tryptase d'indiquer la date et l'heure du prélèvement.

La norme de la tryptasémie est fixée à 11,4 µg/L par la technique ImmunoCAP, ce qui correspond au 95e percentile de la population étudiée par le fournisseur de cette technique. En réalité, le taux de base est plus bas chez de nombreux individus, aux alentours de 5 µg/L. Inversement, il apparaît qu'un très faible pourcentage de la population en bonne santé peut avoir une tryptase de base entre 11 et 15 µg/L. La valeur médiane de la tryptase est estimée à 6,1 µg/L chez le nourrisson de moins de 6 mois, à 3,5 µg/L chez l'enfant de 6 mois à 18 ans [3, 4].

Contrairement à la tryptase, l'histaminémie est très sensible aux conditions de prélèvement, de conservation et de transport. Pour cette raison, elle est considérée comme obsolète, et est exclue depuis 2015 de la nomenclature des actes de biologie médicale et donc non prise en charge (DGOS *JO* 30-07-2015).

QUELLES SONT LES CAUSES D'AUGMENTATION DE LA TRYPTASÉMIE ?

Anaphylaxie

Les critères diagnostiques de l'anaphylaxie, publiés en 2016 par la Société française de médecine d'urgence selon les guidelines européennes, sont rappelés dans le *tableau I* [5, 6].

Tableau I. Critères diagnostiques de l'anaphylaxie [5, 6].

Une anaphylaxie est probable quand l'une de ces trois situations cliniques apparaît brutalement
1. Installation aiguë (minutes à quelques heures) d'une atteinte cutanéomuqueuse de type urticarienne[a] ET au moins un des éléments suivants : • atteinte respiratoire[b] • hypotension artérielle ou signe de mauvaise perfusion d'organes[c]
2. Au moins deux des éléments suivants apparaissant rapidement après exposition à un probable allergène pour ce patient (minutes à quelques heures) : • atteinte cutanéomuqueuse[a] • atteinte respiratoire[b] • hypotension artérielle ou signes de mauvaise perfusion d'organes[c] • signes gastro-intestinaux persistants[d] (douleurs abdominales, vomissements, etc.)
3. Hypotension artérielle après exposition à un allergène connu pour ce patient (minutes à quelques heures) : • de 1 mois à 1 an, PAS < 70 mmHg • de 1 à 10 ans, PAS < 70 + (2 × âge) mmHg • de 11 à 17 ans, PAS < 90 mmHg • adulte, PAS < 90 mmHg ou baisse de plus de 30 % par rapport à sa valeur habituelle
a. Éruption généralisée, prurit, flush, œdème des lèvres, de la langue ou de la luette, etc. b. Dyspnée, bronchospasme, hypoxémie, stridor, diminution du débit expiratoire de pointe, etc. c. Syncope, collapsus, hypotonie, incontinence d. Le groupe propose d'entendre par « persistant » une symptomatologie encore présente au moment du contact médical

PAS : pression artérielle systolique.

Le dosage de la tryptase est largement utilisé pour confirmer un diagnostic d'anaphylaxie. Elle augmente environ 20 minutes après le début de la réaction et atteint son pic en 60-90 minutes. L'élévation de la tryptase persiste de manière plus prolongée que l'histamine [1, 3, 4]. Deux dosages sont recommandés à 30 minutes et 90 minutes lors du choc pour évaluer la cinétique de cette enzyme. Un troisième dosage, malheureusement trop souvent oublié, est indispensable 24 heures après l'accident anaphylactique pour obtenir la tryptasémie de base du malade (*Figure 1*).

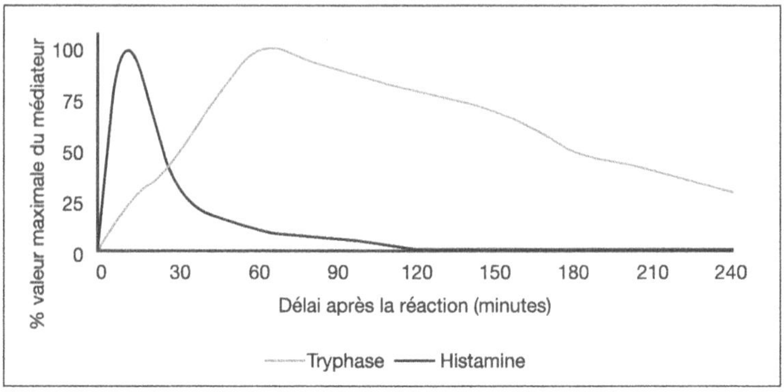

Figure 1. Cinétiques de la tryptase et de l'histamine lors du choc anaphylactique [3].

Un faible pourcentage de patients lors d'une anaphylaxie peut présenter une tryptasémie « normale » selon les normes de la technique ImmunoCAP (< 11,4 µg/L). Il est donc indispensable d'interpréter l'augmentation de la tryptase en fonction du dosage basal du patient. On considérera toute augmentation comme significative lorsque l'écart est supérieur à 2 µg/L + (1,2 x tryptase basale). Par exemple, une tryptase de base à 6 µg/L sera considéré comme augmentée si elle est supérieure à 2 + 6 x 1,2 = 9,2 µg/L. L'amplitude de l'élévation de la tryptase par rapport à sa valeur basale a donc plus de signification que sa valeur absolue au moment du choc [4, 7, 8]. Selon Vitte *et al.*, elle est d'autant plus élevée que le choc est d'origine médicamenteuse ou induit par les venins d'hyménoptères, et moins importante lors des chocs d'origine alimentaire [4]. L'histaminémie n'a théoriquement plus sa place dans le bilan d'une anaphylaxie, mais pourrait garder un intérêt dans les chocs grade 1 (tryptase pouvant être normale) et si l'on ne dispose pas de la tryptase de base.

Mastocytoses systémiques (MS)

Les mastocytoses sont un groupe hétérogène de maladies caractérisées par l'accumulation et l'activation de mastocytes dans différents organes à l'origine de deux types de manifestations : celles liées à la dégranulation et celles liées à l'infiltration tumorale [1, 2, 9]. La physiopathologie repose sur l'activation du gène KIT codant pour une protéine de surface du même nom (CD117). Les mutations activatrices du gène KIT entraînent une activité tyrosine kinase permanente et la prolifération des mastocytes, même en l'absence de son ligand, le SCF (*stem cell factor*). La principale mutation est la D816V détectée chez 90 % des adultes atteints de mastocytoses systémiques [1, 2]. La classification des mastocytoses a été revue en 2019 par Pardani [9] (*Tableaux II et III*). Une tryptasémie supérieure à 20 µg/L est un des critères diagnostiques mineurs de mastocytose systémique.

La tryptasémie est plus élevée dans les formes agressives de MS que dans les formes indolentes. Son taux peut dépasser 200 µg/L dans les formes *smoldering* ou associées à une hémopathie maligne, témoin d'une infiltration mastocytaire majeure [1, 9]. L'augmentation des taux sériques du CD117 et du CD25 solubles paraît également corrélée à l'infiltration médullaire par les mastocytes anormaux et à la sévérité de la maladie [2].

Tableau II. Classification OMS simplifiée des mastocytoses (d'après [9]).

Mastocytoses cutanées
Mastocytoses systémiques (MS) : • MS indolentes • MS *smoldering* • MS associées à une néoplasie hématologique • MS agressives • Leucémies à mastocytes
Sarcomes mastocytaires

Tableau III. Critères diagnostiques d'une mastocytose systémique [2, 9].

Critère majeur	Infiltrat dense multifocal de mastocytes > 15 par agrégat (confirmés par l'immunohistochimie ou les colorations spécifiques) sur la biopsie ostéo-médullaire ou sur d'autres organes atteints en dehors de la peau
Critères mineurs	• La présence dans l'ensemble des mastocytes de > 25 % de cellules fusiformes dans la moelle osseuse ou > 25 % de mastocytes atypiques dans les infiltrats viscéraux • La présence d'une mutation du codon 816 (D816V principalement) de KIT dans un ou plusieurs organes en dehors de la peau (dans la plupart des cas la moelle osseuse) • La coexpression de CD117 et de CD2 et/ou CD25 par les mastocytes de la moelle, du sang ou d'autres organes en dehors de la peau • L'élévation de la tryptase sérique > 20 µg/L (critère non valide s'il existe une autre hémopathie myéloïde non mastocytaire)
Diagnostic retenu	Si présence d'un critère majeur + 1 critère mineur Ou si présence de 3 critères mineurs

Les liens entre anaphylaxie, élévation de la tryptasémie basale et MS sont désormais bien établis :

- un taux élevé de tryptase basale est corrélé au risque d'anaphylaxie. Si on fixe un *odds ratio* à 1 pour une tryptasémie à 5,5 µg/L, il est multiplié par 10 lorsque la tryptasémie atteint 20 µg/L. Ce risque concerne particulièrement les anaphylaxies aux venins d'hyménoptères mais il pourrait également concerner les allergies alimentaires (arachide et œuf) [4] ;
- la découverte au cours d'une anaphylaxie d'une tryptase de base élevée, à distance de l'accident a donc deux conséquences : d'une part, la prise en compte du risque d'anaphylaxie, d'autre part, la nécessité de rechercher l'existence d'un clone mastocytaire et pousser les examens dans ce sens ;
- parmi les patients atteints de MS, 20 à 40 % présenteraient des manifestations anaphylactiques, parfois létales [10]. Le risque d'anaphylaxie est plus élevé dans les formes indolentes de MS que dans les formes *smoldering* ou agressives [1, 4]. Dans près de 40 % des cas, aucun agent étiologique n'est retrouvé mais lorsqu'il est identifié il s'agit dans 90 % des cas d'un venin d'hyménoptère [10]. Dans un récent cours du Gerda, Jean-Luc Bourrain insistait sur la fréquence des chocs blancs dans ces situations et sur la discordance entre la gravité des symptômes, des intradermoréactions aux venins peu réactives et des IgE spécifiques à taux faible [10] ;
- le score REMA permet d'évaluer la probabilité d'un syndrome d'activation mastocytaire monoclonal après un accident anaphylactique (*Tableau IV*).

Syndromes d'activation mastocytaire

Les affections qui se manifestent par l'activation des mastocytes englobent une grande variété de maladies, des plus courantes aux plus rares, des plus bénignes aux plus graves. Elles ont été regroupées

Tableau IV. Score REMA [10].

Sexe	Femme	- 1
	Homme	+ 1
Signes cliniques	Absence d'urticaire/angiœdème	+ 1
	Présence d'urticaire/angiœdème	- 2
	Syncope ou présyncope	+ 3
Tryptase	< 15 µg/L	- 1
	> 25 µg/L	+ 2
Score < 2 : faible probabilité de syndrome d'activation mastocytaire monoclonal Score ≥ 2 : forte probabilité de syndrome d'activation mastocytaire monoclonal *Sensibilité 0,92 - spécificité 0,81* *Valeur prédictive positive 0,89 - valeur prédictive négative 0,87*		

sous le terme de syndrome d'activation mastocytaire (SAMA ou MCAS [*mast vell activation syndrome*]) qui englobe un groupe hétérogène de pathologies, caractérisé par des symptômes cliniques secondaires aux effets systémiques des médiateurs libérés par les mastocytes activés. Les symptômes évocateurs de MCAS sont donc multiples : cutanés (urticaire, angiœdème, flush, prurit), digestifs (nausées, vomissements, pyrosis, douleurs abdominales, diarrhée), cardiovasculaires (hypotension, syncope, tachycardie), respiratoires (sibilants, bronchospame, œdème pulmonaire, congestion nasale), neuropsychologiques (céphalées, irritabilité, asthénie), ostéo-articulaires (douleurs musculosquelettiques, ostéopénie) [10-12].

Ce syndrome peut être classifié en trois catégories principales [10-12] :
- *MCAS primaires*, comprenant les mastocytoses et le syndrome d'activation mastocytaire monoclonal (MMCAS [*monoclonal mast cell activation syndrome*]) pour lesquels seuls deux critères mineurs de mastocytose systémique sont présents ;
- *MCAS secondaires* ne comportant pas de clonalité mastocytaire (pas de mastocytose cutanée ou systémique ni mutation de KIT) mais des pathologies allergiques IgE médiées ou des réactions d'hypersensibilité non IgE médiée (inflammation, auto-immunité, néoplasies) ;
- *MCAS idiopathiques* regroupant les tableaux cliniques au cours desquels on ne trouve pas de clonalité mastocytaire, pas de réaction allergique IgE inductible, pas de maladie sous-jacente, mais des critères cliniques de SAMA sont présents.

Valent *et al.* ont précisé récemment les critères diagnostiques de MCAS, comportant trois items obligatoires : clinique, biologique et thérapeutique (*Tableau V*). L'augmentation de la tryptasémie est, pour les auteurs, le critère biologique le plus fiable [11].

Tableau V. Critères diagnostiques des syndromes d'activation mastocytaire (SAMA ou MCAS) [11].

Survenue récurrente de symptômes systémiques sévères liée à la libération de médiateurs du mastocyte (le plus souvent sous forme d'une anaphylaxie) et impliquant au moins deux organes
Élévation transitoire lors des symptômes du taux de tryptase sérique d'au moins 20 % par rapport à la valeur basale individuelle + 2 µg/L dans une fenêtre de 2 à 4 heures après la réaction
Efficacité des thérapeutiques stabilisant l'action des mastocytes, soit en agissant directement sur la production des médiateurs, soit en bloquant l'effet des médiateurs

Les auteurs proposent l'algorithme suivant [13] (*Figure 2*) :

- une première étape consiste à affirmer le diagnostic de MCAS sur la présence des trois critères ;
- une seconde étape consiste à classifier la MCAS en primaire secondaire ou idiopathique, c'est-à-dire de rechercher un déclencheur : présence d'un clone mastocytaire, mutation de KIT (D816V), allergie IgE-dépendante ou activation mastocytaire IgE-indépendante (stress physiques, médicaments, infections, maladies inflammatoires, néoplasies, etc.). Si aucune étiologie n'est trouvée, le patient sera alors classé en MCAS idiopathique. C'est dans cette dernière catégorie que l'on trouve les anaphylaxies récidivantes idiopathiques.

Malgré cette simplification récente, certaines situations restent complexes. Des patients porteurs de mastocytoses systémiques présentent de fréquentes manifestations d'anaphylaxie. Ils appartiennent à la fois aux groupes des MCAS primaire et secondaire [11]. Dans un certain nombre de cas, les malades présentent

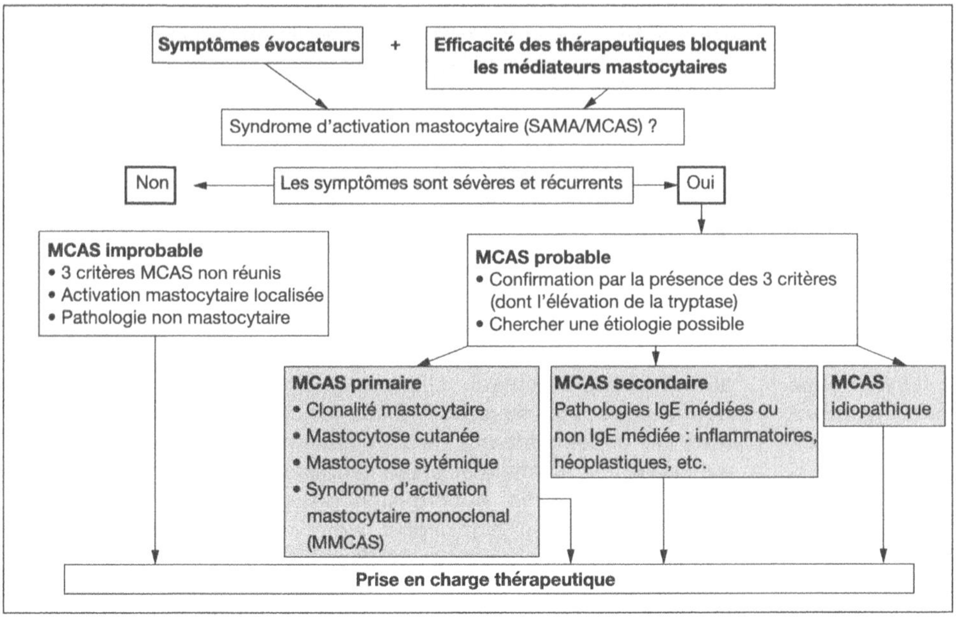

Figure 2. Algorithme diagnostique d'un syndrome d'activation mastocytaire (d'après [13]).

des critères évocateurs de MCAS mais n'ont pas les trois critères exigés parce que la tryptasémie reste normale ou que les symptômes sont bénins, restreints à un seul organe. Valent propose le terme « d'activation mastocytaire localisée » pour ces patients. Les malades présentant des intolérances alimentaires ou médicamenteuses multiples entrent également dans ce cadre [11, 13]. Il faut enfin observer que l'hétérogénéité des symptômes et leur manque de spécificité exposent au risque de diagnostic par excès de syndrome d'activation mastocytaire [1].

Autres causes d'augmentation de la tryptasémie

Âge

La tryptasémie augmente d'environ 0,30 µg/L tous les 10 ans indépendamment de l'insuffisance rénale. Au-delà de 65 ans, une tryptase entre 12 et 15 µg/L n'est donc pas forcément pathologique [1].

Insuffisance rénale chronique (IRC) et dialyse

La tryptase augmente au cours de l'IRC parallèlement à l'altération de la fonction rénale. Les mécanismes sont mal connus, probablement liés aux phénomènes inflammatoires et à la fibrose rénale. La tryptase de base se situe entre 12 et 15 µg/L dans les IRC de stades 4 et 5. Chez le dialysé, elle peut atteindre fréquemment 20 µg/L [1, 14].

Hémopathies

Les myéloblastes sont capables de produire de la tryptase, et les hémopathies myéloïdes aiguës ou chroniques peuvent donc s'accompagner de tryptasémie augmentée supérieure à 20 µg/L. Cette augmentation s'observe dans 30 à 40 % des leucémies aiguës myéloïdes, des leucémies myéloïdes chroniques et des syndromes myélodysplasiques. Elle serait un facteur de mauvais pronostic. Elle est également possible lors des syndromes hyperéosinophiliques avec mutation FIP1L1/PDGFRA. La tryptasémie n'est pas augmentée au cours des hémopathies lymphoïdes en dehors des associations à une mastocytose systémique [1, 14].

Pathologies cardiovasculaires

La tryptase augmente significativement lors des syndromes coronariens aigus et reste élevée dans les 3 mois qui suivent l'accident. Toutefois, cette augmentation reste modérée (15 µg/L en moyenne). Pour certains auteurs, elle aurait une valeur pronostique de l'évolution de la coronaropathie. On observe par exemple une normalisation de son taux lorsque le myocarde est correctement perfusé après chirurgie [1, 14].

Hypertryptasémie familiale ou α-tryptasémie héréditaire

Cette affection de description récente est transmise sur un mode autosomique dominant. Elle est causée par l'augmentation du nombre de copies du gène TPSAB1 codant spécifiquement l'α-tryptase. Les patients atteints de cette affection ont un taux de tryptase supérieur à la normale et présentent des manifestations à type de flushes, tachycardie, hypotension orthostatique, urticaire, reflux gastro-œsophagien, arthralgies, syndrome du côlon irritable. Le risque d'anaphylaxie est majoré. Plus le nombre de copies du gène TPSAB1 augmente, plus la tryptase est élevée, et plus les symptômes sont sévères. L'omalizumab peut s'avérer efficace dans cette affection. La recherche de cette anomalie génétique n'est pour l'instant pas réalisable en routine.

Autres causes La tryptasémie peut enfin s'élever au cours des infections parasitaires, des œsophagites à éosinophiles et de la maladie de Gaucher [1, 14].

Ce qu'il faut retenir

- La tryptasémie est le reflet du nombre de mastocytes et de l'activation mastocytaire.
- On considère qu'elle est augmentée lorsqu'elle est > [2 µg/L + 1,2 x tryptase basale].
- Elle est indispensable au diagnostic d'anaphylaxie. Trois prélèvements doivent être effectués : 30 minutes et 90 minutes après le début de l'accident et 24 heures plus tard pour obtenir la tryptase basale du patient.
- Il est indispensable de noter la date et l'heure du prélèvement.
- Une tryptasémie augmentée lorsqu'elle s'accompagne de symptômes cliniques liés à la dégranulation mastocytaire peut évoquer un MCAS (syndrome d'activation mastocytaire).
- Une tryptase sérique > 20 µg/L est un des critères mineurs diagnostiques de mastocytose systémique.
- Avant de conclure à une pathologie mastocytaire, il faut éliminer les causes fréquentes d'augmentation de la tryptase sérique (grand âge, insuffisance rénale, hémopathie myéloïde).

RÉFÉRENCES

1. Lobbes H, Reynad Q, Mainbourg S, Lega JC, Durieu I, Durupt S. Dosage de la tryptase : un guide d'utilisation pour le clinicien. *Rev Med Interne* 2010 ; 41 : 748-55.
2. Rossignol J, Polivka L, Frenzel L, *et al.* Mastocytoses. *In : EMC Hématologie.* Paris : Elsevier-Masson, 2020 : 13-011-E-50.
3. Savoye B, Berger AE, Le Mauff B, Lambert C et les membres du groupe AllergoBioNet. Apport de la biologie dans le diagnostic d'allergie immédiate. *Revue Francophone des Laboratoires* 2020 : 521 : 38-45.
4. Vitte J. Human mast cell tryptase in biology and medicine. *Mol Immunol* 2015 ; 63 : 18-24.
5. Gloaguen A, Cesareo E, Vaux J, *et al.* (membres de la commission des référentiels de la SFMU, et experts de la SFA, du GFRUP et de la SP^{2}A). Prise en charge de l'anaphylaxie en médecine d'urgence. *Ann Fr Med Urgence* 2016 ; 6 : 342-64.
6. Muraro A, Roberts G, Worm M, *et al.* Anaphylaxis: guidelines from the European Academy of Allergy and Clinical Immunology. *Allergy* 2014 ; 69 : 1026-45.
7. Callegarin D, François S, Ethievant JL, *et al.* Intérêt du dosage de la tryptase basale pour l'exploration biologique d'une réaction d'anaphylaxie. *Rev Fr Allergol* 2018 ; 58 : 293-4.
8. Valent P, Bonadonna P, Hartmann K, *et al.* Why the 20 % + 2 tryptase formula is a diagnostic gold standard for severe systemic mast cell activation and mast cell activation syndrome. *Int Arch Allergy Immunol* 2019 ; 180 : 44-51.
9. Pardani A. Systemic mastocytosis in adults: 2019 update on diagnosis, risk stratification and management. *Am J Hematol* 2019 ; 94 : 366-77.
10. Bourrain JL. Désordres de l'activation mastocytaire. *In :* Gerda, éd. *Progrès en Dermatologie-Allergologie,* Dijon. Montrouge : John Libbey, 2018 : 61-8.
11. Valent P, Akin C, Nedoszytko B, *et al.* Diagnosis, classification and management of mast cell activation syndromes (MCAS) in the era of personalied medicine. *Int J Mol Sci* 2020, 21 : 1-14.
12. Passia E, Jandus P. Syndrome d'activation mastocytaire. *Rev Med Suisse* 2018 ; 14 : 742-5.
13. Valent P, Akin C, Bonadonna P, *et al.* Proposed diagnostic algorithm for patients with suspected mast cell activation syndrome. *J Allergy Clin Immunol Pract* 2019 ; 4 : 1125-34.
14. Lee A. Elevated serum tryptase in non-anaphylaxis cases: a concise review. *Int Arch Allergy Immunol* 2020 ; 181 : 357-64.

D. Staumont-Sallé

Service de Dermatologie,
CHU Lille, INFINITE-Inserm U1286, Université de Lille,
CEREO-Centre de référence des hyperéosinophilies, filière MARIH (maladies rares Immuno-hématologiques)

CONDUITE À TENIR DEVANT UNE HYPERÉOSINOPHILIE

QU'EST-CE QU'UN ÉOSINOPHILE ?

Les éosinophiles constituent 2 à 10 % des leucocytes circulants, et leur séjour sanguin après leur sortie de la moelle osseuse est très court. Ils ont en effet de grandes capacités de migration dans les tissus, et à l'état physiologique, on les observe essentiellement dans les organes situés à l'interface avec l'environnement, comme la peau, l'appareil respiratoire et le tube digestif, où ils jouent un rôle essentiel dans la défense immunitaire, notamment antiparasitaire et antitumorale. Le chimiotactisme des éosinophiles dans les tissus inflammatoires, leur activation et leur survie, est lié principalement à une cytokine de profil Th2, l'interleukine 5. Les éosinophiles activés peuvent alors contribuer à la pérennisation de la réponse inflammatoire et/ou à la régulation de la réponse immune par la production de nombreuses substances, dont des protéines cytotoxiques (*major basic protein* [MBP], protéine cationique de l'éosinophile [ECP], neurotoxine dérivée de l'éosinophile [EDN]), des chimiokines et des cytokines, des radicaux libres oxygénés, des facteurs prothrombotiques (*Figure 1*).

QUELLE EST LA DÉFINITION D'UNE HYPERÉOSINOPHILIE ?

On parle d'éosinophilie quand le nombre d'éosinophiles sanguins (ou circulants) est supérieur à 500 éosinophiles par mL (ou mm^3) ou supérieur à $0,5.10^9$ (ou Giga). On parle d'hyperéosinophilie sanguine quand le nombre d'éosinophiles sanguins (ou circulants) est supérieur à 1 500 éosinophiles par mL (ou mm^3) ou supérieur à $1,5.10^9$ (ou Giga) par litre, sur deux prélèvements séparés d'au moins 1 mois. Une hyperéosinophilie tissulaire peut être associée

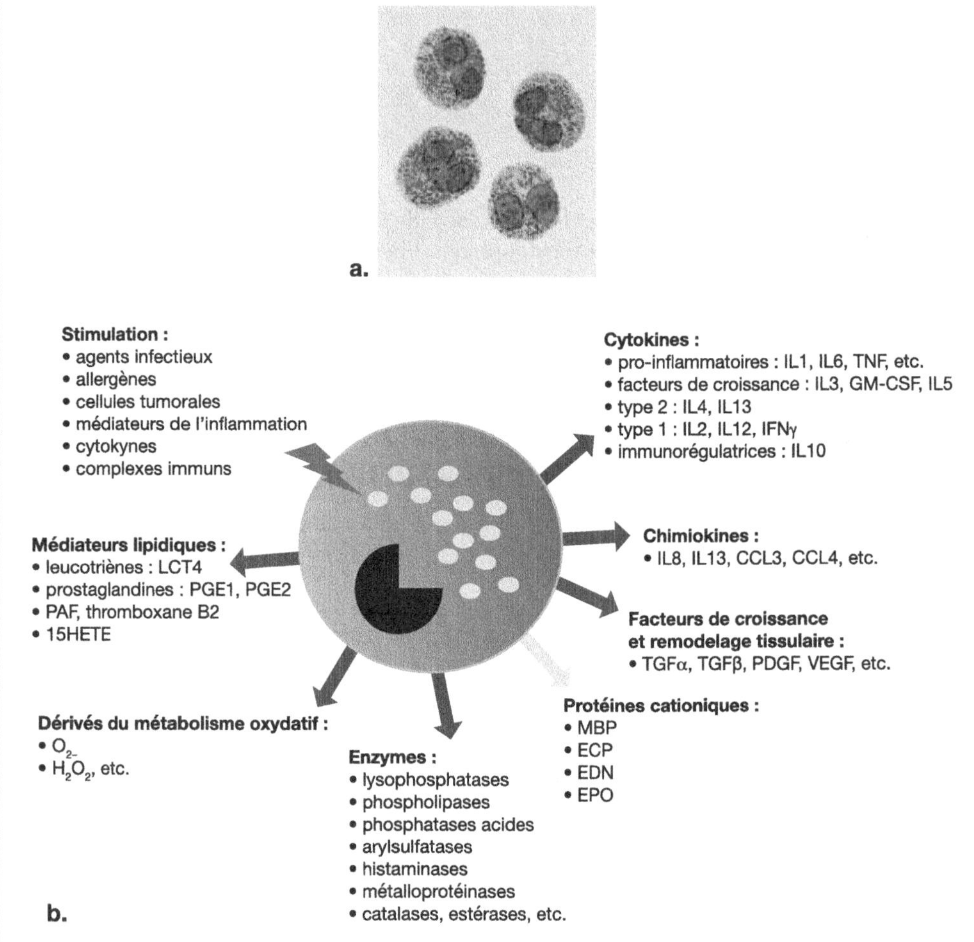

Figure 1. L'éosinophile : a. éosinophile sur frottis sanguin. Coloration à l'hématoxyline et à l'éosine ; b. principaux facteurs d'activation de l'éosinophile et médiateurs libérés.

à une hyperéosinophilie sanguine ou isolée ; elle peut être asymptomatique ou se traduire par des signes cliniques liés à l'infiltration de l'organe par les éosinophiles et à l'action délétère des substances produites par les éosinophiles sur les tissus. On parle d'hyperéosinophilie tissulaire quand les éosinophiles représentent plus de 20 % des cellules dans la moelle osseuse, et/ou quand les éosinophiles infiltrent de manière massive au moins 1 tissu, et/ou quand de nombreux dépôts de protéines issues des granules des éosinophiles sont présents dans au moins 1 tissu (quel que soit le nombre d'éosinophiles dans ce tissu). On parle de syndrome hyperéosinophilique en cas d'hyperéosinophilie sanguine associée à des lésions tissulaires ou des dysfonctions de plusieurs organes liées à l'infiltration par les éosinophiles, en l'absence de toute autre cause de lésions tissulaires. La maladie d'organe liée à l'éosinophilie associe une hyperéosinophilie à des lésions tissulaires ou une dysfonction d'un seul organe (ex. : dermatoses éosinophiliques). Le *tableau I* résume les principales définitions à connaître.

Tableau I. Principales définitions (d'après Kahn *et al.* Front Med (Lausanne) 2017 ; 4 : 216).

Terminologie	Définition	Sous-types
Éosinophilie sanguine	Éosinophiles > 0,5 x 10^9/L ou 500/mm^3 dans le sang	
Hyperéosinophilie	Éosinophiles > 1,5 x 10^9/L ou 1 500/mm^3 dans le sang Sur 2 prélèvements (séparés d'au moins 1 mois) Et/ou hyperéosinophilie tissulaire définie par : 1. éosinophiles > 20 % des cellules dans la moelle osseuse 2. infiltration massive par les éosinophiles d'au moins 1 tissu 3. nombreux dépôts de protéines issues des granules des éosinophiles dans au moins 1 tissu (quel que soit le nombre d'éosinophiles dans ce tissu)	Primitive, ou clonale, ou néoplasique Secondaire ou réactionnelle De signification indéterminée
Syndrome hyperéosinophilique	1. Éosinophiles > 1,5 x 10^9/L ou 1 500/mm^3 dans le sang 2. Lésions tissulaires ou dysfonction d'organe liée à l'infiltration par les éosinophiles 3. Exclusion de toute autre cause des lésions tissulaires	Primitif, ou clonal, ou néoplasique (ou myéloprolifératif) Secondaire ou réactionnel (ou lymphoïde) Indéterminé ou idiopathique
Maladie d'organe liée à l'éosinophile	1. Critères d'hyperéosinophilie 2. Et lésions ou dysfonction d'un seul organe liée à l'infiltration par les éosinophiles	Œsophagite à éosinophiles Gastroentérite à éosinophiles Pneumopathie à éosinophiles Dermatoses éosinophiliques Cystite à éosinophiles

PREMIER RÉFLEXE : ÉVALUER LE RETENTISSEMENT D'ORGANE DE TOUTE HYPERÉOSINOPHILIE

Devant toute hyperéosinophilie, quelle que soit sa cause et d'autant plus si elle est importante et prolongée (il faut toujours essayer de récupérer des bilans sanguins antérieurs pour dater l'augmentation des éosinophiles sanguins et voir son évolution), il faut avoir comme premier réflexe l'évaluation du retentissement d'organe lié à l'infiltration tissulaire et à l'activation des éosinophiles. Tous les organes peuvent être touchés, très souvent la peau (et fréquemment de manière inaugurale), mais le premier réflexe doit être la vérification de l'absence d'atteinte cardiaque par l'interrogatoire, l'examen clinique, le dosage des enzymes cardiaques (NT-proBNP [pro-brain natriuretic peptide] et troponine), la réalisation d'une échographie cardiaque (qui pourra être complétée par une IRM cardiaque selon l'avis du cardiologue). L'atteinte cardiaque est à redouter particulièrement en cas de syndrome d'hypersensibilité médicamenteuse ou

DRESS (*drug reaction with eosinophilia and systemic symptoms*) syndrome et de syndrome hyperéosinophilique néoplasique. En phase aiguë, l'atteinte cardiaque peut être liée à une myocardite à éosinophiles, une péricardite ou une thrombose intracavitaire ou endomyocardique ; la présence d'hémorragies en flammèche à l'examen des ongles peut alors alerter le clinicien. Lorsque l'hyperéosinophilie est prolongée, l'atteinte cardiaque correspond à une fibrose qui peut survenir parfois rapidement (notamment dans les syndromes hyperéosinophiliques néoplasiques) et devenir irréversible en l'absence de traitement précoce. Les autres atteintes d'organe à rechercher systématiquement, quelle que soit la cause de l'hyperéosinophilie, sont l'atteinte pulmonaire (interrogatoire, examen clinique, oxymétrie capillaire, radiographie de thorax, à compléter si signe d'appel par gaz du sang artériel, explorations fonctionnelles respiratoires et scanner thoracique), l'atteinte neurologique périphérique ou centrale (interrogatoire, examen clinique, et si signe d'appel imagerie cérébrale ou électromyogramme) et l'atteinte rénale (bandelette urinaire et dosage de la créatinine et de la clairance de la créatinine). Toutes ces atteintes d'organe sévères doivent être reconnues précocement car elles doivent conduire à la mise en route rapide d'une corticothérapie systémique à forte dose, en général 1 mg/kg/j, parfois avec des bolus intraveineux initiaux, et avec un déparasitage concomitant par ivermectine ciblant l'anguillulose si suspicion de parasitose, notamment si le patient a séjourné en pays d'endémie.

QUELLES SONT LES CAUSES D'HYPERÉOSINOPHILIE À RECHERCHER ?

Il s'agit d'une situation fréquente en pratique clinique de routine. Quels que soient les antécédents du patient, trois premières causes sont à rechercher systématiquement.

Enquête médicamenteuse

La première chose à faire est l'enquête médicamenteuse. Une hyperéosinophilie induite par un médicament peut être asymptomatique mais un arrêt rapide du médicament en cause est indispensable afin d'éviter tout retentissement d'organe (cœur, poumon, foie, rein notamment). De très nombreux médicaments peuvent être en cause, y compris des médicaments pouvant sembler « anodins » au patient (inhibiteur de la pompe à protons, anti-inflammatoire non stéroïdien pris pour des douleurs menstruelles...), mais aussi des produits « cachés » comme la phytothérapie, les compléments alimentaires, etc.

Certaines atteintes d'organe associées à une hyperéosinophilie sont plus fréquentes avec certains médicaments :

- pneumopathie à éosinophile avec la nitrofurantoïne, les pénicillines et les anti-inflammatoires non stéroïdiens ;
- néphrite immuno-allergique avec les céphalosporines ;

- vascularite d'hypersensibilité avec l'allopurinol et la phénytoïne ;
- hépatite avec les antiépileptiques (carbamazépine, oxcarbamazépine, phénytoïne, phénobarbital, lamotrigine, etc.).

Tous ces médicaments, et bien d'autres encore (vancomycine, minocycline, sulfonamides ; antituberculeux ; produits de contraste iodés ; inhibiteurs de la pompe à protons ; anticoagulants ; thérapies ciblées utilisées en oncologie comme le vémurafénib et le sorafénib ; antiviraux, etc.), peuvent conduire, avec un délai plus ou moins long (en général 2 à 3 semaines), au tableau de DRESS syndrome, qui associe :
- une éruption cutanée fréquente (souvent diffuse, polymorphe et classiquement associée à un œdème infiltré des extrémités) ;
- une fièvre ;
- une polyadénopathie ;
- au moins une atteinte d'organe (pour laquelle le rôle des éosinophiles n'est pas élucidé) parmi foie, rein, poumon, cœur, tube digestif, système nerveux central et périphérique, moelle osseuse (avec tableau de syndrome d'activation macrophagique) ;
- au moins une anomalie biologique parmi une éosinophilie (inconstante mais présente dans 50 à 95 %), une hyperlymphocytose circulante et/ou la présence de grands lymphocytes basophiles circulants.

La physiopathologie du DRESS syndrome est complexe, elle associe :
- une prédisposition génétique : polymorphismes de gènes codant pour des protéines du catabolisme des médicaments - cytochrome P450 et N-acétyltransférase - et pour des protéines du HLA (*human leukocyte antigen*) dans certaines populations en Europe ou en Asie ;
- un terrain immunologique : plus fréquent chez les patients présentant une immunosuppression ;
- une fréquente réactivation de virus de la famille herpès (HHV6, HHV7, CMV, EBV).

En cas de suspicion de DRESS syndrome, il est urgent d'arrêter le ou les médicament(s) suspect(s), de rechercher de manière immédiate et systématique une atteinte d'organe. Ce bilan sera répété régulièrement et de manière prolongée, car les atteintes d'organe peuvent être retardées et n'évoluent pas toujours en parallèle de l'atteinte cutanée, plus facile à surveiller cliniquement. Le *tableau II* résume le bilan à faire (et à répéter en fonction des atteintes d'organe diagnostiquées) en cas de DRESS syndrome. Il n'y a pas de traitement consensuel, mais la corticothérapie est souvent utile, par voie topique dans les DRESS non sévères et systémiques en cas d'atteinte du cœur, du tube digestif ou du système nerveux et en cas d'atteinte sévère du foie, du rein et du poumon. La corticothérapie doit être diminuée très progressivement, parfois sur plusieurs mois pour éviter toute récidive, possible en dehors de toute réintroduction médicamenteuse.

Tableau II. Bilan pour le diagnostic et le suivi de DRESS syndrome.

- Hémogramme avec formule leucocytaire et frottis sanguin
- Hémocultures si hyperthermie, CRP
- Urée, créatinine, clairance de la créatinine, BU
- TGO, TGP, gammaGT, PAL, bilirubine totale, lipase
- Troponine, pro-BNP, ECG, échographie cardiaque
- Si cytopénie : ferritine, triglycérides, LDH (si élévation : discuter myélogramme pour éliminer syndrome d'activation macrophagique)
- Saturation en O_2, radio thorax (gaz du sang artériel et TDM si signe d'appel clinique et/ou radiographique)
- Biopsie cutanée : standard + immunofluorescence directe
- PCR virales (HHV6, HHV7, CMV, EBV)

Infection parasitaire

Le 2e réflexe est de penser à l'infection parasitaire, cause classique d'éosinophilie ou d'hyperéosinophilie, qui peut être fluctuante dans le temps, très modérée ou majeure, souvent pas ou peu symptomatique et qui doit être traitée avant (ou de manière concomitante, sans attendre les résultats des examens parasitologiques si urgence) toute corticothérapie systémique qui serait mise en route devant une atteinte d'organe sévère liée à l'hyperéosinophilie. Il faut en effet toujours avoir en tête le risque d'anguillulose maligne aiguë due à une dissémination du parasite (*Strongyloides stercoralis*) lors de l'introduction des corticoïdes. Les helminthes sont les parasites les plus pourvoyeurs d'hyperéosinophilie. Il est donc nécessaire d'interroger le patient sur les pays dans lesquels il a séjourné (y compris séjours anciens), ses habitudes alimentaires (notamment pour le taeniasis, la trichinellose et la toxocarose), et de réaliser de manière systématique un bilan parasitologique avec sérologies des parasitoses autochtones (ou sérologies d'autres parasites en fonction des pays dans lesquels le patient a séjourné) et un examen des selles (trois prélèvements de fèces à au moins 48 h d'intervalle). Il faut savoir que les examens parasitologiques sont très souvent négatifs en cas d'infestation, et notre attitude au CEREO est de traiter assez systématiquement les patients porteurs d'une hyperéosinophilie sans étiologie évidente. En l'absence de consensus, nous prescrivons un déparasitage par albendazole pendant 14 jours + praziquantel (1 comprimé) + ivermectine (1 dose poids). Dans notre expérience, de nombreux patients pourtant asymptomatiques et chez lesquels le bilan parasitologique était revenu négatif, voient leur taux d'éosinophiles dans le sang se corriger rapidement après ce déparasitage systématique, dont le profil de tolérance est bon.

Cause néoplasique

Le 3e réflexe est d'éliminer une cause néoplasique, notamment chez un patient âgé et/ou avec des facteurs de risque identifiés. Toute néoplasie solide peut être la cause d'une éosinophilie ou d'une hyperéosinophilie paranéoplasique, mais il s'agit plus fréquemment d'hémopathies malignes (lymphomes hodgkiniens et non hodgkiniens, leucémies, syndromes myélodysplasiques ou myéloprolifératifs), plus rarement, mais classiquement, de mastocytoses clonales ou de lymphomes T (les signes dermatologiques peuvent alors aider au diagnostic en cas de lymphome cutané T, comme le syndrome de Sézary). L'examen clinique devra rechercher des adénopathies périphériques, une hépatosplénomégalie : l'hémogramme avec formule leucocytaire sera complété par un frottis sanguin à la recherche de blastes ; en l'absence d'autre étiologie évidente d'hyperéosinophilie, un scanner abdominopelvien voire un TEP-scan seront réalisés. En cas de signe d'appel vers une hémopathie, c'est le médullogramme et/ou la biopsie ostéomédullaire avec caryotype et étude en biologie moléculaire (selon avis auprès de l'hématologue) qui permettra(ont) le diagnostic précis.

Quelles sont les autres causes d'hypéosinophilie ?

Les autres causes d'éosinophilie ou d'hyperéosinophilie circulante sont nombreuses et résumées dans le *tableau III*. Le fait de connaître un antécédent pouvant expliquer une hyperéosinophilie chez un patient ne doit cependant pas faire méconnaître les trois premières causes sus-citées (médicaments, parasitoses, néoplasies), car « l'arbre peut cacher la forêt ». Ainsi, une hyperéosinophilie particulièrement importante et/ou avec une majoration

Tableau III. Causes d'éosinophilie et d'hyperéosinophilie sanguine et/ou tissulaire.

Étiologies	**Exemples de pathologies (liste non exhaustive)**
Maladies allergiques	Dermatite atopique, asthme, rhinite avec polypose nasosinusienne
Hypersensibilité médicamenteuse	DRESS Syndrome éosinophilie-myalgie Néphropathie interstitielle Hépatite éosinophilique
Infections : • helminthes • ectoparasites • champignons • virus	 Strongyloïdose, trichinellose, filariose, schistosomiase, ankylostomose Gale Coccidiomycose, aspergillose, histoplasmose HIV
Néoplasies	Leucémies, lymphomes, adénocarcinomes
Déficits immunitaires congénitaux	Syndrome hyper-IgE, syndrome d'Omenn
Maladies auto-immunes et dysimmunitaires	Sarcoïdose, maladies inflammatoires du tube digestif, syndrome IgG4, connectivites, granulomatose éosinophilique avec polyangéite (anciennement maladie de Churg et Strauss), mastocytoses
Divers	Irradiation, maladie des embols de cholestérol, traitement par interleukine 2, etc.
Maladies éosinophiliques	Dermatoses éosinophiliques Syndromes hyperéosinophiliques

récente inexpliquée et/ou avec un retentissement d'organe comme le cœur, devra faire rechercher systématiquement ces trois causes chez tout patient, même atopique par exemple.

Les examens complémentaires nécessaires aux différents diagnostics listés dans le tableau seront bien sûr prescrits en fonction des signes d'appel à l'interrogatoire et à l'examen clinique.

QUELLES CAUSES ÉVOQUER PLUS SPÉCIFIQUEMENT EN CAS D'HYPERÉOSINOPHILIE AVEC ATTEINTE CUTANÉE ?

Quelle que soit la cause de leur augmentation, les éosinophiles peuvent infiltrer de nombreux organes avec un tropisme privilégié pour la peau et les muqueuses. Les manifestations cutanées sont alors peu spécifiques de l'étiologie de l'éosinophilie.

Dermatoses associées à une hyperéosinophilie

Les dermatoses associées à une hyperéosinophilie tissulaire sont fréquentes et pour la plupart allergiques, parasitaires, néoplasiques ou auto-immunes (*tableau IV*). Une hyperéosinophilie sanguine est inconstamment associée à l'atteinte dermatologique. Le rôle pathogène de l'éosinophile est plus ou moins bien établi à travers des arguments directs et indirects dans certaines de ces pathologies, comme la dermatite atopique, l'urticaire, la pemphigoïde bulleuse, mais l'éosinophile est loin de représenter à lui seul le principal mécanisme physiopathologique de ces dermatoses. L'éosinophilie sanguine et/ou tissulaire constitue un élément important d'orientation diagnostique dans certaines maladies, relativement fréquentes comme l'érythème toxique du nouveau-né, et plus rares comme l'*incontinentia pigmenti*, la fasciite de Schulman, la granulomatose éosinophilique avec polyangéite (anciennement angéite de Churg et Strauss), l'hyperplasie angiolymphoïde avec éosinophilie (HALE), la maladie de Kimura, le granulome éosinophilique (ou granulome de Lever). Mais l'inconstance de l'augmentation du nombre des éosinophiles dans le sang et/ou les tissus et le manque d'arguments fondamentaux en faveur du rôle directement pathogène des éosinophiles dans ces affections, sont des arguments contre leur intégration dans le groupe des dermatoses éosinophiliques à proprement parler. Ainsi, la fasciite de Shulman ou fasciite à éosinophiles (au cours de laquelle l'infiltrat des fascias est davantage composé de plasmocytes que d'éosinophiles) est désormais classée parmi les syndromes sclérodermiformes ; de même, l'hyperplasie angiolymphoïde avec éosinophilie (HALE), la maladie de Kimura et le granulome éosinophilique (ou granulome de Lever) sont plutôt classés parmi les maladies liées à l'IgG4. Ici encore, quelle que soit la pathologie, il est nécessaire en cas d'hyperéosinophilie majeure et/ou prolongée de vérifier l'absence d'infiltration d'un autre organe que la peau, notamment le cœur.

Tableau IV. Dermatoses associées à une hyperéosinophilie sanguine et/ou tissulaire.

Érythème toxique du nouveau-né	
Eczémas	• Dermatite atopique • Eczéma de contact
Piqûres d'insectes et dermatoses parasitaires	• Ectoparasitoses (gale et prurigo parasitaire) • Helminthiases, myases
Prurigo nodulaire	
Dermatoses bulleuses	• Pemphigoïde bulleuse et gestationis • *Incontinentia pigmenti*, dermatite herpétiforme, pemphigus
Dermatoses d'hypersensibilité	• Urticaire • Éruptions médicamenteuses et syndrome d'hypersensibilité médicamenteuse (DRESS)
Connectivites Vascularites	• Sclérodermies • Fasciite de Shulman • Syndrome éosinophilie-myalgie • Syndrome de l'huile frelatée • Lupus profond • Granulomatose éosinophilique avec polyangéite (ex-Churg et Strauss)
Lymphomes	• Lymphomes cutanés T • Papulose lymphomatoïde
Mastocytose	
Histiocytose langerhansienne	Granulome à éosinophiles péri-orificiel
Proliférations tumorales bénignes apparentées à la maladie à IgG4	• Hyperplasie angiolymphoïde avec éosinophilie • Maladie de Kimura • Granulome éosinophilique (granulome de Lever)
Papuloérythrodermie d'Ofuji	

Dermatoses éosinophiliques

À côté des dermatoses associées à une éosinophilie, les dermatoses dites éosinophiliques ont pour critère diagnostique principal une éosinophilie tissulaire et parfois périphérique marquée, et n'appartiennent à aucun autre cadre nosologique classique (*Tableau V*). Au sein de ce groupe hétérogène, sont rassemblées des affections très diverses pour lesquelles l'éosinophile est le dénominateur commun, d'où l'émergence du concept de « maladie éosinophilique » par analogie au spectre des dermatoses neutrophiliques. Même si la physiopathologie de ces dermatoses reste obscure, leur point commun serait d'être des syndromes réactionnels, caractérisés par une activation du système immunitaire en réponse à divers antigènes souvent inconnus, induisant la production préférentielle de cytokines de profil Th2, surtout l'IL-5, principal facteur impliqué dans le chimiotactisme, l'activation et la survie des éosinophiles. Les dermatoses éosinophiliques les mieux caractérisées sont :

- les folliculites pustuleuses à éosinophiles ou pustuloses stériles à éosinophiles ;
- le syndrome de Wells ;
- la vascularite cutanée récurrente à éosinophiles.

Tableau V. Dermatoses éosinophiliques.

Dermatoses éosinophiliques	Principaux signes cliniques	Diagnostic
Folliculites pustuleuses à éosinophiles (ou pustuloses stériles à éosinophiles)	Forme classique de l'adulte : papules et/ou pustules prurigineuses groupées en plaques, évolution par poussées, pigmentation post-inflammatoire, siège de prédilection : visage Forme de l'immunodéprimé (notamment VIH) : papules diffuses, folliculaires ou non, très prurigineuses, prédominant sur tête, cou, tronc Forme du nourrisson : vésiculo-pustules stériles du cuir chevelu, guérison spontanée	• Éosinophilie sanguine inconstante et modérée • Biopsie cutanée : infiltrat éosinophilique du follicule pileux, œdème de la gaine pilaire externe • Chez le nourrisson : frottis sur lame à partir du prélèvement d'une lésion
Syndrome de Wells	Facteurs à rechercher : piqûres insectes ou arthropodes, infections parasitaires, médicaments et vaccins, hémopathies Placards inflammatoires d'évolution centrifuge avec évolution centrale scléro-dermiforme et pigmentée, poussées récidivantes Polymorphisme : panniculite, lésions annulaires, bulles, etc.	• Éosinophilie sanguine inconstante et modérée • Biopsie cutanée (images en flammèche inconstantes et non pathognomoniques, image histologique dépendant du stade évolutif) • Rechercher médicament, prescrire bilan parasitologique et hémogramme pour éliminer hémopathie sous-jacente
Vascularite cutanée récurrente à éosinophiles	Peut être isolée ou associée à lupus, polyarthrite rhumatoïde Lésions papuleuses, purpuriques, prurigineuses souvent associées à un œdème du visage et des extrémités, évolution par poussées	• Hyperéosinophilie fréquente et importante • Biopsie cutanée : vascularite nécrosante sans leucocytoclasie avec nécrose fibrinoïde des petits vaisseaux et infiltrat dermique très riche en éosinophiles • Surveiller l'absence d'évolution vers une granulomatose éosinophilique avec polyangéite, ou vers un syndrome hyperéosinophilique

Les signes cliniques et les explorations complémentaires permettant le diagnostic des dermatoses éosinophiliques sont détaillés dans le *tableau V.* Il existe de multiples formes de passage ou de chevauchement entre ces différentes entités, et il faut toujours garder à l'esprit que ces dermatoses éosinophiliques peuvent être des formes de passage vers un syndrome hyperéosinophilique, l'expression cutanée des syndromes hyperéosinophiliques étant fréquente et polymorphe. Les syndromes hyperéosinophiliques sont d'ailleurs souvent présentés dans le cadre des dermatoses éosinophiliques dans les ouvrages dermatologiques, car le dermatologue est souvent en première ligne pour le diagnostic de ces syndromes.

QUAND ÉVOQUER UN SYNDROME HYPERÉOSINOPHILIQUE ET COMMENT LE CONFIRMER ?

Les critères diagnostiques des syndromes hyperéosinophiliques sont les suivants (*Tableau I*) : hyperéosinophilie (> 1 500/mm^3 à au moins deux reprises) ou infiltration éosinophilique d'un tissu engendrant des symptômes cliniques en association avec une éosinophilie périphérique, en l'absence d'autre cause identifiable d'éosinophilie.

La compréhension des mécanismes physiopathologiques des SHE a permis de distinguer différents variants :

- *les SHE primitifs, ou clonaux, ou néoplasiques* (anciennement appelés myéloprolifératifs) : ils représentent 20-30 % des SHE, sont d'origine médullaire, avec pour chef de file la leucémie chronique à éosinophiles où l'anomalie de la lignée myéloïde résulte d'une délétion sur le chromosome 4q12, responsable d'une activité tyrosine-kinase constitutionnelle et non régulable d'une protéine de fusion FIP1L1-PDGFRA ;
- *les SHE réactionnels ou secondaires* (anciennement appelés lymphoprolifératifs) : ils représentent 10-30 % des SHE, et sont secondaires à la production d'IL-5, par un clone de lymphocytes T pouvant présenter un phénotype aberrant ($CD3^-CD4^+$, ou $CD3^+CD4^-CD8^-$, ou $CD3^+CD4^+CD7^-$) ;
- *les SHE indéterminés ou idiopathiques,* finalement les plus fréquents, correspondent à des SHE symptomatiques sans argument pour un variant clonal ou lymphoïde ;
- *les SHE restreints à un organe* (le plus souvent tube digestif ou poumon).

Tous les organes peuvent être touchés au cours des SHE, quels que soient les variants. Les manifestations dermatologiques s'observent dans plus de 50 % des cas et sont beaucoup plus fréquentes dans le variant réactionnel ou secondaire, où elles sont souvent inaugurales. Elles sont polymorphes et non spécifiques : prurit, urticaire ou angiœdème (le syndrome de Gleich ou angiœdème cyclique avec éosinophilie peut être considéré comme un variant de syndrome hyperéosinophilique), dermographisme, lésions papuleuses ou nodulaires érythémateuses et prurigineuses ; plus rarement : lésions vésiculobulleuses ; ulcérations muqueuses ; livédo, nécroses digitales, ulcères des membres inférieurs, purpura vasculaire ; érythrodermie ; kératodermie palmoplantaire ; alopécie et dystrophie unguéale, etc. Les lésions ulcérées des muqueuses et les complications thrombotiques sont de plus mauvais pronostic car liées au variant clonal ou primitif. Le rôle délétère des éosinophiles dans les lésions tissulaires observées au cours des SHE est suggéré par la détection de dépôts de protéines cytotoxiques, telles que l'EPO, la MBP et l'EDN, et la mise en évidence en microscopie électronique d'éosinophiles dégranulés au site des lésions cutanées. Une atteinte cardiaque doit être systématiquement dépistée car elle est la première cause de morbidité et de mortalité des SHE. Elle peut en effet évoluer vers une fibrose endomyocardique avec insuffisance cardiaque terminale. Les autres atteintes viscérales sont plus rares : bronchopulmonaires avec toux, bronchospasme et infiltrats pulmonaires à la radiographie ; digestives, essentiellement représentées par des hépatites et par la gastroentérite à éosinophiles, révélée par un syndrome de malabsorption ; rénales avec insuffisance rénale aiguë ou chronique ; neurologiques et/ou oculaires, d'origine inflammatoire ou thromboembolique ; articulaires avec arthralgies inflammatoires. Un scanner thoraco-abdomino-pelvien ou un TEP-scan sont prescrits lors du bilan initial pour rechercher des adénopathies et une splénomégalie (en faveur du variant clonal ou primitif) et des lésions viscérales asymptomatiques. Les biopsies d'organes sont réalisées sur signes d'appel. Le diagnostic du variant du SHE est fondamental puisqu'il conditionne la prise en charge thérapeutique et le pronostic. Les explorations complémentaires indispensables au diagnostic de syndrome hyperéosinophilique et de son variant sont résumées dans le *tableau VI*. La règle actuelle est de traiter systématiquement :

- tous les malades symptomatiques, quel que soit le variant de SHE ;
- les malades porteurs d'un SHE clonal, même asymptomatiques ;
- les malades ayant une échographie cardiaque anormale, même asymptomatiques.

L'imatinib mésylate, inhibiteur de tyrosine kinase, a considérablement amélioré le pronostic du variant primitif du SHE avec transcrit de fusion FIP1L1-PDGFRA, en permettant le contrôle de l'évolution hématologique avec disparition des anomalies cytogénétiques. Dans le variant réactionnel, le traitement de première intention est la corticothérapie orale, dont la posologie (de 20 mg/j à 1 m/kg/j) doit être adaptée à la clinique et à l'éosinophilie sérique. En cas d'échec des corticoïdes, et/ou de corticorésistance, et/ou à visée d'épargne cortisonique, d'autres traitements peuvent être proposés : interféron pégylé, hydroxyurée, thérapie anti-IL5 ou anti-IL5 récepteur.

Tableau VI. Bilan pour le diagnostic d'un syndrome hyperéosinophilique.

Examens sanguins à demander en 1re intention devant un syndrome hyperéosinophilique inexpliqué	**Résultats attendus**	**Commentaires**
Dosage tryptase Dosage vitamine B12	Augmentées dans SHE clonal (ou myéloïde)	Augmentation associée à un syndrome myéloprolifératif
Immunophénotypage lymphocytaire	Détection de clone T aberrant circulant : • $CD3^-CD4^+$ • ou $CD3^+CD4^+CD7^-$ • ou $CD3^+CD4^-CD8^-TCR^+$ Dans SHE réactionnel	Dans un laboratoire « entraîné » Interprétation en fonction du pourcentage de cellules détectées, de l'âge du patient et de la détection d'une clonalité T
Examens à demander en 2e intention (si besoin sur avis CEREO)		
Étude du réarrangement du TcR par PCR	Réarrangment clonal dans SHE réactionnel (ou lymphoïde)	Inconstant dans SHE et non spécifique
Recherche du transcrit de fusion FIP1L1-PDGFRA par RT-PCR	Présent dans SHE clonal (ou myéloïde) $FIP1L1\text{-}PDGFRA^+$	Surtout si homme et présence de signes cliniques (altération de l'état général, adénopathies, splénomégalie, etc.) et biologiques (tryptase élevée), évocateurs d'un processus myéloprolifératif
Recherche de réarrangements géniques impliquant PDGFRA, PDGFRB et FGFR1 par hybridation *in situ* (FISH) sur sang ou moelle	Présent dans SHE clonal (ou myéloïde) $FIP1L1\text{-}PDGFRA^+$	Si étude en PCR douteuse
Recherche d'autres mutations géniques (JAK2, BCR-ABL, panel NGS)	Détection d'autres mutations impliquées dans les syndromes myéloprolifératifs et myélodysplasiques	En cas de bilan négatif devant une hyperéosinophilie d'allure clonale
Dosage d'interleukine 5 (IL5) intracellulaire	Augmentation de la production d'IL5	En cas de population lymphocytaire T à taux douteux, interprétation difficile

CONCLUSION : QUELS SONT LES PRINCIPAUX MESSAGES À RETENIR ?

- L'augmentation du nombre d'éosinophiles dans le sang est une situation très fréquente.
- En cas d'hyperéosinophilie, quelle que soit sa cause, et notamment dans les syndromes hyperéosinophiliques, le dermatologue doit avoir le réflexe de vérifier systématiquement l'absence d'atteinte d'organe par infiltration éosinophilique et/ou cytotoxicité des éosinophiles, notamment une atteinte cardiaque par la prescription d'un dosage sérique des enzymes cardiaques, d'un électrocardiogramme et d'une échographie cardiaque.
- Il est impératif devant toute hyperéosinophilie d'éliminer une cause médicamenteuse, parasitaire (en gardant à l'esprit que les examens parasitologiques sont souvent pris en défaut) et néoplasique.
- En cas d'hyperéosinophilie associée à des signes dermatologiques, il faut distinguer les dermatoses caractérisées associées à une éosinophilie sanguine et/ou tissulaire (fréquentes) des dermatoses dites éosinophiliques (rares) qui n'appartiennent à aucun autre cadre nosologique.
- Le spectre des dermatoses éosinophiliques comprend principalement les folliculites pustuleuses à éosinophiles, le syndrome de Wells, la vascularite récurrente à éosinophiles et les syndromes hyperéosinophiliques, avec de nombreuses formes de passage et de chevauchement entre ces entités.
- Le dermatologue a un rôle important dans le diagnostic des syndromes hyperéosinophiliques car les signes dermatologiques sont très fréquents et peuvent être les premiers signes de la maladie.
- Pour le diagnostic et la prise en charge thérapeutique des syndromes hyperéosinophiliques, une réunion de concertation pluridisciplinaire (RCP) est proposée par le CEREO tous les mois en visioconférence.

POUR EN SAVOIR PLUS

Pour les praticiens et le grand public : le site internet du CEREO (www.https/cereo.fr) sur lequel vous pouvez télécharger le bilan à réaliser en cas de syndrome hyperéosinophilique et les informations relatives à la RCP nationale.

Sur les fonctions biologiques de l'éosinophile : Kanda A, Yasutaka Y, Van Bui D, *et al.* Multiple biological aspects of eosinophils in host defense, eosinophil-associated diseases, immunoregulation, and homeostasis: Is their role beneficial, detrimental, regulator, or bystander? *Biol Pharm Bull* 2020 ; 43 : 20-30.

Sur la peau et les éosinophiles : Delaporte E. Du syndrome de Wells à la « maladie éosinophilique ». *Ann Dermatol Venereol* 2000 ; 128 : 207-11. Leiferman KM, Peters MS. Eosinophil-related disease and the skin. *J Allergy Clin Immunol Pract* 2018 ; 6 : 1462-82.

Pour réviser la classification des syndromes hyperéosinophiliques : Kahn JE, Groh M, Lefèvre G. (A critical appraisal of) classification of hypereosinophilic disorders. *Front Med (Lausanne)* 2017 ; 4 : 216.

Une synthèse utile : Roufosse F, Weller PF. Practical approach to the patient with hypereosinophilia. *J Allergy Clin Immunol* 2010 ; 126 : 39-44.

C. Lafforgue

Unité Dermopharmacologie & Cosmétologie,
UFR de Pharmacie, Université Paris Saclay, Chatenay-Malabry

TOUT CE QUI LAVE EN COSMÉTIQUE !

Se laver permet d'éliminer les salissures, le sébum ou les traces de maquillage restés à la surface de la peau. Se nettoyer, c'est aussi retirer les poussières, les odeurs et les micro-organismes responsables de ses odeurs.

PHYSICOCHIMIE DU NETTOYAGE ET SES ACTEURS

Pour obtenir un résultat satisfaisant, il faut mettre en œuvre des systèmes permettant de séparer les salissures de leur surface. Le phénomène principal mis en jeu est l'adsorption qui repose sur la propriété qu'ont les surfaces solides de se fixer à certaines molécules de façon réversible par des liaisons faibles de type Van der Vaals. Le but du produit nettoyant sera donc de baisser la tension de surface et/ou la tension interfaciale pour séparer les deux entités.

Pour diminuer la tension de surface entre les diverses salissures et leur substrat, les produits lavants mettent en jeu un mélange de tensioactifs pour les solubiliser, les émulsionner ou les disperser sous forme de particules qui seront éliminées au rinçage. Les salissures à retirer sont, en cosmétologie, majoritairement des sécrétions semi-fluides composées de kératine, de corps gras ou de matériels issus des espaces intercornéocytaires. Ainsi, les matériaux à éliminer sont insolubles dans l'eau, soit parce qu'ils sont solides, soit parce qu'ils sont lipophiles ou hydrophobes.

Tensioactifs et leurs micelles

Les tensioactifs, ou agents de surface, ou surfactants, sont des composés amphiphiles, c'est-à-dire présentant deux parties de polarité différente : une partie hydrophile ou polaire, miscible dans l'eau, et une partie hydrophobe ou apolaire qui retient les corps gras. Cette particularité physicochimique leur octroie des propriétés d'agents solubilisants, mouillants, moussants, dispersants ou émulsionnants.

Leur caractère hydrophile ou hydrophobe n'est pas égal suivant leur structure. Ils peuvent être classés selon la nature de la partie hydrophile en tensioactifs anioniques (tête polaire chargée négativement), cationiques (tête polaire chargée positivement), zwitterioniques ou amphotères (la partie hydrophile comporte au moins une charge positive ou une charge négative selon le pH du milieu) et non ioniques (tête polaire sans aucune charge). Les grandes familles de tensioactifs sont rassemblées dans le *tableau I.*

Leur structure donne naissance, au-delà de la concentration micellaire critique, à la formation de micelles. Ce sont généralement des agrégats de 50 molécules ou plus, avec un cœur lipophile et une couronne hydrophile. Les surfactants peuvent former différents types de micelles selon leur nature chimique, leur concentration dans l'eau, le pH et la présence ou non d'ions dans le milieu (*Figure 1*).

Tableau I. Principales familles de tensioactifs.

	Tensioactifs anioniques		
Nature	Savons = sels alcalins d'acides gras	Sulfonates d'acides gras	Syndets = sulfates d'alcools gras
Obtention	Saponification	Sulfonation	Sulfatation
Anion	R-COO-	R-SO_3-	R-O-SO_3-
Cation	Na, K, NH_4, CA, TEA (triéthanolamine), etc.		
Exemples	Savon alcalin de K ou Na sodium pareth carboxylate Savon Marseille ou Alep	Alkyl sulfonates sulfosuccinates Alkyl éthanolamides sulfonates	Alkyl sulfates Alkyl laurates Lauryl sulfates Alkyl éther sulfates
Avantages	Fort pouvoir moussant Fort pouvoir détergent	Bon détergent Bon moussant	Excellent moussant Émulsionnant
Limites	Forte détergence Irritant	Irritant Trop détergent	Trop dégraissant pour la peau
	Tensioactifs cationiques		
Nature	Sels d'amines Sels d'ammonium quaternaire	Résines cationiques	
Exemple	Chlorure de benzalkonium	Zéolithes	
Avantages	Bactériostatique Antipelliculaire Adsorption cutanée notable		
Limite	Incompatibles avec les anioniques		

	Tensioactifs non ioniques		
Liaison chimique	Éther	Ester	Amide
Exemples	Alcools gras éthoxylés (ceteth-20, steareth-20, etc.) Éther de glucose (alkylpolyglucosides)	Ester de glycol ou PEG (poloxamer) Ester de glycérol ou polyglycérol Ester de sorbitane éthoxylé ou non Ester de sucre	Monoéthanolamides et dérivés Diéthanolamines et dérivés 5 cocamide DEA, cocamide MEA, etc.
Avantages	Très stable Bonne tolérance cutanée-émulsionnant Peut être naturel : saponines		
Limite	Souvent dérivés d'oxyde d'éthylène		
	Tensioactifs amphotères ou zwitterioniques		
Chimie	Alkyl amino mono et di propionates	Alkyl bétaïnes Alkyl amido bétaïnes	Alkyl imidazolines
Exemples de formules	R-NH-CH_2-CH_2-COO-(H ou R) R-N-(CH_2-CH_2-COO-(H ou R))2	Amido bétaïnes : R-CO-NH-(CH_2)3-N(CH_3)2-CH_2-COO	
Caractéristiques	Peu moussant, faible détergence	Bons tensioactifs conservateurs Peu moussant Grande affinité peau et cheveux	Bon émulsionnant, bon dispersant
	Origine acides aminés, protéines Fonction anionique = COOH - détergence Fonction cationique = NH_2 - bactériostatique		
Avantages	Bonne affinité cutanée, non irritant, compatible avec les autres classes de tensioactifs Propriétés antistatiques et adoucissantes		
Limites	Toujours associés à d'autres tensioactifs - Résultats fonction du pH		

Ainsi, par opposition des forces en présence que sont les interactions hydrophobes et la répulsion des têtes hydrophiles, la forme et le « packing » des micelles sont différents. C'est ce qui permet d'observer des sphères, des ellipses, des phases hexagonales, des phases lamellaires ou des micelles inverses.

Dans le phénomène de détergence, la capacité à former des micelles est essentielle, car c'est au centre de celle-ci que la salissure va se solubiliser et pouvoir être éliminée. Ce mécanisme ne fonctionnera que si le cœur de la micelle est liquide.

V/ls	Structure moléculaire du tensioactif	Forme des micelles
< 0–1/3	Tensioactif simple avec une chaîne simple et une tête polaire volumineuse	Micelle sphérique ou ovale 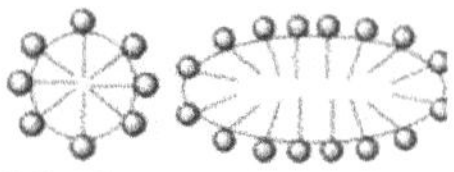
1/3–1/2	Tensioactifs simples avec un groupe polaire plus petit ou tensioactifs ioniques en présence d'électrolyte	Micelles cylindriques 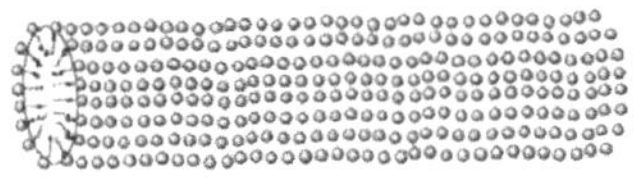
1/2–1,0	Surfactants à double chaîne avec un grand groupe polaire et chaînes flexibles	Vésicules, structures bimoléculaires 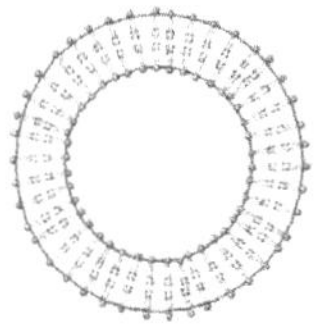
1,0	Tensioactifs à double chaîne avec un petit groupe polaire et des chaînes rigides	Micelles planes ou étirées 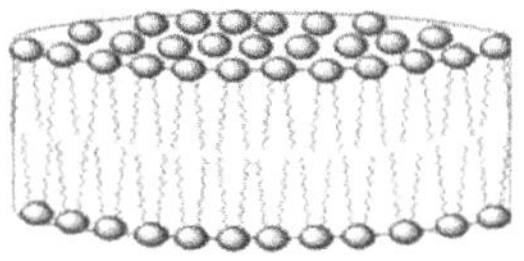
> 1,0	Surfactants à double chaîne avec un petit groupe polaire et un grand groupe non polaire	Micelles inverses 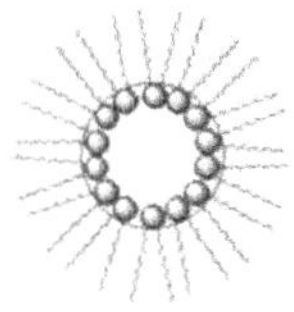

Figure 1. Représentation des micelles selon le milieu et la structure chimique du tensioactif (d'après Seweryn [1]).

Mécanismes de la détergence

Il y a quatre mécanismes principaux mis en jeu par les tensioactifs pour éliminer les salissures :

- *l'enroulement* : dans ce mécanisme le mélange tensioactif s'adsorbe à la surface du substrat (peau ou cheveu) et à la surface de la salissure (composé huileux) (*Figure 2*). En interagissant sur les surfaces, l'angle de contact va augmenter provoquant la création d'une gouttelette en surface du substrat. La tension de mouillage de l'huile devient alors plus faible que la force interfaciale du support, et, par agitation, les gouttelettes se détachent du substrat ;
- *l'émulsification :* ce phénomène est mis en jeu lorsque le substrat est moyennement hydrophobe. Il y a dans ce cas une faible tension interfaciale provoquant la création d'une émulsion instable qui finit par se séparer et libérer le composé lipophile (*Figure 3*) ;
- *la pénétration :* ce mécanisme concerne les corps gras polaires comme le sébum. Si la concentration en tensioactifs est suffisante, le mélange va diffuser dans le corps grand où il va former une bicouche. La répulsion entre les bicouches par humidification du système provoquera l'élimination de la phase tensioactifs-salissures (*Figure 4*) ;

- *la solubilisation :* dans ce schéma, le corps hydrophobe insoluble dans l'eau est piégé dans le cœur hydrophobe d'une micelle. Il nécessite une parfaite correspondance entre la molécule de salissure et la partie hydrophobe du tensioactif.

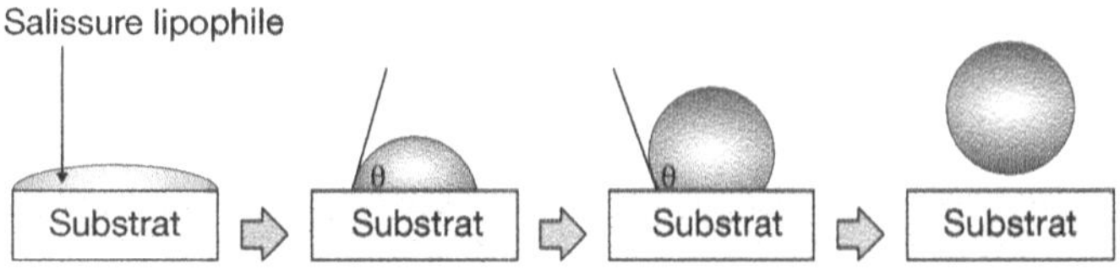

Figure 2. Mécanisme de détergence par enroulement (d'après [2]).

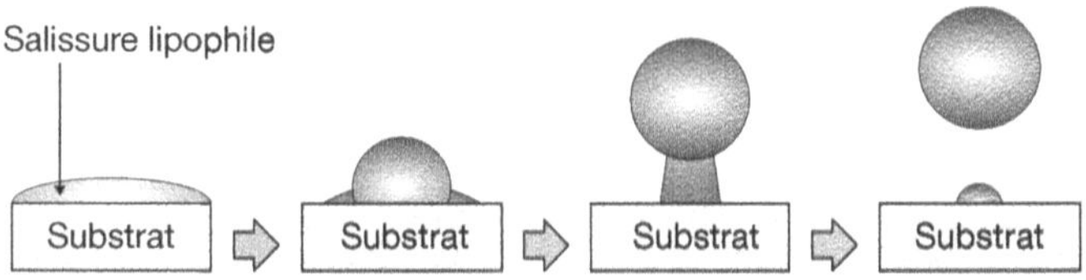

Figure 3. Mécanisme de détergence par émulsification (d'après [2]).

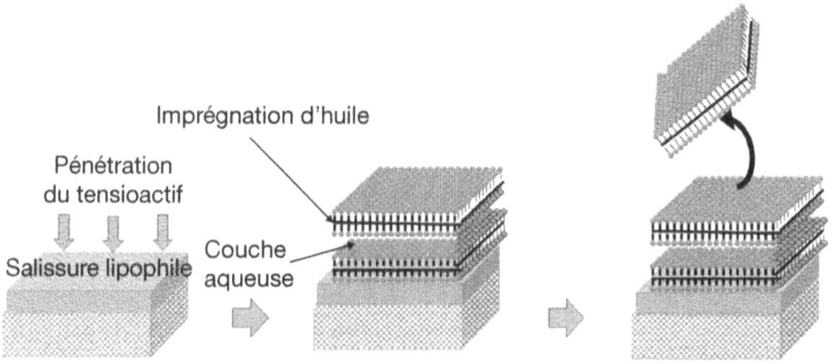

Figure 4. Mécanisme de détergence par pénétration (d'après [2]).

Cercle de Sinner

Les mécanismes physicochimiques cités plus haut permettent d'obtenir l'élimination des traces résiduelles sur la peau. Néanmoins, d'autres facteurs doivent intervenir pour permettre un nettoyage optimal. C'est en 1959 que le docteur Herbert Sinner a formalisé les différents éléments d'un nettoyage optimal dans un cercle (*Figure 5*).

Le parfait équilibre des quatre éléments que sont le temps de contact, la température, l'action mécanique et l'action chimique permet d'obtenir un résultat satisfaisant. En effet, si l'action chimique est trop importante avec un temps de contact élevé au détriment des autres facteurs, alors le résultat sera certes la propreté, mais l'irritation cutanée pourra apparaître.

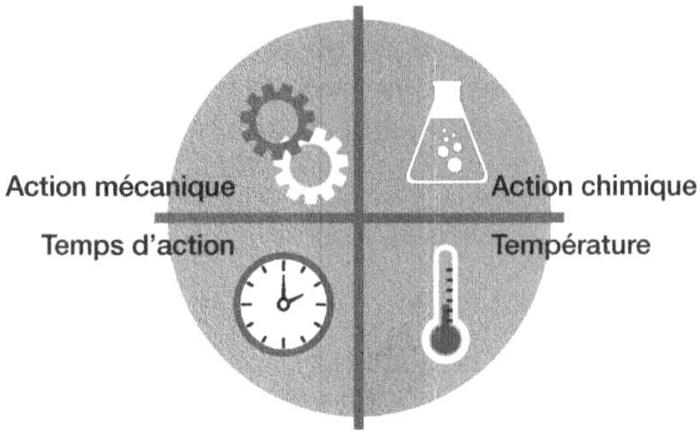

Figure 5. Représentation du cercle de Sinner (https://www.enzynov.fr).

C'est la raison pour laquelle la formulation des produits cosmétiques nettoyants reste complexe, en cherchant à équilibrer la fonction nettoyante avec les autres éléments de la formulation tout en préservant le maintien de la fonction barrière, sans oublier d'apporter une sensation agréable à l'utilisateur.

PRODUITS COSMÉTIQUES ET TOILETTE

Outre le fait d'être une obligation hygiénique, le moment de la toilette est pour beaucoup de consommateurs un moment de plaisir. Aussi, les produits d'hygiène et de toilette représentent plus de la moitié du marché cosmétique conventionnel.

Incontournables savons de Marseille et d'Alep et leur histoire

Le savon est le sel de sodium ou de potassium d'un acide gras, obtenu au cours de la saponification. La saponification est une hydrolyse alcaline des corps gras par une base forte comme la soude, $NaOH$. On peut aussi utiliser la potasse, KOH. La réaction a lieu entre 80 et 100 °C, pratiquement à ébullition. L'hydrolyse des graisses ou huiles est couramment pratiquée sous pression à plus haute température. Le produit surnageant est ensuite lavé pour enlever toutes traces d'huiles et de base. La saponification peut également se dérouler à froid mais il faut alors un temps de réaction beaucoup plus long.

Les molécules de savon ont une structure particulière constituée d'une longue chaîne organique de 12 à 18 atomes de carbone liée à un groupement carboxylate polaire. Cette structure leur confère un caractère amphiphile capable de modifier sensiblement les tensions de surface des fluides aqueux. Il s'ensuit les propriétés bien connues de formation de mousses, d'émulsions, de fixation des graisses, très utiles pour le lavage.

Le glycérol, sous-produit de la saponification, peut être éliminé ou rajouté pour obtenir de meilleures propriétés hydratantes. Les ajouts aux savons sont nombreux comme des colorants, des parfums, des huiles essentielles ou des agents anticalcaires pour éviter des précipités dans des eaux dures qui sont souvent des complexants, comme l'EDTA.

Le savon de Marseille : la légende raconte qu'un jour de pluie une femme romaine aurait remarqué qu'un mélange de cendres, de graisse et d'eau avait des propriétés nettoyantes, et les Égyptiens d'écrire des recettes de savon sur leur papyrus. En Europe, les Gaulois ont apparemment été les premiers à fabriquer intentionnellement du savon en partant de suif de chèvre et de potasse de cendres de hêtres, nous leur devons sûrement l'invention du savon dur. Néanmoins, le savon était déjà présent 2000 ans avant Jésus-Christ sur des tablettes d'argile écrites en Sumérien et qui mentionnaient, en Mésopotamie, l'utilisation d'une sorte de pâte pour préparer la laine avant de la teindre. Mais c'est en Syrie que va se développer la fabrication du savon avec le fameux savon d'Alep constitué d'huile d'olive, d'huile de baies de laurier, de sel, de soude et d'eau. Le savon d'Alep arrivera sur les côtes marseillaises lors des croisades et donnera naissance au savon de Marseille. Les premières savonneries apparaîtront tout d'abord à Toulon au XIIe siècle, puis à Marseille. C'est l'édit de Colbert qui en 1688 réglemente la fabrication du savon de Marseille en protégeant les savonneries marseillaises au détriment des toulonnaises. L'édit de Colbert précisait également l'origine des matières premières à utiliser : huile d'olive pure provenant de Provence, sel et soude directement acheminés de Camargue. Colbert interdisait déjà formellement l'utilisation de graisse animale (suif). En 1789, on comptait à Marseille 65 fabriques, soit 280 chaudières (cuves de réaction) pour une production de 22 000 tonnes. Après une ruine sans précédent due à la période révolutionnaire, ce n'est qu'après 1800 et l'émergence du procédé Leblanc de fabrication de la soude à partir du sel de mer que la production redémarre pour atteindre vers 1820 une valeur comparable, date coïncidant à peu près à l'explication de la réaction de saponification par Eugène Chevreul.

Le savon d'Alep, quant à lui, se présente toujours sous la forme d'un cube marron à l'extérieur et vert à l'intérieur. Sur l'une des faces du savon d'Alep, se trouve le sceau du maître savonnier, le lieu de fabrication (normalement حلب, pour Alep en arabe) et la qualité du savon, notamment le pourcentage d'huile de baie de laurier obtenue à partir de la pulpe du fruit du laurier (*Laurus Nobilis*). On peut parfois la trouver sous l'appellation de beurre de laurier mais n'est en rien comparable à l'huile essentielle de laurier. Les savons d'Alep sont constitués d'huiles végétales (laurier et olive), d'eau et de soude végétale. Basée sur une méthode traditionnelle, la saponification s'obtient par cuisson lente à vapeur d'eau de l'huile d'olive dans un chaudron en cuivre où sont ensuite ajoutés les autres éléments. Après un temps de cuisson estimé par le maître savonnier, il ajoute l'huile des baies de laurier. Une fois la préparation homogène, la cuisson s'achève, et la pâte repose durant plus de 12 heures. La glycérine contenue dans le mélange peut être ou non retirée en lavant les produits à l'eau salée. La préparation est ensuite étalée sur un sol propre puis uniformisée en épaisseur jusqu'à refroidissement. Une fois l'ensemble au bon niveau de durcissement, on procède au découpage puis au séchage en tours durant plus de 9 mois.

Ces deux savons traditionnels sont actuellement très prisés du fait de leur caractère naturel. Le savon de Marseille reste néanmoins le plus agressif pour la peau de par son pH une fois dans l'eau de l'ordre de 9, alors que le savon d'Alep donne un pH voisin de 8 en solution.

Un autre savon traditionnel à prendre en considération est le savon noir, très utilisé lors des hammams dans les pays d'Afrique du Nord ; en Europe, il reste majoritairement employé pour le nettoyage de la maison. Le savon noir se présente sous la forme d'une pâte de couleur brune. Fabriqué de la même façon que celui de Marseille ou d'Alep, sa particularité est de mettre en œuvre de la potasse (potassium olivate) et non de la soude, le rendant moins dur à température ambiante.

Produits classiques

Produits solides : « soap bar » ou pains de savon (Tableau II)

Les pains de savon restent la forme galénique la plus utilisée dans le monde, même si les formes liquides gagnent du terrain. La composition typique de ces produits est un mélange de deux types de tensioactifs : un carboxylate d'alkyle (le savon) et un syndet, le plus souvent l'acyl iséthionate. Tous les deux sont des surfactants anioniques mais le groupement carboxylate est plus agressif, car il peut se lier beaucoup plus facilement et donc dénaturer les protéines de la couche cornée, que le groupement iséthionate.

La combinaison d'acyl iséthionate et d'acide stéarique dépose pendant le nettoyage un film à la surface de la peau qui agit comme une crème hydratante et permet l'obtention de nettoyant plus doux [4]. C'est le cœur de formule du savon avec un quart de crème hydratante apparu en 1957 chez Unilever.

Les pains glycérinés, quant à eux, développés en 1789 par Andrew Pears, sont clairs et contiennent du palmitate de sodium, de la glycérine et du savon dissous dans l'alcool. Ils ont été améliorés en 1955 lorsque Edmond Fromont a substitué le palmitate de sodium habituel par du stéarate de triéthanolamine, ce qui a abaissé le pH de la barre à 8, améliorant la douceur lors du nettoyage. Ce type de produit est appelé « combar » puisqu'ils combinent les pains de savons traditionnels (bar) (*Figure 6*) et les tensioactifs synthétiques.

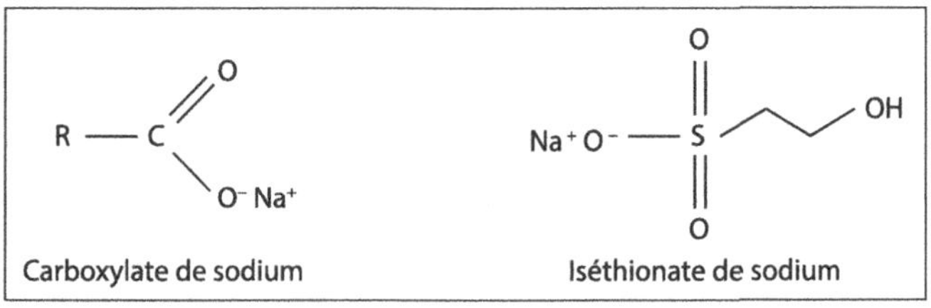

Figure 6. Les composants classiques d'un « savon bar ».

Tableau II. Les différents types de produits solides (d'après Draelos [3]).

Type de pains	Composition	pH	Impacts cutanés
Savon traditionnel	Graisse animale (suif) et alcali donnant un sel d'acide gras : le savon	9-10 Très alcalin pour la peau	Altération des protéines de la couche cornée Élimination excessive les lipides cutanés
Savon moderne	Mélange d'huile et d'acides gras avec alcali	9-10 Très alcalin pour la peau	Altération des protéines de la couche cornée Élimination excessive les lipides cutanés
Syndet	Détergent synthétique : lauryl sulfate de sodium, laurate de sodium ou/et cocoyl iséthionate de sodium	5,5 à 7 Neutre à légèrement alcalin pour la peau	Peu de dénaturation des protéines de la couche cornée
« Combar »	Mélange de savon et de syndet	7 Légèrement alcalin pour la peau	Les plus doux pour la peau

Produits liquides

Leur composition est proche de celle des produits solides mais leur particularité est de pouvoir plus facilement laisser un film résiduel émollient sur la peau. L'eau y est majoritaire et des tensioactifs lavants classiques sont utilisés. Souvent sont ajoutés des surfactants de type cocamidopropyl bétaïne pour mieux solubiliser les salissures et surtout fournir une mousse agréable, souvent synonyme pour le consommateur de nettoyage efficace. Les éléments lipophiles inclus peuvent être très variés, allant de l'huile de paraffine au beurre de karité en passant par tout type d'huile végétale.

Le lavage corporel peut à la fois nettoyer et hydrater en fonction de différentes concentrations d'eau et de nettoyant. D'un point de vue physicochimique, pendant la phase de nettoyage, il y a une forte concentration de nettoyant et une faible concentration d'eau. Le mélange tensioactif se lie à la saleté pour préparer l'élimination. Pendant la phase de rinçage, en revanche, l'eau devient majoritaire et entraîne les salissures solubilisées. Cependant, si l'eau est trop importante, les ingrédients lipophiles utilisés pour l'hydratation ne pourront laisser un film cutané d'épaisseur suffisante et ne joueront pas leur rôle d'émollient. C'est la taille des gouttelettes de l'émulsion lavante qui permettra de laisser un film plus ou moins efficace, c'est donc le juste équilibre entre les tensioactifs lavants et les émulsionnants du produit fini qui pilote le pouvoir émollient du gel lavant pour que le consommateur utilise la juste quantité de nettoyant en minimisant le contact peau/tensioactif.

Les nettoyants liquides sont le plus souvent une combinaison de tensioactifs anioniques et amphotères mais les non ioniques et les tensioactifs dérivés d'acides aminés sont également employés. Les anioniques typiques utilisés dans les nettoyants comprennent les savons (sels d'acides gras) et les agents synthétiques tels que les sulfates d'alkyléther, les acylisothionates, les alkyl phosphates, les alkyl sulfosuccinates et les alkyl sulfonates. Les anioniques à base d'acides aminés tels que les acylglycinates sont de plus en plus utilisés comme agents tensioactifs primaires dans les systèmes lavants. Les tensioactifs amphotères couramment utilisés comprennent le cocamidopropyl betaïne et le cocoamphoacétate mais les alkyl polyglucosides, non ioniques, sont également très présents. La plupart des nettoyants liquides sont formulés dans la gamme de pH neutre à acide, sauf ceux qui contiennent du savon (carboxylate d'alkyle) comme principal actif.

Produits « spécifiques »

Crèmes

La crème est le nettoyant original doux pour le visage inventé par Theron T. Pond en 1846 : le « cold cream » qui existe encore aujourd'hui. Composé d'eau, de cire d'abeille et d'huile minérale, il utilise des corps gras pour solubiliser les salissures lipophiles de la peau.

Un autre type de produit nettoyant a été fabriqué uniquement à partir d'huiles et de cires, donc sans eau (anhydre), mais ce n'était pas une émulsion. Ces nettoyants conçus pour fondre ou liquéfier, lorsqu'ils étaient appliqués sur la peau, étaient thixotropes, c'est pourquoi on les appelait des « crèmes nettoyantes liquéfiantes ». Comme les « cold cream », ces crèmes nettoyantes liquéfiées utilisaient comme ingrédient principal l'huile minérale, un hydrocarbure aujourd'hui très controversé.

Aujourd'hui, la majorité des « cold cream » vrais utilise le plus souvent la cire d'abeille et l'huile minérale comme solvants lipidiques combinés à l'action détergente du borax, aussi connu sous le nom de « décahydrate de tétraborate de sodium ». Appliqué, puis essuyé, le « cold cream » peut être rincé ou laissé sur le visage, apportant du confort aux peaux sèches.

Laits

Les laits sont une variante plus fluide de la crème nettoyante sans aucune cire solide et généralement conçus pour tous les types de peaux. Un lait nettoyant contient de l'eau, des huiles végétales très fluides et des émollients, comme la glycérine, ce qui le rend moins susceptible de laisser un résidu lipidique en surface. Les laits nettoyants sont généralement des émulsions huile dans eau qui nettoient par dissolution plutôt que par émulsification des salissures.

Huiles

Qualifiées de nettoyantes, elles sont, malgré leur appellation, le plus souvent des eaux gélifiées et trop rarement de vraies huiles ou émulsions eau dans huile. Malheureusement, après usage, pour éliminer la sensation de surplus lipidique, l'utilisateur ajoute fréquemment un détergent pour avoir une sensation de propreté complète ce qui compromet l'effet doux du produit huileux.

Il existe également des baumes nettoyants huileux qui consistent en une huile gélifiée à température ambiante qui se liquéfie à la température du visage. Ces formes galéniques sont actuellement très prisées car elles mettent en avant de nombreuses huiles végétales, comme l'huile de tournesol, l'huile d'olive, l'huile de coco, ou des beurres, comme le beurre de graines de mangue ou le beurre de karité. Là encore, il peut sembler nécessaire à l'utilisateur de continuer sa routine de nettoyage avec un lavant plus agressif et de l'eau.

Eaux micellaires

Également connues sous le nom d'eaux nettoyantes, elles ne contiennent que deux catégories d'ingrédients : de l'eau et des tensioactifs, les rendant malgré tout assez agressives pour la couche cornée. Plusieurs tensioactifs différents peuvent être utilisés mais majoritairement ce seront des tensioactifs cationiques, comme les ammoniums quaternaires (chlorure de cétrimonium). Les polysorbates sont très souvent ajoutés pour leurs propriétés émulsionnantes et non moussantes qui facilitent le nettoyage. Des agents de surface amphotères du type de ceux rencontrés dans les shampooings doux peuvent également être utilisés, comme le disodium cocoamphodiacétate. Bien qu'efficaces, ces eaux sont souvent moins utiles pour le maquillage waterproof que les laits démaquillants, meilleurs émulsionnants des salissures. Si leur efficacité sur les maquillages waterproof est revendiquée, elles contiennent alors un fort taux de tensioactifs cationiques, ce qui peut être un inconvénient. En effet, après application, ces eaux micellaires, puisque sans rinçage, restent sur la peau du fait de la substantivité des tensioactifs cationiques et maintiennent en surface un film potentiellement irritant.

Nettoyants non moussants

Ils sont souvent considérés comme plus doux et mieux adaptés aux peaux sensibles ou aux patients ayant une peau très sèche à tendance atopique. Ils peuvent contenir de l'eau, de la glycérine, des alcools gras, comme l'alcool cétylique ou l'alcool stéarylique, du sodium laureth sulfate et parfois du propylène glycol. Les propriétés de la glycérine, de l'alcool cétylique et de l'alcool stéarylique laissent un mince film hydratant à la surface de la peau. Moyennement efficaces pour enlever les résidus cosmétiques sur le visage, ils restent très utiles car ils ne causent quasiment aucune irritation cutanée.

AVENIR DES MÉLANGES TENSIOACTIFS

La recherche de mélanges de surfactants intelligents permet d'imaginer des techniques de formulation consistant à ajouter des céramides, des acides gras, du cholestérol et/ou des triglycérides à un nettoyant classique pour mimer au mieux les lipides de la couche cornée. Néanmoins, cette approche limite drastiquement le temps de contact entre le nettoyant et la peau, ne permettant ni un nettoyage complet ni un dépôt cutané performant, mais réduisant au minimum les dommages causés aux protéines du *stratum corneum*. En outre, si les céramides pénètrent réellement dans la couche cornée à partir d'un nettoyant, les agents tensioactifs peuvent provoquer également des dommages plus importants. Une nouvelle approche d'ingrédients est l'ajout sur les molécules tensioactives de polymères hydrophobes modifiés (PHM) pour créer un complexe polymère/tensioactif fonctionnel et doux. Les PHM interagissent avec les queues hydrophobes du surfactant, formant des structures de surfactant plus grandes qui ne peuvent pas pénétrer facilement le *stratum corneum*. La liaison des PHM réduit également la concentration de surfactant dans les micelles formées pendant le nettoyage, ce qui diminue les dommages protéiques. Et surtout, les PHM favorisent la formation de mousse, un point que les consommateurs apprécient [5].

Dans un souci écologique, les tensioactifs biosourcés commencent à prendre une grande importance, même si leur obtention passe encore par des technologies assez classiques. Mais la catégorie de surfactant qui émerge aujourd'hui est celle des tensioactifs microbiens ou SAC (*surface-active compound*). Ce sont des molécules amphipathiques et structurellement diverses qui contiennent des groupements hydrophiles et hydrophobes et permettent un partage entre des substances liquides de niveau de polarité différent en formant des liaisons hydrogène [6].

Ils sont divisés en deux groupes : SAC de faible masse moléculaire et ceux de poids moléculaire élevé. Les biosurfactants, SAC de faible masse moléculaire, possèdent une forte activité de surface et une faible concentration micellaire critique. Ce sont des phospholipides, des glycolipides, constitués de lipides neutres ou d'acides gras d'un poids moléculaire de 500 à 1 500 Da [7]. Au contraire, les bioémulsifiants sont des molécules de poids moléculaire élevé qui sont plus efficaces dans la formation et la stabilisation des émulsions huile-eau ou eau-huile, sans réduire la tension superficielle ou interfaciale. Ils comprennent des lipopolysaccharides, des protéines, des lipoprotéines ou des glycoprotéines. Toutes ces biomolécules sont produites par des micro-organismes comme les levures, les bactéries ou les champignons filamenteux. Par leur origine biologique, les agents de surface microbiens sont moins toxiques, biodégradables, respectueux de l'environnement et peuvent être produits à partir de sources renouvelables et écologiques. Leur principale particularité est qu'ils sont hautement sélectifs et spécifiques en termes d'activités à pH, température et salinité extrêmes. De plus, ils possèdent une activité émulsifiante similaire ou accrue par rapport aux agents de surface chimiques conventionnels [8].

CONCLUSION

Les produits lavants cosmétiques restent donc un vrai défi où il faut fournir une excellente hygiène cutanée tout en minimisant les dommages subis par la barrière cutanée et en procurant une sensation agréable. Ce challenge n'a pas encore été totalement relevé. En effet, les agents tensioactifs classiques ne peuvent différencier le sébum, les salissures de la peau solubles dans l'huile et les lipides intercornéocytaires. Les pistes de molécules plus douces, et plus responsables d'un point de vue écologique et environnemental, sont en plein développement. Il faudra alors envisager de nouvelles stratégies de formulation, elles aussi respectueuses de l'environnement pour obtenir le produit lavant qui pourra correspondre à chaque type de peau, à chaque utilisateur tout en étant éco-responsable.

RÉFÉRENCES

1. Seweryn A. Interactions between surfactants and the skin – Theory and practice. *Adv Colloid Interface Sci* 2018 ; 256 : 242-55.
2. Lochhead RY. Basic physical sciences for the formulation of cosmetic products. *In :* Sakamoto K, Lochhead H, Maibach H, Yamashita Y, eds. *Cosmetic Science and Technology: Theoretical Principles and Applications.* Elsevier Science, 2017 : 39-76.
3. Draelos Z. The science behind skin care: cleansers. *J Cosmet Dermatol* 2018 ; 17 : 8-14.
4. Subramanyan K, Ananthapadmanabhan KP. Personal Cleansing. *In :* Johansson I, Somasandaran P, eds. *Handbook for cleansing/Decontamination of surfaces.* Elsevier Science, 2007 : 257-76.
5. Draelos Z, Hornby S, Walters RM, Appa Y. Hydrophobically modified polymers can minimize skin irritation caused by surfactant-based cleanser. *J Cosmet Dermatol* 2013 ; 12 : 314-21.
6. Adetunji AI, Olaniran AO. Production and potential biotechnological applications of microbial surfactants: an overview. *Saudi J Biol Sci* 2021 ; 28 : 669-79.
7. Banat IM, Franzetti A, Gandolfi I, *et al.* Microbial biosurfactants production, applications and future potential. *Appl Microbiol Biotechnol* 2010 ; 87 : 427-44.
8. Pereira JFB, Gudina EJ, Costa R, *et al.* Optimization and characterization of biosurfactant production by Bacillus subtilis isolates towards microbial enhanced oil recovery applications. *Fuel* 2013 ; 111 : 259-68.

F. Giordano-Labadie

Service de Dermatologie,
Hôpital Larrey, CHU de Toulouse, Toulouse

TENSIOACTIFS : ALLERGIE ET IRRITATION

CONTEXTE

Les tensioactifs, encore appelés surfactants (appellation dérivée de leur nom anglo-saxon : *SURFace ACTive AgeNTS*), sont des molécules à longue chaîne avec une terminaison hydrophile et une terminaison hydrophobe. Cette composition permet de comprendre qu'ils sont capables de former un « pont » entre eau (E) et huile (H).

Ces propriétés vont être utilisées dans les agents nettoyants, car elles vont permettre la fixation des saletés, le plus souvent hydrophobes, et leur dissolution dans l'eau puis leur rinçage. Beaucoup de tensioactifs sont aussi utilisés pour leurs propriétés moussantes car ils diminuent la tension de surface entre l'air et l'eau en stabilisant les bulles formées. C'est certainement pour cette raison qu'on a tendance à confondre produit moussant et produit de nettoyage efficace.

Sur la peau, les tensioactifs réduisent la tension superficielle des protéines et des lipides de la couche cornée, aidant à l'élimination des débris cutanés tels que le sébum, l'huile et les salissures, mais avec le risque d'endommager la barrière cutanée.

Ceci permet de comprendre que les tensioactifs ont la capacité de provoquer à la fois dermites de contact irritatives et dermites de contact allergiques.

Les tensioactifs sont utilisés dans une grande variété de produits : professionnels, ménagers, cosmétiques (à rincer et sans rinçage), et même médicamenteux [1].

En fonction de la charge de leur chaîne longue, les tensioactifs peuvent être classés en anioniques, cationiques, zwitterioniques (ou amphotères) et non ioniques (*Figure 1*).

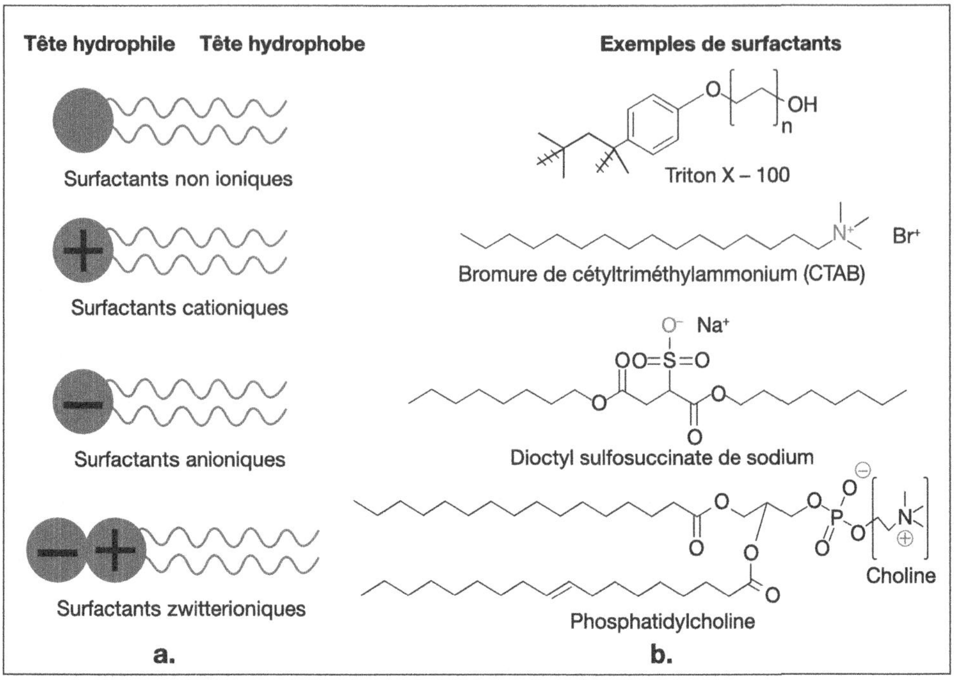

Figure 1. a. Schématisation des différents types de surfactants. b. Structure chimique de certains surfactants (d'après Soleimani Zohr Shiri *et al.* [2]).

TENSIOACTIFS ET IRRITATION

Les surfactants font partie des irritants classiques comme les acides, bases et solvants. La plupart des surfactants entraînent des réactions irritatives lorsqu'ils sont appliqués sur la peau. Cette propriété est connue depuis longtemps, depuis l'usage du savon. Il est donc aisé de comprendre que certains tensioactifs sont devenus des modèles d'irritation largement utilisés dans la recherche sur l'irritation cutanée.

Schématiquement, leur pouvoir irritatif est lié à leur capacité à solubiliser les lipides membranaires et ainsi à augmenter la perméabilité cutanée, mais aussi à leur liaison à la kératine et aux protéines tissulaires responsable d'un œdème du *stratum corneum* et une destruction tissulaire [3], même pour les produits rincés.

Il est largement admis que les zwitterioniques sont moins irritants pour la peau que les anioniques et cationiques, tandis que les surfactants non ioniques sont les moins irritants et les mieux tolérés de tous, mais peut être aussi les moins efficaces. Par ailleurs, même si les cationiques sont un peu moins irritants que les anioniques, ils sont plus cytotoxiques [2] (*Tableau I*).

Tableau I. Classification, propriétés et utilisation des principaux surfactants (d'après Presley *et al.* [1]).

Classification	Surfactants	Propriétés	Produits
Anioniques (-)	• Lauryl sulfate de sodium • Laureth sulfate de sodium • N-méthyl-N-(1-oxododécyl)-bêta-alaninate de sodium	Très efficaces mais agressifs, irritants	Lessives, liquides vaisselle et shampooings
Cationiques (+)	• Quaternium-15 • Chlorure de benzalkonium • Oléamidopropyl diméthylamine • Amiodamine • 3-diméthylaminopropylamine	Tout aussi irritants, mais plus cytotoxiques que les tensioactifs anioniques. Ils possèdent également des propriétés antimicrobiennes	Adoucissants, antistatiques Les émulsifiants avec quaternium-15 sont beaucoup plus courants dans les cosmétiques
Non ioniques	• Alkyl glucosides • Cocamide DEA	Moins irritants et mieux tolérés	Production industrielle, agents mouillants et ingrédients alimentaires
Zwitterioniques/ Amphotériques	Cocamidopropyl bétaïne	Doux, bien tolérés	Cosmétiques, shampooings et lessives

L'intégrité de la barrière cutanée est aussi un élément important à prendre en compte, ainsi la peau atopique présentera plus facilement une réaction irritative en contact avec un tensioactif. La prévention primaire vis-à-vis de l'irritation liée aux tensioactifs consiste à éviter une exposition répétée mais aussi à protéger la peau et à la réparer par l'application d'émollients. Ceci est bien illustré dans la période actuelle de pandémie Covid-19 qui entraîne une épidémie de dermites irritatives des mains du personnel soignant, liées aux savonnages répétés, avec un risque qui apparaît dès 10 lavages par jour. Ce risque diminue avec l'utilisation d'émollient après chaque lavage de main, l'utilisation d'une eau tempérée et l'usage de désinfectant hydro-alcoolique à la place des savons pour les mains, quand c'est possible [4].

TENSIOACTIFS ET ALLERGIE

Le lauryl sulfate de sodium (LSS), anciennement le plus utilisé en raison de son efficacité, a été progressivement remplacé, à cause de son fort potentiel irritatif, par des tensioactifs plus doux : soit par d'autres agents anioniques (comme les glutamates, sulfonates, sulfosuccinates, etc.), soit par des cationiques (comme les bétaïnes, etc.), ou encore des amphotériques (comme les dialkyl éthanolamines), ou non ioniques (comme les glucosides). Au fur et à mesure de leur utilisation, il est apparu que certains tensioactifs doux étaient certes moins irritants mais qu'ils avaient malheureusement un potentiel allergisant. L'eczéma lié aux surfactants peut apparaître sur n'importe quelle zone cutanée, mais les localisations les plus fréquentes sont les mains suite à l'utilisation de produits de lavage des mains, la lisière du cuir chevelu, les oreilles et les paupières pour les shampooings, tandis que les savons et gels douche provoquent des dermites de contact plus généralisées.

Prévalence d'utilisation des tensioactifs

Une étude de l'American Contact Dermatitis Society Contact Allergen Management Program (CAMP) en 2019 [5], ayant porté sur 12 groupes de tensioactifs et 12 tensioactifs individuels, a évalué la prévalence relative d'utilisation de chacun dans leur base de données comprenant la composition d'environ 5 000 produits utilisés sur le marché américain.

À l'heure actuelle, le groupe laureth/pareth sulfates représente la classe la plus utilisée (17,9 %) dans toutes les catégories de produits (shampooing, produits capillaires, liquide vaisselle et lessive), sauf les produits ménagers et les produits pour les yeux. Le groupe bétaïne/sulfataïne (13,5 %) est le second groupe d'utilisation fréquente (surtout dans les produits de soins buccaux, soins cutanés et pour les cheveux), et c'est la cocamidopropyl bétaïne (CAPB) qui est la plus fréquemment utilisée. Les glucosides (10 %) sont le 3e groupe d'utilisation la plus fréquente. Ils sont retrouvés dans les produits ménagers et de soins cutanés.

Si on analyse les tensioactifs en tant qu'ingrédients individuels, le top 5 de la prévalence d'utilisation revient à la CAPB, puis LSS, triéthanolamine (TEA), décylglucoside (DG) et au chlorure de benzalkonium (CB).

Dermite de contact allergique aux surfactants

Malgré la relative faible prévalence des dermites de contact allergiques aux tensioactifs, le nombre croissant d'études et de cas rapportés incite à les considérer comme des allergènes non négligeables. Bien que l'incidence et la prévalence des dermites de contact allergiques aux tensioactifs ne soient pas précisément connues, les travaux de l'American Group of Contact Dermatitis (NACDG) à propos des 7 tensioactifs inclus systématiquement dans la batterie standard nord-américaine montrent qu'ils suivent de peu les antiseptiques dans la fréquence des allergies de contact, avec un taux allant de 3,5 % pour l'oléamidopropyl diméthylamine (OAPD) à 0,9 % pour la cocamide DEA [6]. Les tensioactifs donnant le plus d'allergies de contact sont par ordre décroissant de fréquence : l'OAPD, puis le quaternium-15, la diméthylaminopropylamine (DMAPA), le DG, la CAPB, l'amiodamine et la cocamide DEA. Ce sont ceux que nous étudierons plus précisément ici.

Lauryl sulfate de sodium (LSS) et groupe laureth/pareth sulfates

Le LSS est considéré seulement comme un irritant, il n'a pas de pouvoir allergisant. Depuis quelques années, le laureth sulfate de sodium, synthétisé à partir du LSS par un procédé d'éthoxylation, l'a remplacé dans beaucoup de produits, car moins irritant. Les laureth sulfate et pareth sulfate sont largement utilisés dans les produits très moussants comme les shampooings, liquides vaisselle et lessives en raison de leur pouvoir élevé d'élimination des saletés lipophiles et leur faible coût [7]. Ils sont fréquemment irritants mais ne sont pas connus pour être allergisants.

Cocamidopropyl bétaïne (CAPB) et groupe bétaïne/sultaïne

Ce groupe a été introduit pour diminuer les réactions irritatives, mais certaines molécules ont montré par la suite leur capacité à se comporter comme des allergènes de contact. Les bétaïnes sont des surfactants amphotériques, et la CAPB est de loin la plus utilisée. Les sultaïnes sont très proches des bétaïnes mais beaucoup moins utilisées.

Cocamidopropyl bétaïne

La CAPB est un tensioactif amphotérique initialement développé pour les shampoings pour bébé en raison de sa meilleure tolérance oculaire que celle du LSS (shampoing qui ne « pique pas les yeux »). Elle est obtenue par synthèse à partir d'un acide gras (*coconut oil*) et de DMAPA, produisant de la cocamidopropyl diméthylamine ainsi que de l'amiodamine (AA) (*Figure 2*).

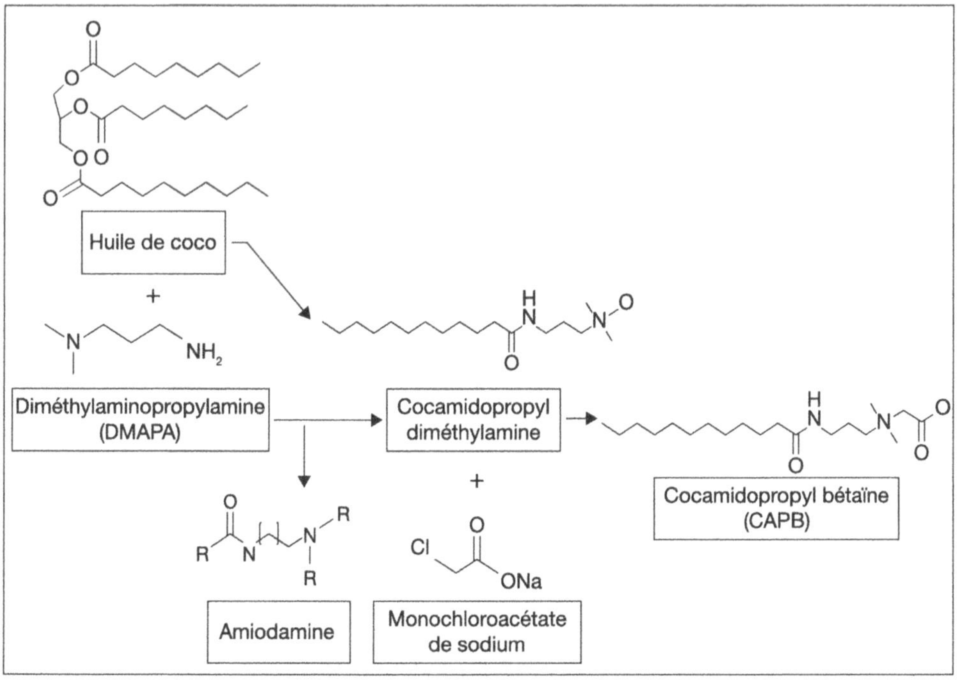

Figure 2. Synthèse de la CAPB à partir de DMAPA (d'après Presley *et al.* [1]).

Elle peut être retrouvée dans les shampoings et savons mais aussi dans les déodorants de type roller, solutions de lentilles de contact, dentifrices, démaquillants, bains moussants, savons liquides, produits de soins cutanés et antiseptiques.

La CAPB a été reconnue en tant qu'allergène de contact dans les années 1980 et a même été nommée « allergène de l'année » en 2004 par l'American Contact Dermatitis Society (ACDS), avec une prévalence estimée entre 3 et 7 % [1].

Cliniquement, l'allergie de contact à la CAPB se présente comme un eczéma des paupières, du visage, cuir chevelu et/ou cou, mais des distributions généralisées sont aussi possibles.

Depuis plusieurs années on s'accorde sur le fait que ce n'est pas la CAPB qui est allergisante mais une de ses impuretés, plutôt l'AA pour les Nord-Américains ou la DMAPA pour les Européens. Toujours est-il que dans beaucoup d'études, les malades ayant un patch-test positif à la CAPB réagissent rarement à la CAPB hautement purifiée, tandis que les taux de sensibilisation les plus élevés sont associés aux CAPB avec un haut niveau d'impuretés.

Enfin, il faut signaler que les patchs peuvent être parfois irritants, et il ne faut pas interpréter les tests seulement érythémateux à 48 heures, qui disparaissent ensuite, comme des tests positifs.

Diméthylaminopropylamine (DMAPA) et amiodamine (AA)

Ces deux surfactants sont des produits de synthèse intermédiaires de la CAPB (*Figure 2*). Ils ne sont pas des irritants mais des allergènes potentiels présents en quantité variable dans les préparations pour patch et les produits contenant de la CAPB. Ces impuretés résiduelles ne sont pas étiquetées.

Le seul moyen d'explorer une possible allergie de contact à la CAPB dans un produit en contenant, est de tester CAPB, DMAPA et AA. En cas de positivité à 1 de ces 3 allergènes, l'éviction devra concerner tous les produits contenant un ingrédient comportant dans son nom le terme bétaïne, sultaïne ou diméthylamine, comme l'OAPD ou le stéaramidopropyl diméthylamine qui sont synthétisés à partir de la DMAPA.

Oléamidopropyl diméthylamine (OAPD)

Cet émulsifiant cationique appartient à la famille des diméthylamines, il est utilisé dans des cosmétiques comme les lotions et les crèmes hydratantes mais aussi dans les produits capillaires (shampooing et après-shampooing). C'est le plus fréquemment rapporté en cas d'allergie de contact aux tensioactifs selon les séries nord-américaines, avec une prévalence de 3,5 % [6], et les premiers cas rapportés remontent à 1984.

Alkyl glucosides

Les alkyl glucosides sont synthétisés par condensation d'alcool gras et de glucose. Ils ont des propriétés tensioactives non ioniques, nettoyantes et émulsifiantes. Le DG est l'alkyl glucoside le plus fréquemment utilisé parmi les 19 membres de cette famille, puis le cétéaryl glucoside, lauryl glucoside et coco glucoside. Leur utilisation s'est développée depuis la fin des années 1990 en raison de leur faible pouvoir irritant et de leur source « écologique », car synthétisés à partir de produits naturels et renouvelables. Ils sont présents dans les produits rincés (ex. : shampooing, gel douche, coloration capillaire, antiseptique rincé) et non rincés (ex. : crème, déodorant, écran solaire).

Depuis le début des années 2000, de nombreux cas de dermites de contact aux alkyl glucosides ont été rapportés, ce qui leur a valu d'être nommés « allergène de l'année » 2017 par l'ACDS [1].

On a par ailleurs mis en évidence que le DG était l'allergène « caché » responsable des dermites de contact au Tinosorb® M, un écran solaire, dans lequel le DG sert de stabilisant, facilitant la dispersion des microparticules du filtre UV dans une phase aqueuse [8].

En 2014, une revue rétrospective sur 19 années a retrouvé 30 cas publiés, concernant des femmes en majorité, et ayant une réaction à un ou plusieurs alkyl glucosides. Les réactions simultanées entre les différents alkyl glucosides sont fréquentes, mais pas systématiques, et s'observent principalement entre le DG, le lauryl glucoside, le coco glucoside et le cétéaryl glucoside. Elles sont vraisemblablement en lien avec une réactivité croisée en raison de leurs similarités structurelles. Le lauryl glycoside semble être un bon marqueur de sensibilisation à famille des alkyl glucosides, mais des cas peuvent passer inaperçus car il ne croise pas systématiquement avec tous les alkyl glucosides. Les patients qui réagissent au Tinosorb® M doivent être testés au DG.

Entre 2005 et 2007, le groupe du GERDA et REVIDAL-GERDA a testé une préparation de DG à 2 % dans l'eau, en ajout systématique à la batterie standard européenne, avec des réactions positives chez 0,5 % des patients testés. Il a été ensuite remplacé en 2008 par le lauryl glucoside 5 % dans la vaseline, qui est commercialisé en préparation pour test épicutané. Depuis 2012, le taux de positivité du lauryl glucoside a toujours été supérieur à 1,5 % (2 % en 2012, 1,59 % en 2013 et 2,59 % en 2014), ce qui a conduit les membres du Gerda à le maintenir dans la batterie d'ajout systématique à la batterie standard [9].

Dans la mesure où les réactions croisées entre alkyl glucosides n'ont pas été déterminées de façon précise jusqu'à présent, un patient allergique à 1 alkyl glucoside doit éviter tous les autres à moins qu'il n'ait été testé négatif.

Cocamide diéthanolamide (cocamide DEA)

Aussi connu sous le nom de coconut diéthanolamide, il s'agit d'un tensioactif non ionique utilisé pour ses propriétés moussantes et stabilisantes dans les produits industriels, ménagers et cosmétiques. Son nom INCI est COCAMIDE DEA. Il a un potentiel irritant faible.

La dermite de contact allergique à la cocamide DEA peut être d'origine professionnelle en particulier chez les coiffeurs, travailleurs de santé, travailleurs manuels surtout dans l'alimentation, l'industrie du métal et le nettoyage, et dans ce cas les sources d'exposition sont les produits de nettoyage des mains, liquide vaisselle, crème de protection, fluide de coupe. Dans la série du NACDG, 0,9 % des 4 230 patients testés avaient une réaction positive à cet allergène [6].

En cas d'allergie de contact à la cocamide DEA, il faut éviter aussi tous les produits contenant DEA dans leur nom. En revanche, il n'y a aucune donnée sur l'utilité de faire l'éviction d'autres éthanolamines (mono, tri, etc.) ou des produits dérivés de la noix de coco.

Quaternium-15

Le quaternium-15 est bien connu en tant que conservateur libérateur de formol, mais c'est aussi un tensioactif utilisé dans de nombreux produits industriels et cosmétiques. Son potentiel allergisant est reconnu puisqu'il est incorporé dans la batterie standard européenne. Sa concentration en Europe est règlementée et limitée à 0,2 % dans les cosmétiques. La prévalence de l'allergie de contact au quaternium-15 est de l'ordre de 1,5 % en Europe, avec une tendance à la diminution dans les 10 dernières années.

CONCLUSION

Bien que les tensioactifs sont surtout connus pour leur potentiel irritatif, leur développement croissant, en particulier en remplacement de la 1re génération représentée par le LSS, a conduit à voir émerger des cas d'allergie de contact pour certains d'entre eux. Cette donnée doit être connue pour penser aussi à l'allergie de contact lors de l'utilisation de produits en contenant et de dermite associée.

RÉFÉRENCES

1. Presley C, Militello M, Barber C, *et al.* The History of Surfactants and Review of Their Allergic and Irritant Properties. *Dermatitis* 2021.
2. Soleimani Zohr Shiri M, Henderson W, Mucalo MR. A Review of The Lesser-Studied Microemulsion-Based Synthesis Methodologies Used for Preparing Nanoparticle Systems of The Noble Metals, Os, Re, Ir and Rh. *Materials (Basel)* 2019 ; 12 : 1896.
3. Effendy I, Maibach HI. Surfactants and experimental irritant contact dermatitis. *Contact Dermatitis* 1995 ; 33 : 217-25.
4. Cavanagh G, Wambier CG. Rational hand hygiene during the coronavirus 2019 (COVID-19) pandemic. *J Am Acad Dermatol* 2020 ; 82 : e211.
5. Weinhammer AP, Scheman A, Reeder MJ. Prevalence of surfactant in the contact allergen management program. *Dermatitis* 2019 ; 30 : 358-62.
6. DeKoven JG, Warshaw EM, Zug KA, *et al.* North American Contact Dermatitis group patch test results: 2015-2016. *Dermatitis* 2018 ; 29 : 297-309.

7. Barbaud A, Lafforgue C. Risks associated with cosmetic ingredients. *Ann Dermatol Venereol* 2021 ; 148 : 77-93.
8. Loranger C, Alfalah M, Ferrier Le Bouedec MC, Sasseville D. Alkyl Glucosides in Contact Dermatitis. *Dermatitis* 2017 ; 28 : 5-13.
9. Castelain M, Castelain F. Les ajouts à la batterie standard : utiles ou inutiles ? *In :* Gerda, éd. *Progrès en Dermato-Allergologie,* Bruxelles. Montrouge : John Libbey Eurotext, 2015 : 275-86.

D. Tennstedt

Service de Dermatologie,
Cliniques universitaires Saint-Luc, Bruxelles, Belgique

QUIZ DIAGNOSTIC MAINS : CE N'EST PAS TOUJOURS DE L'ECZÉMA !

UN JEU DIAGNOSTIQUE INTERACTIF (14E EDITION !)

Une fois encore, nous reprenons cette année la formule « Quiz », comme aux cours du Gerda de Lyon (1999), de Paris (2000), de Dijon (2002), de Strasbourg (2003), de Toulouse (2006), d'Angers (2008), de Strasbourg encore (2010), de Besançon (2012), de La Baule (2014), de Nancy (2016), de Marseille (2018), de Paris encore (2019) et de Bordeaux (2020), et nous vous proposons donc un quiz touchant aux « mains : ce n'est pas toujours de l'eczéma ! ».

Pour ceux qui n'étaient présents ni à Lyon, ni à Paris, ni à Dijon, ni à Strasbourg, ni à Toulouse, ni à Angers, ni à Besançon, ni à La Baule, ni à Nancy, ni à Marseille, ni à Bordeaux (mais il ne doit y en avoir que très peu...), nous vous en rappelons le principe.

Il s'agit d'un mode d'enseignement particulier dont la méthodologie correspond à une « démarche biphasique ». Ce type de démarche est habituel au sein de notre pratique quotidienne lorsque nous examinons pour la première fois un patient que nous ne connaissons pas. La première phase ou « phase d'induction » (correspondant à la démarche anamnestique, à l'examen clinique et aux demandes d'éventuels examens paracliniques) devrait permettre aux auditeurs de poser un diagnostic de présomption, alors que la deuxième phase ou « phase de révélation » lui offrira le diagnostic de certitude (dans un certain nombre de cas...). D'autres cas traitant du même sujet seront éventuellement présentés.

Le but de cet exposé vise à proposer, à partir de situations vécues, une autoévaluation anonyme, permettant de « confronter » ses connaissances et éventuellement ses propres attitudes diagnostiques et thérapeutiques à celles des autres participants.

La pathologie cutanée aux mains est extrêmement riche, complexe et parfois fort déroutante même pour le dermatologue et/ou l'allergologue chevronnés !

L'anamnèse, la clinique et parfois les examens paracliniques doivent se conjuguer de manière optimale afin d'obtenir un diagnostic de « certitude » ou de « quasi-certitude » qui permettra, dans bon nombre de cas, de proposer une thérapeutique adaptée et logique.

En pratique, le quiz « mains : ce n'est pas toujours de l'eczéma ! » est un jeu diagnostique interactif réservé aux participants du cours du Gerda. Une série de patients présentant des problèmes d'« eczémas des mains » sera présentée, tant sur le plan anamnestique que sur le plan clinique (et parfois paraclinique). Nous demanderons aux participants de proposer un diagnostic clinique, de découvrir un éventuel allergène en cause, de déterminer la probabilité de la nature environnementale ou professionnelle de la pathologie, ou encore de s'orienter vers une pathologie plus internistique, infectieuse ou autre... En un deuxième temps, la « solution » de ce quiz sera présentée et discutée.

Nous n'avons pas voulu imprimer dans ce livre le détail des cas cliniques présentés ce jour afin de ne pas dévoiler à l'avance les réponses qui seront demandées à l'auditoire.

Après l'exposé de chaque cas clinique, nous évoquerons les diagnostics différentiels potentiels ainsi que d'autres cas cliniques se rapportant au cas présenté.

L'exposé qui sera fait lors de ce cours du Gerda se veut interactif et devrait laisser l'auditoire réagir aux problèmes posés.

Afin de donner une unité à la présentation, seuls des patients envoyés à la consultation de dermato-allergologie pour « être testés » seront présentés.

Ce résumé sera aussi l'occasion de revenir sur le « véritable eczéma de contact allergique des mains » qui reste une pathologie fréquemment rencontrée au sein de toute consultation de dermato-allergologie.

À quand la 15e édition ? À Anvers peut-être (où nous vous attendons tous) en octobre 2022 pour le 43e cours du Gerda ?

ECZÉMA DES MAINS : QUELS SONT LES SIGNES EN FAVEUR D'UNE ALLERGIE ?

Les signes en faveur d'une allergie, dans le cadre d'une dermatite eczématiforme des mains, sont essentiellement cliniques, mais ceux-ci ne sont que suggestifs et rarement pathognomoniques. Il reste essentiel et indispensable de s'appuyer sur une anamnèse rigoureuse et approfondie ainsi que sur la réalisation de tests épicutanés orientés. Par ailleurs, la recherche de la pertinence est une étape indispensable et incontournable (sous peine d'échec thérapeutique !). La prescription d'un traitement purement symptomatique (souvent indispensable) ne peut être effectuée à l'aveugle et devrait donc s'accompagner de conseils judicieux et adaptés.

Généralités

L'eczéma de contact allergique des mains (ou dermatite de contact ou encore dermatite allergique de contact) est consécutif à l'application par voie directe ou par voie aéroportée d'une substance exogène, se comportant comme un haptène (qui se transforme en allergène complet dans l'épiderme après couplage avec une protéine) et déclenchant une réaction d'hypersensibilité à médiation cellulaire retardée. Classiquement, la dermatite allergique de contact des mains survient après 7 à 10 jours lors du premier contact avec l'allergène (phase d'induction) et après 24 à 72 heures lors d'un contact ultérieur (phase de révélation). Il est essentiel de rappeler que, dans l'immense majorité des cas, la dermatite allergique de contact ne survient pas nécessairement lors du premier contact. Cette réaction allergique peut survenir après plusieurs mois, voire, plus rarement, après plusieurs années de tolérance. « On ne naît pas allergique, on le devient ». La prévalence de la dermatite de contact des mains, au sein de la population générale, est de l'ordre de 2 à 10 % selon les études. Cette prévalence atteint, dans les professions à haut risque (coiffeurs, cuisiniers, personnel d'entretien, personnel (para)médical, etc.), le chiffre de 30 %. Mais ceci serait sous-évalué car bon nombre de patients se connaissent sensibilisés à des allergènes (ex. : dérivés du caoutchouc, nickel ou parfums) et ne sont donc jamais testés ! Par ailleurs, 50 % des patients atteints d'un eczéma des mains requièrent un traitement, et environ 5 % de ces patients sont en arrêt de travail.

Clinique

L'aspect clinique de la dermatite allergique de contact des mains varie considérablement suivant sa topographie, son étiologie et sa chronologie [1, 2]. Au départ, il s'agit d'un eczéma aigu associant érythème, papules et vésicules. Dans la grande majorité des cas, l'eczéma débute au dos des mains ou des doigts mais peut également affecter les espaces interdigitaux. L'atteinte primaire des paumes ou des pulpes est plus rare mais possible. Aux paumes, l'eczéma de contact aigu peut mimer une dysidrose. Le prurit est souvent considérable. Les lésions sont classiquement mal délimitées et émiettées en bordure. Sur un fond érythémateux, parfois œdémateux, se développent de nombreuses vésicules (voire des bulles) plus ou moins translucides, laissant sourdre un suintement qui fera rapidement place à des croûtelles. À ce stade, une surinfection est possible (impétiginisation).

La variété « sèche » (plus souvent chronique) de la dermatite allergique de contact des mains peut apparaître d'emblée ou faire suite à un épisode aigu [3]. Ici également le dos des mains est le plus souvent atteint, mais les paumes et les pulpes digitales peuvent l'être dans un grand nombre de cas. L'eczéma des extrémités digitales s'accompagne régulièrement de lésions dystrophiques des ongles. Les lésions sont érythémateuses, légèrement squameuses, toujours mal délimitées et prurigineuses. La desquamation est variable. Il peut exister quelques crevasses. Cet eczéma sec peut lui-même évoluer vers un véritable eczéma lichénifié très prurigineux et souvent chronique. Le grattage peut jouer un rôle quant à la pérennisation des lésions. La peau est épaissie, violacée et parcourue de stries kératosiques formant un quadrillage. Aux paumes, l'eczéma de contact chronique peut mimer un eczéma dysidrosique. L'aspect peut prendre également une forme « kératodermique » avec hyperkératose sèche et fissuraire accompagnée de douleurs parfois considérables et d'impotence fonctionnelle. Plus exceptionnellement, il n'existe qu'une simple hyperkératose sous-unguéale s'étendant plus ou moins vers les pulpes des doigts et pouvant s'accompagner de fissures douloureuses. Dans certains cas, seul un prurit diffus est signalé alors qu'aucune lésion cliniquement évidente n'est constatée.

Pour certains, la notion d'eczéma chronique des mains est discutée voire discutable car elle semble « trop générale » et regroupe « arbitrairement » de nombreuses manifestations cliniques très diverses : dermatite hyperkératosique, dermatite irritative, eczéma dysidrosique, dermatite atopique, etc.

Cependant, la distinction entre une dermatite de contact allergique et une dermatite de contact irritative, voire une dermatite atopique, n'est pas toujours évidente d'autant plus que ces diverses étiologies sont très souvent intriquées [3-5].

Le diagnostic clinique d'une dermatite allergique de contact des mains doit impérativement faire appel à deux critères : l'anamnèse et la réalisation de tests épicutanés et de leurs variantes additionnelles [1, 6].

Anamnèse

L'interrogatoire minutieux (anamnèse), éventuellement répété, reste la première étape du diagnostic étiologique d'une dermatite allergique de contact des mains. Il ne faut négliger ni la chronologie de l'apparition de la dermatite, ni sa localisation, ni les caractères évolutifs des multiples poussées, ni le mode d'extension. Il importe de procéder à une véritable « enquête policière », idéalement à l'aide d'un protocole anamnestique préétabli, et de ne négliger aucune piste potentielle. Les sources de contacts professionnels (analyse des gestes professionnels, des produits utilisés lors du travail, des moyens de prévention ou de nettoyage, etc.), le port éventuel de gants ou de bagues (leur nature), l'utilisation de cosmétiques ou de médicaments (topiques locaux utilisés récemment ou anciennement) doivent être systématiquement et minutieusement explorés [7].

Il est clair qu'une anamnèse fouillée ne peut offrir que des caractères de présomption. Elle doit impérativement être complétée par une mise au point à l'aide de tests épicutanés.

Tests épicutanés

Les tests épicutanés constituent la deuxième pierre angulaire du diagnostic clinique d'une dermatite allergique de contact. Ils visent à identifier l'allergène responsable en reproduisant, en miniature, la dermatite allergique de contact [8-10].

En d'autres mots, la mise au point par tests épicutanés est une étape incontournable dans la prise en charge globale d'un patient suspect d'être atteint d'une dermatite allergique de contact des mains. En principe, elle ne peut se réaliser qu'après la guérison de l'eczéma. Il paraît illusoire d'entreprendre des mesures d'éviction avant l'identification de l'allergène. Il est raisonnable de réaliser au minimum la batterie européenne standard selon l'European Environmental and Contact Dermatitis Research Group (EECDRG), adoptée en France par le Groupe d'études et de recherches en dermato-allergologie (Gerda) [6]. Il faut impérativement effectuer, selon les cas, d'autres tests : série(s) complémentaire(s), topiques médicamenteux, cosmétiques, produits chimiques manipulés par le patient, produits chimiques de l'environnement, objets divers de la vie quotidienne, etc. Les séries complémentaires seront réalisées en fonction de la profession, de la topographie de la dermatite et des résultats des tests de la batterie standard [10].

D'autres méthodes d'investigation sont de pleine actualité et complètent la mise au point : tests ouverts, tests semi-ouverts, tests ouverts itératifs (ROAT), tests d'usage, etc. [11].

Cependant, la négativité des tests ne permet pas toujours d'éliminer la possibilité d'une dermatite allergique de contact. Une anamnèse minutieuse rétrospective peut, à la lumière des premières constatations, aider le clinicien à progresser dans la découverte du (ou des) allergène(s) responsable(s). Par ailleurs, la connaissance des allergies croisées et/ou des allergies concomitantes permet de proposer un bilan du problème posé par le patient. En fonction de l'anamnèse, de l'examen clinique et des résultats des tests épicutanés, la recherche de la pertinence ancienne ou actuelle des résultats reste l'étape essentielle et incontournable afin de poser un diagnostic de probabilité (ou de certitude) dans la mise au point d'une dermatite allergique de contact des mains. Le lien entre les résultats des tests et les manifestations cliniques présentées par le patient doit absolument être établi. Il s'agit d'une recherche de pertinence indispensable mais parfois complexe, nécessitant la connaissance des dernières nouveautés en matière d'eczéma de contact [12]. Elle conditionnera l'éviction de l'allergène(s) et donc la disparition de l'eczéma de contact allergique.

Le fondement même de la thérapeutique d'une dermatite allergique de contact repose impérativement sur la mise en évidence de l'allergène(s) en cause.

La connaissance des réactions croisées potentielles est indispensable car elle permet de prédire l'apparition de réactions allergiques face à des substances *a priori* différentes (ex. : paraphénylènediamine et benzocaïne, octocrylène et kétoprofène, etc.) [13].

Diagnostic différentiel

Le diagnostic différentiel de l'eczéma de contact allergique des mains doit systématiquement être réalisé en prenant en compte d'autres diagnostics possibles à ce niveau :

- dermatite d'irritation ;
- dermatite atopique ;
- dermatite nummulaire ;
- « dermatite » hyperkératosique palmaire ;
- dysidrose et eczéma dysidrosiforme ;
- psoriasis ;
- dermatophytie ;
- lichen plan ;
- gale commune ou norvégienne ;
- bulloses diverses ;
- affections auto-immunes diverses, etc.

Il est évident que dans un nombre non négligeable de cas plusieurs diagnostics peuvent coexister ou se succéder chez un même patient [5].

La biologie n'est pas contributive dans le diagnostic de la dermatite allergique de contact des mains. Une éosinophilie peut parfois être présente. Les IgE ne sont pas augmentées sauf en cas de dermatite atopique sous-jacente.

En fonction de la détection de l'allergène(s) en cause et surtout de leur pertinence dans l'éclosion de l'affection, il reste essentiel d'informer le patient sur les diverses sources et expositions auxquelles il pourrait être confronté [14, 15]. La remise de feuillets spécifiques relatifs aux sources, expositions et usages des allergènes peut être utile à condition de les commenter de façon adaptée et personnalisée au patient, en fonction du mode de présentation de son eczéma ainsi que des diverses circonstances dans lesquelles il pourrait être amené à les rencontrer. La délivrance « aveugle » de listes extensives et rébarbatives non commentées serait non seulement inutile mais source d'anxiété ou de découragement pour le patient qui se sentirait noyé au sein d'un flot d'informations non exploitables.

RÉFÉRENCES

1. Tennstedt D, Herman A, Baeck M. Dermatite allergique de contact. *Encycl Méd Chir Dermatologie* (Paris) 2018 ; 98-145-A-10 : 1-22.
2. Diepgen TL, Andersen KE, Brandao FM, *et al.* Hand eczema classification: a cross-sectional, multicentre study of the aetiology and morphology of hand eczema. *Br J Dermatol* 2009 ; 160 : 353-8.
3. Berbis P. Eczéma chronique des mains. Comment le reconnaître ? *Nouvel Dermatol* 2010 ; 29 : 491-500.
4. Caron J, Lasek A. Eczémas des mains. *Encycl Méd Chir Dermatologie* (Paris) 2020 ; 98-145-B-10 : 1-10.
5. Herman A, Tennstedt D, Baeck M. Eczéma des mains : classifications cliniques et physiopathologiques. *Rev Fr Allergol* 2018 ; 58 : 160-2.

6. Tennstedt D, Jacobs MC, Lachapelle JM. *Guide introductif à la batterie standard européenne des tests épicutanés et à ses ajouts.* Viterne : Médiscript, 1995 : 101 p.
7. Le Coz CJ. Eczéma des mains et maladie professionnelle. *Ann Dermatol Venereol* 2010 ; 137 (suppl. 3) : S104-10.
8. Halioua B, Richard MA ; Groupe d'experts sur l'eczéma chronique des mains. Mise au point sur l'eczéma chronique des mains [Update on chronic hand eczema]. *Ann Dermatol Venereol* 2010 ; 137 : 315-27.
9. Lachapelle JM, Frimat P, Tennstedt D, Ducombs G. *Dermatologie professionnelle et de l'environnement.* Paris : Masson, 1992 : 75-80.
10. Lachapelle JM, Maibach HI. *Patch testing and prick testing: a practical guide.* Official publication of the ICDRG, 3rd ed. Berlin : Springer, 2012 : 218 p.
11. Hannuksela M, Salo H. The repeated open application test (ROAT). *Contact Dermatitis* 1986 ; 14 : 221-7.
12. Giordano-Labadie F. Eczéma de contact : actualités. *In* : Gerda, éd. *Progrès en Dermatologie-Allergologie*, Bordeaux. Montrouge : John Libbey, 2009 : 385-91.
13. Lepoittevin JP. L'allergie croisée : mythe ou réalité. *In* : Gerda, éd. *Progrès en Dermatologie-Allergologie*, Strasbourg. Montrouge : John Libbey, 2010 : 79-84.
14. Menné T, Johansen JD, Sommerlund M, Veien NK ; Danish Contact Dermatitis Group. Hand eczema guidelines based on the Danish guidelines for the diagnosis and treatment of hand eczema. *Contact Dermatitis* 2011 ; 65 : 3-12.
15. Diepgen TL, Agner T, Aberer W, *et al.* Management of chronic hand eczema. *Contact Dermatitis* 2007 ; 57 : 203-10.

A. Soria

Service de Dermatologie et d'Allergologie,
Assistance Publique – Hôpitaux de Paris, Hôpital Tenon, Paris
Sorbonne Université, Inserm 1135, Centre d'Immunologie et des Maladies Infectieuses (Cimi-Paris)

QUOI DE NEUF SUR L'URTICAIRE ?

URTICAIRE AIGUË

La prise en charge thérapeutique de l'urticaire aiguë se fait souvent dans les services d'urgence, et bien souvent une corticothérapie générale est prescrite en association ou pas aux antihistaminiques. Deux essais randomisés contrôlés récents ont inclus respectivement 100 et 75 patients :

- le premier a montré l'absence de supériorité de l'association prednisone (40 mg pendant 4 jours) et lévocétirizine (5 mg/j pendant 5 jours) *versus* lévocétirizine seule (5 mg/j pendant 5 jours) dans l'urticaire aiguë sans angiœdème prise en charge aux urgences, évalué sur le score de prurit après 2 jours de traitement [1] ;
- le second a inclus 75 patients ayant une urticaire aiguë vue aux urgences et un score de prurit > 5 évalué par une échelle visuelle analogique de prurit, répartis en trois groupes de traitement : chlorphéniramine intraveineuse seule ; chlorphéniramine intraveineuse et dexaméthasone intraveineuse ; chlorphéniramine intraveineuse, dexaméthasone intraveineuse et prednisolone orale pendant 5 jours. Cet essai de non-infériorité a montré l'absence d'amélioration des patients en termes de prurit à 60 minutes et d'activité de l'urticaire (en utilisant le *urticaria activity score* à 7 jours [UAS7]), avec l'administration concomitante d'une corticothérapie générale par voie injectable, la dexaméthasone intraveineuse [2].

En cette période pandémique, de très nombreuses publications sur les manifestations dermatologiques de l'infection par le *severe acute respiratory syndrome coronavirus* 2 (SARS-CoV-2) sont rapportées. Comme pour la grande majorité des infections virales, des poussées d'urticaire aiguë sont rapportées. Une revue générale décrit les mécanismes mastocytaires mis en jeu pendant la *coronavirus disease* (Covid-19). En effet, au cours des infections aiguës par le SARS-CoV-2, certaines cytokines pro-inflammatoires sont synthétisées en particulier l'interféron (IFN) type I, le TNF-α et des chimiokines pouvant induire la dégranulation des mastocytes et des basophiles. Les auteurs discutent aussi l'absence de preuve que l'omalizumab pourrait favoriser une évolution plus sévère ou défavorable chez les patients traités pour un asthme allergique ou une urticaire chronique [3].

URTICAIRE CHRONIQUE

Une étude rétrospective a étudié la prise en charge thérapeutique des urticaires chroniques spontanées (UCS) de 18 enfants, dont 5 âgés de moins de 12 ans, en échec des antihistaminiques à posologies augmentées adaptées au poids. Tous ont été initialement traités par omalizumab, efficace chez 13 d'entre eux, évalué par une diminution des scores UAS7 de 24,6 à 10,4 respectivement avant et à 8 semaines d'omalizumab [4]. Cinq enfants non répondeurs ont poursuivi pendant 12 mois l'omalizumab avec une augmentation des doses de 450 à 600 mg/4 semaines avec une réponse pour 2 d'entre eux. Les 3 autres enfants ont été traités par ciclosporine, 3 à 4 mg/kg/j pendant 3 mois, avec une rémission complète chez l'un d'entre eux, puis par dupilumab 300 mg/15 j en cas d'échec.

Depuis plusieurs années, le mastocyte est connu pour être une cellule centrale impliquée dans la physiopathologie de l'urticaire chronique spontanée. Une revue récente souligne l'importance des éosinophiles au cours de l'UCS. En effet, des études histologiques avaient montré que la présence d'éosinophiles et de granules éosinophiles dans les lésions cutanées d'urticaire était un marqueur d'activité de l'UCS. Paradoxalement, une éosinopénie est souvent notée au cours des poussées d'UCS, avec la possibilité d'un mécanisme de recrutement des éosinophiles du sang périphérique vers la peau au cours des poussées d'urticaire. Les interactions complexes entre éosinophiles, mastocytes et voie de la coagulation sont détaillées dans cette revue [5].

L'omalizumab associé aux antihistaminiques a fait la preuve de son efficacité, en comparaison des antihistaminiques seuls, dans l'UCS résistante aux antihistaminiques à posologies augmentées, dans des essais randomisés contrôlés mais aussi en vie réelle. Une revue systématique récente de son efficacité au cours de l'UCS a été très récemment publiée par le groupe biothérapie de l'European Academy of Allergy and Clinical Immunology (EAACI). Au total, 10 essais randomisés contrôlés incluant 1 620 patients de 12 à 75 ans traités par omalizumab pendant 16 à 40 semaines ont été analysés dans cette étude. L'omalizumab 300 mg est efficace en termes d'amélioration de plusieurs scores : l'UAS7, le score de sévérité du prurit (ISS) et le score de qualité de vie dans l'urticaire (QoL et DLQI), avec un niveau fort d'évidence selon la classification GRADE pour la qualité de vie [6].

Il est maintenant bien connu que l'augmentation des posologies d'omalizumab est une possibilité thérapeutique non négligeable chez les patients UCS résistants aux antihistaminiques à posologies augmentées associés à l'omalizumab 300 mg/4 semaines. Une étude de synthèse des études publiées entre juin 2003 et octobre 2019 sur l'intérêt de l'augmentation des posologies de l'omalizumab dans l'UCS en vie réelle a été récemment publiée [7].

De nombreuses thérapeutiques sont en cours d'évaluation dans la prise en charge de l'UCS : le ligelizumab (anticorps monoclonal anti-IgE de haute affinité) dans une étude de phase IIb de recherche de dose-réponse *versus* placebo et omalizumab, est efficace sur la sévérité du score de prurit à 12 semaines [8] ; le benralizumab (anticorps monoclonal anti-IL5 récepteur alpha) semble avoir un intérêt chez 9 patients atteints d'UCS dans une étude ouverte [9]. En revanche, le canakinumab (Ac monoclonal anti-IL-1β) n'a pas montré son efficacité dans un essai randomisé contrôlé dans l'UCS [10].

RÉFÉRENCES

1. Barniol C, Dehours E, Mallet J, Houze-Cerfon CH, Lauque D, Charpentier S. Levocetirizine and Prednisone Are Not Superior to Levocetirizine Alone for the Treatment of Acute Urticaria: A Randomized Double-Blind Clinical Trial. *Ann Emerg Med* 2018 ; 71 : 125-31.e1.
2. Palungwachira P, Vilaisri K, Musikatavorn K, Wongpiyabovorn J. A randomized controlled trial of adding intravenous corticosteroids to H1 antihistamines in patients with acute urticaria. *Am J Emerg Med* 2021 ; 42 : 192-7.
3. Criado PR, Pagliari C, Criado RFJ, Marques GF, Belda W. What the physicians should know about mast cells, dendritic cells, urticaria, and omalizumab during COVID-19 or asymptomatic infections due to SARS-CoV-2? *Dermatol Ther* 2020 ; 33 : e14068.
4. Staubach P, Peveling-Oberhag A, Lang BM, Zimmer S, Sohn A, Mann C. Severe chronic spontaneous urticaria in children - treatment options according to the guidelines and beyond – a 10 years review. *J Dermatol Treat* 2020 ; 1-4.
5. Altrichter S, Frischbutter S, Fok JS, *et al.* The role of eosinophils in chronic spontaneous urticaria. *J Allergy Clin Immunol* 2020 ; 145 : 1510-6.
6. Agache I, Rocha C, Pereira A, *et al.* Efficacy and safety of treatment with omalizumab for chronic spontaneous urticaria: A systematic review for the EAACI Biologicals Guidelines. *Allergy* 2021 ; 76 : 59-70.
7. Metz M, Vadasz Z, Kocatürk E, Giménez-Arnau AM. Omalizumab Updosing in Chronic Spontaneous Urticaria: an Overview of Real-World Evidence. *Clin Rev Allergy Immunol* 2020 ; 59 : 38-45.
8. Maurer M, Giménez-Arnau AM, Sussman G, *et al.* Ligelizumab for Chronic Spontaneous Urticaria. *N Engl J Med* 2019 ; 381 : 1321-32.
9. Bernstein JA, Singh U, Rao MB, Berendts K, Zhang X, Mutasim D. Benralizumab for Chronic Spontaneous Urticaria. *N Engl J Med* 2020 ; 383 : 1389-91.
10. Maul JT, Distler M, Kolios A, *et al.* Canakinumab Lacks Efficacy in Treating Adult Patients with Moderate to Severe Chronic Spontaneous Urticaria in a Phase II Randomized Double-Blind Placebo-Controlled Single-Center Study. *J Allergy Clin Immunol Pract* 2021 ; 9 : 463-8.e3.

O. Aerts

Service de Dermatologie,
CHU Anvers, Belgique
Groupe de recherche en immunologie, Infla-Med Centre of Excellence, Université d'Anvers, Belgique

CONTACT : NOUVEAUX ALLERGÈNES DE CONTACT

En 2020 et 2021, une multitude de nouveaux allergènes de contact, ou de nouvelles applications d'allergènes déjà connus, ont encore une fois été rapportés. En voici une sélection.

ALLERGÈNES COSMÉTIQUES : AGENTS RESPONSABLES FRÉQUENTS, RARES ET RÉCEMMENT IDENTIFIÉS

L'ESSCA (*European Surveillance System on Contact Allergies*) a récemment publié une « batterie cosmétique européenne » constituée de 35 allergènes cosmétiques « standard » et 7 allergènes « supplémentaires » (panthénol, éthylhexylglycérine, acétate de tocophéryle, triéthanolamine, thioglycolate de glycéryle et copolymères de vernis à ongles à base d'acide adipique et d'anhydride phtalique) [1]. Parmi ces derniers allergènes plus rares, on retrouve, par exemple, du panthénol, qui est régulièrement utilisé dans les produits des salons de coiffure, de l'éthylhexylglycérine dans les « produits cosmétiques hypoallergéniques », et de la triéthanolamine dans les crèmes solaires. Pour le tocophérol et l'acétate de tocophéryle, quelques cas rares, mais notables, d'allergie de contact (cosmétique) ont été rapportés récemment [2]. Les auteurs de l'ESSCA soulignent par ailleurs l'importance croissante des allergies de contact aux glucosides, glycols et gallates présents dans les produits cosmétiques ; quelques cas d'allergie au pentylène glycol, au butylène glycol et au caprylyl glycol ont de nouveau été publiés il y a peu [3]. Même si des réactions croisées entre les glycols sont possibles, cela n'est pas systématique. Les meilleures modalités de test pour les glycols, et plus particulièrement le propylène glycol, font également toujours débat : 5 % dans la vaseline ou 10, 20 ou 30 % dans l'eau ? Ou serait-il préférable de tester cette substance à l'état non dilué (100 %) ?

Les auteurs de l'étude de l'ESSCA suggèrent également que certains filtres solaires (octocrylène, benzophénones et butylméthoxydibenzoylméthane) devraient également être testés dans une batterie de produits cosmétiques ; entre-temps, il a été démontré que la photo-allergie de contact à l'octocrylène est probablement due à l'impureté benzophénone [4]. Ces benzophénones entrent, par exemple, dans la composition des plastiques (ex. : lunettes de natation) ou des encres (ex. : magazines), lesquels peuvent ainsi provoquer aussi un eczéma de contact (photo)allergique. Les allergènes traditionnels, tels que les libérateurs de formaldéhyde, les sulfites et même le digluconate de chlorhexidine (produits de soins capillaires !), ont également leur place dans une batterie cosmétique, dans la mesure où ils ne font pas encore partie de la batterie standard. Par ailleurs, certains allergènes (EDTA, hydroxytoluène butylé [BHT], chlorocrésol et polysorbate 80) sont des causes très rares d'allergie de contact aux cosmétiques et ne doivent donc pas être testés systématiquement. D'autres allergènes cosmétiques, également moins fréquents (résine tosylamide/formaldéhyde, chloroacétamide, triclosan, butylcarbamate d'iodopropynyle et hydroxyanisole butylé [BHA]), sont (étrangement ?) toujours présents dans la batterie cosmétique de l'ESSCA.

Les auteurs de cette publication ont peut-être aussi un peu négligé la présence d'acides et de sels organiques, tels que l'acide sorbique/les sorbates et l'acide benzoïque/les benzoates, dans les cosmétiques. Des études récentes révèlent en effet que leur importance est probablement quelque peu sous-estimée et que, dans certains cas, il serait même préférable de tester l'acide sorbique à 2 % dans de l'éthanol plutôt qu'à 2 % dans de la vaseline [5]. Même si la bétaïne de cocamidopropyle et d'autres dérivés de la noix de coco ont certainement leur importance, la diméthylaminopropylamine n'a pas été incluse dans la batterie de l'ESSCA, alors que d'autres études soulignent précisément l'importance de cet allergène dans les produits cosmétiques (eczéma palpébral !) [6].

Il faut savoir que certains allergènes cosmétiques provoquent facilement aussi des réactions irritatives aux patch-tests ; outre les gallates, les glucosides et les glycols, il s'agit de la bétaïne de cocamidopropyle, de la gomme-laque et de la tert-butylhydroquinone (TBHQ). Il a récemment été démontré que cette dernière est un bon marqueur pour détecter une allergie de contact à l'huile de nigelle (sur la base de la thymoquinone apparentée) [7, 8]. En outre, il a été récemment rapporté que les patients présentant une allergie de contact à l'Amerchol L101 (lanoline) ne présentent parfois étonnamment que des réactions positives 1+ aux patch-tests (qui sont peut-être encore faussement positives), et que les ROAT (*repeated open application tests*) effectués avec des crèmes à base de lanoline ne causent aucun problème sur les peaux saines, ni sur les peaux endommagées, même si pour ces dernières, la situation n'est pas encore totalement claire (un retard de cicatrisation a, par exemple, parfois été observé, si bien que l'on pourrait suspecter un rôle d'une allergie de contact) [9]. Il est également intéressant de tester les sorbitan oléates, peut-être même de préférence dans la batterie standard [10], non seulement parce qu'ils causent plus souvent qu'on ne le pense des allergies de contact aux cosmétiques [11], mais aussi parce qu'ils expliquent les réactions faussement positives aux préparations de patch-tests contenant notamment des fragrances et des glucosides (préparées avec du sesquioléate de sorbitan en guise d'émulsifiant !). Le sorbitan oléate, un dérivé du sorbitol, peut manifestement aussi provoquer une photoallergie et, à ce titre, a été associé à une photo-allergie de contact systémique après la consommation de bière contenant du sorbitol [12].

Des allergies de contact sévères à des agents dépigmentants, tels que l'hydroquinone et les dérivés du résorcinol et de l'acide ascorbique, ont récemment été observées [13-15] ; du reste, ces patients ne présentent généralement aucun problème en cas d'application topique du résorcinol ni de prise de vitamine C. Des auteurs espagnols ont également rapporté un cas intéressant d'allergie de contact au pantothénate de calcium, un dérivé de la vitamine B5 présent dans les produits cosmétiques [16].

Les allergènes de contact contenus dans les produits cosmétiques « anti-âge » sont parfois aussi à l'origine d'allergies de contact (extrait d'écorce de magnolia, bakuchiol, resvératrol et tétrahydroxypropyl-éthylènediamine) [17, 18], et *Scutellaria baicalensis* a également été rapporté à plusieurs reprises comme un nouvel allergène cosmétique, notamment dans les crèmes solaires [19]. Un groupe relativement nouveau d'allergènes de contact cosmétiques est constitué des dérivés d'acides aminés, tels que la capryloyl glycine, l'isopropyl lauroyl sarcosinate, le lauroyl sarcosinate de sodium et l'oléoyl tyrosine [20, 21], qui causeront très probablement davantage de problèmes cutanés à l'avenir. Des allergies notables, mais encore rares, ont été rapportées à la suite d'un contact avec des triglycérides capryliques/capriques et des dérivés du saccharose (stéarate, distéarate), tous deux présents dans des crèmes hydratantes [22, 23].

Le rouge carmin (2,5 % dans la vaseline) entre dans la composition de produits de maquillage pour le visage, les paupières et les lèvres. D'après une étude américaine, il provoque assez souvent des réactions positives aux patch-tests, même s'il ne s'agissait que de réactions 1+ dans la majorité des cas, et que des réactions faussement positives ne peuvent être exclues ; des cas d'urticaire de contact à ce colorant ont également été décrits [24, 25].

DES ALLERGÈNES ALIMENTAIRES DANS LES ALIMENTS... ET DANS LES PRODUITS COSMÉTIQUES

De plus en plus de produits cosmétiques sont « vegan » (c'est-à-dire à base de substances végétales uniquement) ou contiennent principalement des ingrédients « naturels » (d'origine végétale ou animale). Ces ingrédients peuvent provoquer un (photo)-eczéma de contact, mais aussi une urticaire de contact (ainsi qu'une phytophotodermatose dans le cas des substances végétales). Une sensibilisation percutanée peut également être à la base d'allergies alimentaires (sévères). Une étude lituanienne a révélé que plus d'un tiers des produits de soins pour la peau destinés aux enfants contiennent des allergènes alimentaires, en particulier (des dérivés) de l'amande, du blé et du soja [26].

Dans le même ordre d'idées, les auteurs d'une récente étude danoise suggèrent de soumettre les patients suspectés de souffrir d'une allergie à un produit cosmétique à des patch-tests (cire d'abeille, cinnamal, huile d'eucalyptus, lanoline, huile de lavande, huile de citron, huile de lemongrass, réglisse, huile de menthe, avoine, huile d'orange, propolis, huile de rose, mélange de lactones sesquiterpéniques, huile d'arbre à thé, blé et huile d'ylang-ylang) ainsi qu'à des prick-tests (cire d'abeille, lait, avoine, pêche, arachide, pomme de terre, propolis, soja, blé et allergies croisées entre allergènes inhalés) [27]. En dehors des produits cosmétiques, les aliments et les arômes peuvent aussi provoquer toutes sortes de réactions cutanées, notamment une dermatite de contact et une phytophotodermatite induites par le panais, un érythème pigmenté fixe par les arachides, une pulpite par la nourriture pour poissons (à base de gallate de propyle) et une dermatite de contact aérogène par la vanilline [28, 29].

ISOTHIAZOLINONES : LES PRODUITS NON COSMÉTIQUES RESTENT UN PROBLÈME MAJEUR

La méthylisothiazolinone (MI) et la méthylchloroisothiazolinone/méthylisothiazolinone (MCI/MI) sont des conservateurs encore largement présents dans les produits non cosmétiques (peintures, colles, détergents, articles de maroquinerie, et même des jouets pour enfants comme le *slime*), ainsi que dans les produits cosmétiques pour animaux (ex. : shampoing pour chiens) [30]. Plus particulièrement, l'utilisation de MI, mais aussi de benzisothiazolinone, dans les peintures à l'eau reste un problème d'actualité, tant pour les adultes que pour les enfants, et provoque parfois des formes très atypiques d'allergie de contact (ex. : avec photo-aggravation, tuméfaction du visage de type angiœdème et dermatite lymphomatoïde) [31]. Heureusement, de plus en plus d'informations sont disponibles concernant les peintures dépourvues d'isothiazolinone [32]. Les savons contiennent parfois (illégalement) de la benzisothiazolinone [33] et, depuis quelques années, on observe également une hausse remarquable (jusqu'à présent inexpliquée) du nombre de patients présentant des allergies de contact à ce dérivé (0,1 % dans la vaseline). La butylbenzisothiazolinone est un autre nouveau venu notable dans ce groupe de conservateurs [34]. Il est également intéressant de signaler qu'un nouveau mix diagnostique est disponible, à savoir le MCI/MI 0,215 % dans l'eau (Chemotechnique, C-009E), un mélange de MCI 0,015 % et de MI 0,2 %, qui serait plus performant que les deux préparations de test (MCI/MI 0,02 % dans l'eau et MI 0,2 % dans l'eau) prises séparément [35]. Enfin, il convient d'être prudent avec l'emploi de l'*isothiazolinone spot test*, puisqu'il entraîne facilement des réactions faussement positives [36].

FRAGRANCES, HUILES ESSENTIELLES ET ARÔMES : NOUVEAUX ALLERGÈNES, SOURCES SOUS-ESTIMÉES ET PRÉSENTATIONS CLINIQUES INHABITUELLES

Des fragrances (parfums) sont fréquemment présentes dans des produits non cosmétiques, tels que les jouets pour enfants, les couches et les produits pharmaceutiques topiques ; ainsi, des cas d'allergie de contact professionnelle à l'acétate de linalyle (apparenté au linalol) présent dans des antiseptiques utilisés par le personnel soignant, ont été récemment observés [37]. On retrouve souvent aussi des hydroperoxydes de limonène, du linalol (lavande !) et de nombreux autres terpènes dans les huiles essentielles utilisées dans les diffuseurs électroniques (aromathérapie), lesquels peuvent provoquer des dermatites de contact aérogènes et systémiques (par inhalation) parfois très similaires à l'eczéma atopique [38]. Les huiles essentielles, souvent considérées à tort comme « inoffensives », causent parfois des eczémas de contact très sévères ; parmi les cas d'allergie récemment observés, tant chez des adultes que chez des enfants, on retrouve les huiles essentielles d'encens (*Boswellia carterii*), de rose (*Rosa damascena*) et d'arbre à thé (*Melaleuca alternifolia*) [39]. Des fragrances sont également très présentes dans les serviettes hygiéniques et les tampons (limonène, linalol, citronellal, géraniol, hydroxycitronellal, alpha-isométhyl ionone, salicylate de benzyle, hexylcinnamal, et même huile essentielle de thym [*Thymus vulgaris*]) [40, 41], ce qui peut contribuer au développement d'une dermatite de contact vulvaire. Le D-limonène est également utilisé dans des bandes et les pansements adhésifs « hypoallergéniques » (sans colophane), ce qui peut expliquer pourquoi ces produits provoquent encore souvent des problèmes cutanés. L'allergie de contact aux pansements adhésifs est souvent associée à une hypersensibilité à des fragrances ; à cet égard, des travaux de recherche récents suggèrent que les bandes et les pansements contiennent plus souvent qu'on ne le pense des substances chimiques de type fragrances [42].

Une allergie à une ou plusieurs fragrances peut passer inaperçue si l'on n'effectue des tests qu'avec les « mélanges de fragrances » de la batterie standard ; en cas de forte suspicion, il est souvent recommandé de tester les fragrances séparément. À cet égard, Hagvall *et al.* ont démontré que la réalisation de patch-tests distincts avec du géraniol oxydé (plutôt que du géraniol pur, qui fait partie du *fragrance mix I*), ainsi qu'avec du citral (inclus dans le *fragrance mix II*) et ses composants géranial et néral, permet de détecter davantage de cas d'allergie à une ou plusieurs fragrances [43]. Les mêmes auteurs ont montré qu'il en va de même pour les patch-tests avec du citronellol oxydé, qui est plus efficace que le citronellol pur (inclus dans le *fragrance mix II*). Une étude allemande a quant à elle montré qu'un patch-test positif pour un mélange de fragrances, avec des patch-tests négatifs pour les composants individuels, ne signifie pas nécessairement que le résultat du test réalisé avec le mélange est faussement positif ; pour certains composants, la concentration de test doit probablement être augmentée [44].

Une dermatite de contact allergique à des fragrances (et à la colophane) peut parfois être très pustuleuse et ressembler à une rosacée papulopustuleuse, à un psoriasis pustuleux, voire à une pustulose exanthématique aiguë généralisée [45]. Un cas d'allergie de contact de longue durée à des fragrances et à des huiles essentielles a même abouti à ce que l'on appelle un « faciès léonin » [46]. Une allergie de contact au salicylate de benzyle, une fragrance et un filtre UV, contribuerait également au développement d'une alopécie frontale fibrosante [47]. Ces dernières années, plusieurs cas d'allergie de contact à la propolis présente dans des produits cosmétiques « naturels » (eczéma de contact labial et palpébral) et des confiseries (stomatite de contact) ont également été rapportés [48] ; à cet égard, une réaction croisée avec le baume du Pérou n'est pas systématique.

COMPOSITAE ET AUTRES PLANTES

La sensibilisation aux *Compositae* est fréquente, y compris chez les enfants ; il convient d'y être particulièrement attentif lorsque de jeunes patients (atopiques) présentent un eczéma (de la paume) des mains et/ou une dermatite (aérogène) du visage, surtout si les poussées surviennent au cours des mois d'été et/ou en cas d'exposition à des plantes (y compris nourriture pour animaux) [49]. Cette allergie de contact peut être détectée à l'aide du mélange de lactones sesquiterpéniques 0,1 % (vaseline) et/ou du mélange de *Compositae II*. Ce dernier serait plus sensible, et l'ESCD (*European Society of Contact Dermatitis*) a récemment recommandé de l'utiliser à 5 % au lieu de 2,5 % (vaseline). Ces patients peuvent également présenter des réactions cutanées ou systémiques après avoir ingéré certains légumes ou herbes aromatiques, comme l'artichaut, le laurier et la camomille. D'après des auteurs italiens, un eczéma persistant de la tête et/ou du cou chez des patients atopiques sous traitement par dupilumab, pourrait également être dû à une sensibilisation de contact aux *Compositae* [50].

Récemment, quelques cas d'allergie de contact à *Artemisia*, une plante de la famille des Composées souvent utilisée en médecine traditionnelle chinoise, ont également été signalés. Un nombre étonnamment élevé de patients présentant une allergie de contact au capteur de glucose FreeStyle Libre® (ancienne version) sont sensibilisés aux lactones sesquiterpéniques, cette dernière allergie de contact ne s'avérant du reste pas toujours pertinente. Une réactivité croisée est bien suspectée, mais n'a pas été prouvée à ce jour [42]. Une allergie de contact au genévrier commun (*Juniperus communis*) cause parfois une dermatite (bulleuse) très sévère du visage, qui rappelle un peu la dermatite en sapin de Noël (*christmas-tree dermatitis*). Dans les deux cas, on peut retrouver une sensibilisation à la colophane (et à ses dérivés), et souvent aussi aux terpènes. Le lierre (*Hedera helix*, dont le principal allergène est le falcarinol) est également une cause connue, et probablement sous-estimée, d'eczéma allergique de contact sévère, qui présente parfois des caractéristiques d'un érythème polymorphe

[51]. Antelmi *et al.* ont publié un article sur des cas de dermatite photo-allergique causée par les coumarines présentes dans des bracelets fabriqués en bois de *Brosimum* [52]. Enfin, le fait de manipuler des fleurs (séchées) et de la « nourriture pour fleurs » peut manifestement aussi déclencher une allergie de contact aux résines époxy et aux isothiazolinones [53].

TEINTURES CAPILLAIRES, COLORANTS TEXTILES ET ALLERGIE DE CONTACT AUX CHAUSSURES

La paraphénylènediamine (PPD) contenue dans les teintures capillaires peut provoquer, dans des cas exceptionnels, une dermatite de contact « livedoïde », qui peut faire penser, d'un point de vue clinique, à une maladie systémique [54]. Par ailleurs, Sowa-Osako *et al.* rappellent que la PPD peut également provoquer des réactions immédiates (« anaphylactiques »), mais aussi tardives (« anaphylactoïdes »), tant lors de l'utilisation de teintures capillaires que de la réalisation de patch-tests [55]. Dans certains cas exceptionnels, les teintures capillaires alternatives (ex. : à base de colorants d'origine végétale comme l'indigo) peuvent aussi induire un eczéma de contact [56].

Dans la mesure où la PPD n'est pas un marqueur adéquat pour l'eczéma de contact causé par des colorants azoïques, on utilise actuellement le *textile dye mix* (TDM) à 6,6 % (vaseline) dans la batterie standard européenne. Certaines études soulignent une tendance à la baisse du nombre de réactions positives au TDM lors des patch-tests, probablement en raison de l'évolution de la législation européenne. Les colorants azoïques sont parfois à l'origine de patch-tests positifs à long terme, d'allergies de contact (bulleuses) sévères [57], et peuvent induire des tableaux cliniques atypiques, tels qu'une capillarite ou une allergie de contact « lymphomatoïde ». Le TDM cause parfois aussi des réactions légèrement irritatives lors des patch-tests ; de plus, en raison des réactions croisées fréquentes et sévères avec la PPD, on tente également de retirer le *Disperse Orange 3* du TDM [58]. Outre la PPD, le TDM et les colorants individuels, il convient également de tester les matières textiles suspectes des patients. Schlarbaum *et al.* ont récemment donné quelques trucs et astuces pour le faire dans la pratique quotidienne [59]. Quelques cas d'allergie de contact au *Solvent Yellow* (n° 33 dans l'huile d'argan, n° 14 dans des montures de lunettes) ont également été publiés, ce qui rappelle des rapports antérieurs à propos du *Solvent Orange 60* [60].

Des colorants peuvent également être présents dans des chaussures, même si les batteries de tests actuellement disponibles pour les allergies aux chaussures ne sont pas très efficaces : les préparations de test ne reflètent pas exactement les substances réellement utilisées par les fabricants. Des études allemandes et espagnoles sur les allergies de contact aux chaussures ont montré que la plupart des patients sont sensibilisés aux *usual suspects*, tels que le chrome et/ou le cobalt, la colophane, les accélérateurs de caoutchouc (en particulier les dérivés mercapto) et la résine p-tert-butylphénol-formaldéhyde (PTBP), lesquels sont tous présents dans la batterie standard européenne [61]. Les auteurs allemands soulignent toutefois aussi l'importance grandissante potentielle d'allergènes tels que le p-tert-butylcatéchol, la tert-butylhydroquinone, la diphénylguanidine, l'octylisothiazolinone et le 2-(thiocyano-méthylthio)benzothiazol (dans le cuir) [61]. Des études finlandaises ainsi que d'autres ont quant à elles relevé que la résine PTBP ne provoque plus que rarement des allergies de contact pertinentes aux chaussures. Enfin, il convient de noter que l'acétophénone azine, un allergène connu présent dans les protège-tibias, les chaussures de sport et les tongs, a été élu « Allergène de l'année 2021 » aux États-Unis [62].

ALLERGÈNES DU CAOUTCHOUC : DIPHÉNYLGUANIDINE ET AUTRES VIEILLES CONNAISSANCES

Chez les médecins et les infirmiers, la diphénylguanidine (DPG) est une cause majeure d'eczéma (sévère) des mains [63]. Une leucodermie (« vitiligo de contact ») causée par la DPG présente dans les gants a également été observée récemment. Une telle leucodermie a également été décrite en réaction à l'isopropanol et à l'irritation causée par le port de masques buccaux (« vitiligo du masque »). Officiellement, la DPG est testée à 1 % dans la vaseline, mais certains confrères utilisent (simultanément) des concentrations plus faibles (0,5 % et 0,3 dans la vaseline), car la DPG à 1 % dans la vaseline (tout comme le Carba mix à 3 % dans la vaseline, dont elle fait partie) cause parfois des réactions irritatives, voire des réactions faussement positives 1+ lors des patch-tests. La DPG doit être testée de manière individuelle, car le Carba mix peut « manquer » jusqu'à 40 % des sensibilisations à la DPG [64].

Les thiurames/carbamates et/ou les dérivés du caoutchouc noir sont des allergènes connus présents dans les poignées de bicyclettes et les freins à main ; plus récemment, ils ont également été décelés dans les moniteurs d'activité physique Fitbit [65]. Les thiurames/carbamates sont également, avec les dérivés mercapto, les principaux allergènes présents dans les masques FFP2. Les carbamates contenus dans les gants peuvent du reste provoquer aussi une « dermatite polycyclique » du dos des mains. Les carbamates, de même que les thio-urées, entrent également dans la fabrication de certaines chaussettes et chaussures [66]. Les thio-urées, tout comme certaines fragrances, peuvent provoquer des réactions allergiques pustuleuses de la peau [67].

Le mercapto mix et le mercaptobenzothiazole sont des allergènes du caoutchouc plus rares (notamment à l'origine d'une dermite du siège causée par les élastiques en caoutchouc des langes) ; au lieu du mercapto mix 2 % vas. et du MBT 2 % vas., on peut aussi utiliser un nouveau mix (mercapto mix 3,5 % vas.) [68].

MÉTAUX

Outre une hypersensibilité classique de type IV, le nickel peut causer des allergies de type I en raison de sa présence dans les bijoux (urticaire de contact !) et les appareils dentaires (angiœdème !) [69]. Le nickel contenu dans l'argile et le (jus de) pois chiche, utilisés dans les masques « naturels » pour le visage, peut également provoquer un eczéma allergique de contact « similaire à un angiœdème » [70]. Bien que le spot-test du nickel puisse être utile pour détecter d'éventuels déclencheurs, des résultats faussement négatifs sont toujours possibles, y compris en ce qui concerne les implants orthopédiques (ex. : ancres métalliques [71]). Le rôle du nickel dans les réactions allergiques cutanées aux tatouages reste également controversé [72]. Du nickel pourrait être présent (en tant qu'impureté) principalement dans les encres rouges, mais aussi vertes, bleues, brunes et violettes, et les aiguilles utilisées par les tatoueurs peuvent également en contenir. Du reste, un patch-test positif au nickel n'est que rarement l'explication (en tout cas pas la seule) d'une réaction allergique cutanée à un tatouage ; d'autres métaux, des colorants et même des isothiazolinones peuvent également jouer un rôle à cet égard [73].

L'aluminium a aussi fait l'objet de nombreuses publications ces dernières années [74] : malgré son utilisation très répandue, les allergies (de contact) à ce métal restent rares. Il est principalement associé à des nodules sous-cutanés (granulomateux), et parfois même au syndrome de Wells [75] à la suite de vaccinations, ainsi qu'à une dermatite de contact allergique aux déodorants, tandis que les autres sources allergéniques et manifestations cliniques (ex. : allergie de type I) sont plus rares. Les tests recommandés sont différents pour les enfants (< 8 ans) et les adultes (respectivement 2 % et 10 % dans la vaseline), même si les conditions de test optimales ne sont pas encore claires. Des auteurs suédois ont récemment rapporté que chez les patients présentant une allergie de contact à l'aluminium, les patch-tests réalisés avec des chambres de test en aluminium (Finn®) peuvent donner lieu à des réactions faussement positives au palladium, au baume du Pérou et au *Caine mix II*, car ces substances déclenchent la libération de l'aluminium contenu dans ce type de chambres de test [76].

Le cuivre peut (dans de rares cas) provoquer une dermatite de contact (systémique) ainsi qu'une urticaire de contact [77], et plusieurs cas de chéilite de contact allergique due au fluorure d'étain contenu dans les dentifrices ont été rapportés [78]. D'après une étude suisse, le chlorure d'indium (III) et le chlorure d'iridium (III) (testés respectivement à 10 % dans l'eau et à 1 % dans la vaseline) constituent des causes potentiellement sous-estimées d'allergie aux métaux (bijoux, mais aussi dispositifs médicaux tels que prothèses dentaires, stents et traceurs utilisés en médecine nucléaire) ; les sensibilisations concomitantes à d'autres métaux (principalement le nickel et le palladium) sont fréquentes [79]. Une étude *in vitro* néerlandaise a par ailleurs classé les sels de titane comme des irritants (faibles) plutôt que comme des allergènes, et les auteurs suggèrent que les problèmes cutanés liés au titane (ex. : à cause des prothèses de genou et d'autres dispositifs médicaux) sont dus à une inflammation médiée par l'irritation plutôt qu'à une allergie au titane [80]. Enfin, lors des patch-tests, l'or provoque souvent des réactions positives (tardives et généralement non pertinentes, malheureusement), qui donnent même parfois lieu à des pseudo-lymphomes.

DES ONGLES ARTIFICIELS AUX PANSEMENTS ADHÉSIFS, LES ACRYLATES DEMEURENT UN SUJET BRÛLANT

Les (méth)acrylates présents dans les ongles en gel provoquent des problèmes cutanés au niveau des mains ou à distance, mais parfois aussi uniquement des lésions au niveau des ongles proprement dits ; les exemples récents incluent des ongles pseudo-psoriasiques ou des hémorragies linéaires sous-unguéales [81]. Parfois, seules les parties proximales de la paume des mains sont touchées (*artificial nail grip sign*) [82]. Outre les ongles en gel traditionnels, que l'on fait durcir à l'aide de lampes UV ou LED, il existe désormais aussi des vernis en gel « hybrides » qui durcissent sous l'effet de la lumière du jour [83]. Même s'il était initialement recommandé de tester les (méth)acrylates uniquement chez les adultes, de telles allergies de contact ont aussi été rapportées récemment chez des enfants. Les allergies de contact dues aux adhésifs à base d'acrylates contenus dans les postiches, les pansements adhésifs transdermiques (ex. : acrylate d'éthylhexyle) et les boucles d'oreilles (ex. : acrylate de tétrahydrofurfuryle) ont également fait l'objet de publications récentes. Une allergie de contact au méthacrylate de méthyle (MMA) contenu dans les prothèses dentaires cause, dans de rares cas, une stomatite de contact, tandis que le MMA présent dans le ciment osseux entraîne plus facilement l'échec des prothèses de genou et/ou peut même provoquer une pemphigoïde bulleuse localisée [84].

L'acrylate d'isobornyle (IBOA), élu allergène de contact de l'année 2020, donne une réaction positive chez 0,6 % de l'ensemble des patients réorientés pour des patch-tests [85]. Cet adhésif, connu comme allergène dans le capteur de glucose FreeStyle Libre®, a entre-temps également été retrouvé dans d'autres dispositifs médicaux (ex. : des tensiomètres, des électrodes d'ECG), des montres connectées et des smartphones. La version la plus récente du capteur FreeStyle Libre® ne contient (presque) plus d'IBOA (mais du BHT) et est de nouveau tolérée par la plupart des diabétiques allergiques à l'IBOA, tandis que certaines versions d'un autre capteur de glucose (Dexcom®) semblent toujours contenir de l'IBOA (en faibles quantités) [86] ; le capteur implantable Eversense® contient également des (méth)acrylates. Globalement, la prévalence de l'allergie de contact à l'IBOA semble à nouveau diminuer chez les diabétiques [42]. En général, on ne sait pas exactement quels (méth)acrylates sont présents dans les différents pansements adhésifs ; à cet égard, Tam *et al.* ont donné un aperçu concis, mais utile des acrylates (et de l'acide abiétique) présents dans quelques pansements adhésifs disponibles dans le commerce [87].

Outre les (méth)acrylates, les cyanoacrylates prennent aussi une importance croissante. Ceux-ci sont notamment utilisés dans les colles pour les loisirs créatifs, les capteurs de glucose et les colles chirurgicales (ex. : Dermabond®, VenaSeal®). Même si ce sont des allergènes plutôt faibles, ils peuvent parfois provoquer une sensibilisation dès le premier contact avec la peau ; des réactions croisées entre les différents dérivés (cyanoacrylate d'éthyle, de butyle et d'octyle) sont possibles. Par ailleurs, le triclosan a également été décrit comme un allergène de contact présent dans les fils de suture traditionnels.

Des recommandations ont récemment été formulées au sujet des acrylates et d'autres allergènes à tester en cas de suspicion d'allergie de contact à des dispositifs médicaux [88]. Cela dit, ces directives concernent principalement les allergènes présents dans les pansements adhésifs, et ne tiennent peut-être pas suffisamment compte des allergènes présents dans de nombreux autres types de dispositifs médicaux (voir *infra*).

Les patch-tests réalisés avec des (méth)acrylates donnent parfois lieu à des réactions positives tardives (jour 7 ou plus tard) (par exemple pour l'HEMA, ce qui n'indique pas toujours une sensibilisation active) et peuvent aussi causer, dans des cas exceptionnels, une leucodermie.

Certains auteurs conseillent d'effectuer aussi des patch-tests avec de l'acide acrylique (0,1 % dans l'eau), et récemment des cas d'allergie de contact à des carbomères (à base d'acide polyacrylique) ont également été rapportés, même s'ils ne s'expliquaient pas par une allergie de contact à l'acide acrylique [89].

Outre les acrylates, d'autres substances adhésives jouent parfois un rôle majeur, comme la colophane (modifiée) et ses dérivés (Abitol® !), ainsi que le D-limonène (données non publiées).

ALLERGÈNES PRÉSENTS DANS LES ANTISEPTIQUES, LES DÉSINFECTANTS ET D'AUTRES DISPOSITIFS MÉDICAUX

La pandémie de Covid-19 a une fois de plus démontré que les antiseptiques et les désinfectants peuvent provoquer des dermatites de contact irritatives et allergiques. Outre les alcools (comme l'isopropanol, qui peut également déclencher des allergies de contact et une leucodermie), les biguanides et les sels d'ammonium quaternaire [90] peuvent aussi causer des problèmes cutanés. En plus d'être un allergène, le chlorure de benzalkonium est aussi un irritant notoire, à tester de préférence dans l'eau (ex. : à 0,1 %), et peut parfois être à l'origine de tableaux cliniques atypiques (ex. : érythème polymorphe). Autre irritant et allergène, le chlorure de didécyldiméthylammonium (DDAC) doit de préférence être testé dans la vaseline (ex. : à 0,05 %) et provoque rarement des réactions croisées avec le chlorure de benzalkonium. Une étude allemande a suggéré que le DDAC induit facilement des réactions faiblement positives (peut-être faussement positives), qui sont pour la plupart non pertinentes [90]. Des produits plus classiques tels que la chlorhexidine et l'hexamidine peuvent également être à l'origine d'un eczéma de contact ; il faut savoir qu'ils peuvent induire une allergie aussi bien de type IV que de type I chez un même patient [91]. D'après une étude allemande, les allergies de contact à l'iode et à la PVP iodée sont largement surestimées et doivent idéalement être testées avec de l'iode à 0,5 % dans la vaseline et de la PVP iodée à 2 % dans l'eau. En cas de patch-test positif, il est préférable d'effectuer aussi un ROAT supplémentaire avec les produits tels quels [92]. Des réactions concomitantes avec le butylcarbamate d'iodopropynyle ont déjà été rapportées dans une étude belge. Marcant *et al.* ont récemment décrit le cas d'un patient qui présentait à la fois une irritation de contact à la PVP iodée et une allergie de contact à des cyanoacrylates (Dermabond®), toutes deux pertinentes dans le cadre d'un eczéma de contact persistant au niveau du site d'insertion d'un cathéter veineux central [93]. Clark *et al.* ont également rapporté un cas frappant d'allergie de contact au persulfate d'ammonium utilisé dans des désinfectants « sans chlore » à base d'oxygène actif ; ces produits ne sont pas utilisés dans le contexte médical, mais comme désinfectants pour piscines [94].

Il convient également de mentionner les divers allergènes récemment signalés dans les masques faciaux (ex. : caoutchoucs, isocyanates, formaldéhyde et libérateurs) et les gels d'échographie (ex. : isothiazolinones, libérateurs de formaldéhyde, triéthanolamine, glycols, colorants et même fragrances). Souvent, les masques faciaux exacerbent aussi de nombreuses dermatoses (ex. : rosacée du masque et acné du masque), et la dermatite irritative peut aboutir, *via* le phénomène de Köbner, à un « vitiligo du masque » [95].

Bien qu'il s'agisse de grosses molécules, les silicones ont récemment été décrits comme une cause de dermatite de contact allergique aux appareils CPAP (*continuous positive airway pressure*), aux écarteurs d'orteils et aux bas de contention [96]. Dans ce dernier cas, l'agent en cause s'est (étonnamment) avéré être le platine. Dans un autre cas, le drométrizole était soupçonné d'être le véritable allergène, mais les auteurs n'ont malheureusement pas pu le prouver. Le drométrizole (Tinuvin P®) est un filtre UV présent dans des produits cosmétiques, mais aussi dans des matériaux dentaires, des caoutchoucs et des plastiques (chaussures !), et il y a peu, sa présence a aussi été démontrée dans des serviettes hygiéniques [97]. Les isocyanates (diaminodiphénylméthane et le 4,4'-diisocyanate de diphénylméthane [MDI], une substance apparentée), que l'on trouve également dans de nombreux pansements adhésifs et bandages, ont récemment été décrits comme des allergènes dans des plâtres synthétiques et des orthèses à base de polyuréthane. Il convient de noter que les matériaux des patch-tests contenant du MDI sont très instables et causent parfois des réactions faussement négatives [98].

PATCH-TESTS : UTILES EN CAS DE FORMES TYPIQUES ET ATYPIQUES D'ALLERGIE DE CONTACT ORALE

Outre les cas plus « typiques » mentionnés précédemment d'allergie de contact et de stomatite de contact aux arômes, méthacrylates et métaux, quelques cas de chéilite allergique de contact à la benzydamine (un agent anti-inflammatoire non stéroïdien) contenue dans les bains de bouche, et au triclosan présent dans des dentifrices aux États-Unis, ont également été décrits. Navarro-Triviño *et al.* rappellent également qu'en cas de lésions lichénoïdes buccales, des patch-tests peuvent s'avérer utiles (ex. : pour une allergie de contact au mercure présent dans les amalgames) [99]. Enfin, Powell *et al.* ont publié un bel aperçu de la prise en charge du syndrome de la bouche brûlante, une affection incommodante pour laquelle des patch-tests (en particulier pour les métaux, les arômes et les antioxydants) peuvent également être utiles [100].

RÉFÉRENCES

1. Horton E, Uter W, Geier J, *et al.* Developing a cosmetic series: Results from the ESSCA network, 2009-2018. *Contact Dermatitis* 2021 ; 84 : 82-94.
2. Chen R, Raffi J, Murase JE. Tocopherol allergic dermatitis masquerading as lifelong atopic dermatitis. *Dermatitis* 2020 ; 31 : e3-e4.
3. Kreeshan FC, Williams JDL. Allergic contact dermatitis to caprylyl glycol: A novel "para-preservative" allergen. *Contact Dermatitis* 2020 ; 83 : 418-9.
4. Foubert K, Dendooven E, Theunis M, *et al.* The presence of benzophenone in sunscreens and cosmetics containing the organic UV filter octocrylene: A laboratory study. *Contact Dermatitis* 2021 ; 85 : 69-77.
5. Dendooven E, Kerre S, Foubert K, *et al.* Allergic contact dermatitis from potassium sorbate and sorbic acid in topical pharmaceuticals and medical devices. *Contact Dermatitis* 2021.
6. Foti C, Romita P, Cristaudo A, *et al.* Contact allergy to 3-dimethylaminopropylamine in 5140 consecutive Italian patients: A one-year retrospective multicenter SIDAPA study. *Contact Dermatitis* 2020 ; 82 : 240-1.
7. Kurihara F, Soria A, Lepoittevin JP, Chasset F, Barbaud A, Pecquet C. Thymoquinone as a causative allergen in Nigella sativa oil contact dermatitis with cross-reactivity to tert-butylhydroquinone. *Contact Dermatitis* 2020 ; 83 : 132-4.
8. Seiller H, Kurihara F, Chasset F, Soria A, Barbaud A. Tert-butylhydroquinone is a marker for sensitivity to Nigella sativa oil allergy: Five new cases. *Contact Dermatitis* 2021 ; 84 : 447-9.
9. Uldahl A, Engfeldt M, Svedman C. Clinical relevance of positive patch test reactions to lanolin: A ROAT study. *Contact Dermatitis* 2021 ; 84 : 41-9.
10. de Groot A, Gilissen L, Geier J, Orton D, Goossens A. Adding sorbitan sesquioleate to the European baseline series: Necessary, reasonable, or unavoidable? *Contact Dermatitis* 2019 ; 81 : 221-5.
11. Stingeni L, Tramontana M, Bianchi L, *et al.* Patch test with sorbitan sesquioleate in Italian consecutive patients: A 1-year multicenter SIDAPA study. *Contact Dermatitis* 2019 ; 81 : 454-6.
12. Navarro-Triviño FJ, Ruiz-Villaverde R. Photoallergic systemic dermatitis caused by sorbitan monooleate in craft beer. *Contact Dermatitis* 2020 ; 83 : 230-2.
13. Lapeere H, De Keyser E. Allergic contact dermatitis caused by 4-n-butylresorcinol present in a night cream for skin hyperpigmentation. *Contact Dermatitis* 2020 ; 83 : 134-5.
14. Mairlot M, Aerts O, Dendooven E, Herman A. Three additional cases of facial allergic contact dermatitis from the powerful pigment-lightening agent phenylethyl resorcinol. *Contact Dermatitis* 2021.

15. Mamodaly M, Dereure O, Raison-Peyron N. A new case of allergic contact dermatitis caused by 3-o-ethyl ascorbic acid in facial antiageing cosmetics. *Contact Dermatitis* 2019 ; 81 : 315-6.
16. Pastor-Nieto MA, Gatica-Ortega ME, Sánchez-Herreros C, *et al.* Calcium pantothenate is present in cosmetics and may cause allergic contact dermatitis. *Contact Dermatitis* 2021 ; 84 : 201-3.
17. Raison-Peyron N, Dereure O. A new case of contact dermatitis to bakuchiol in a cosmetic cream. *Contact Dermatitis* 2020 ; 82 : 61-2.
18. Degraeuwe A, Jacobs MC, Herman A. Allergic contact dermatitis caused by resveratrol in a cosmetic cream. *Contact Dermatitis* 2020 ; 82 : 412-3.
19. Adam T, Bursztejn AC, Schmutz JL. Facial eczema from a sunscreen: Scutellaria baicalensis, a novel allergen beginning to attract attention. *Contact Dermatitis* 2020 ; 82 : 253-4.
20. Mangodt EA, Dendooven E, De Fré C, Lambert J, Aerts O. Capryloyl glycine: A polyfunctional cosmetic ingredient and potential skin sensitizer. *Contact Dermatitis* 2019 ; 80 : 400-2.
21. Badaoui A, Vergez M, Soria A. Allergic contact dermatitis from oleoyl tyrosine in a sunscreen. *Contact Dermatitis* 2021.
22. Navarro-Triviño FJ, Ruiz-Villaverde R. Allergic contact dermatitis caused by caprylic/capric triglyceride from an anti-aging cosmetic cream. *Contact Dermatitis* 2020 ; 83 : 508-10.
23. Raison-Peyron N, Aerts O, Dereure O. Allergic contact dermatitis to sucrose stearate in a facial moisturizing cream. *Contact Dermatitis* 2020 ; 82 : 245-6.
24. Warshaw EM, Voller LM, DeKoven JG, *et al.* Patch testing with carmine 2.5 % in petrolatum by the North American Contact Dermatitis Group, 2011-2012. *Dermatitis* 2021 ; 32 : 94-100.
25. Suzuki K, Futamura K, Sato N, Nakamura M, Matsunaga K, Yagami A. Contact urticaria caused by carmine-containing eyeshadows; the causative allergen is carminic acid rather than CC38K. *Contact Dermatitis* 2021 ; 84 : 468-9.
26. Adomaite I, Vitkuviene A, Petraitiene S, Rudzeviciene O. Food allergens in skincare products marketed for children. *Contact Dermatitis* 2020 ; 83 : 271-6.
27. Bruusgaard-Mouritsen MA, Johansen JD, Zachariae C, Kirkeby CS, Garvey LH. Natural ingredients in cosmetic products-A suggestion for a screening series for skin allergy. *Contact Dermatitis* 2020 ; 83 : 251-70.
28. Holzer DG, Akhiyat SM, Chaney K. A fishy Situation: allergic contact dermatitis of the fingertips due to propyl gallate. *Dermatitis* 2021 ; 32 : e29-e30.
29. White JML, Pink AE. English Sunday lunch dermatitis: Allergic contact dermatitis to parsnip, carrot, fennel (and ivy). *Contact Dermatitis* 2020 ; 83 : 317-8.
30. Soriano LF, Buckley DA. Pet consort dermatitis from dog grooming products. *Contact Dermatitis* 2020 ; 82 : 187-8.
31. Kerre S, Aerts O. Disfiguring angioedema-like airborne dermatitis from methylisothiazolinone in paints: about time to regulate? *Contact Dermatitis* 2021.
32. Gruye LE, Yanovsky RL, Goldminz AM. Preventing relapses of airborne allergic contact dermatitis to isothiazolinones in wall paint by painting over with an isothiazolinone-free paint. *Contact Dermatitis* 2020 ; 82 : 130-1.
33. Gupta R, Kullberg SA, Warshaw EM. Relevant contact allergy to benzisothiazolinone in a personal care product. *Dermatitis* 2020 ; 31 : e13-e14.
34. Jacobs MC, Herman A. Contact dermatitis from 2-butyl-1,2-benzisothiazolin-3-one in a cutting fluid. *Contact Dermatitis* 2020 ; 83 : 414-5.
35. Engfeldt M, Isaksson M, Bråred-Christensson J, *et al.* Can patch testing with methylchloroisothiazolinone/methylisothiazolinone be optimized using a new diagnostic mix? - A multicenter study from the Swedish Contact Dermatitis Research Group. *Contact Dermatitis* 2020 ; 82 : 283-9.
36. O'Hern K, Liang ST, Dendooven E, Aerts O, Zug KA, Hamann CR. Isothiazolinones common in children's toy slime. *Dermatitis* 2021.
37. White JML, Goossens A. Occupational airborne allergic contact dermatitis to linalyl acetate in a disinfectant spray. *Contact Dermatitis* 2020 ; 83 : 412-3.
38. Sergoynne L, Mertens M, Dendooven E, Leysen J, Aerts O. Allergic contact dermatitis, mimicking atopic dermatitis, associated with the use of essential oils in "home-made" cosmetics and aromatherapy diffusers. *Contact Dermatitis* 2020 ; 83 : 311-3.
39. Buonomo M, Hylwa S. Allergic contact dermatitis from *Boswellia carterii* (frankincense) oil. *Contact Dermatitis* 2021.

40. Desmedt B, Marcelis Q, Zhilivoda D, Deconinck E. Sensitizing fragrances in absorbent hygiene products. *Contact Dermatitis* 2020 ; 82 : 279-82.
41. Romita P, Foti C, Gullo G, Ambrogio F, Dimauro D, Calogiuri G. Genital allergic contact dermatitis in response to contact to thyme in a sanitary pad. *Contact Dermatitis* 2020 ; 82 : 169-70.
42. Dendooven E, Foubert K, Goossens A, *et al.* Concomitant positive patch test reactions in FreeStyle-allergic patients sensitized to isobornyl acrylate. *Contact Dermatitis* 2021 ; 84 : 166-74.
43. Hagvall L, Bruze M, Engfeldt M, *et al.* Contact allergy to citral and its constituents geranial and neral, coupled with reactions to the prehapten and prohapten geraniol. *Contact Dermatitis* 2020 ; 82 : 31-8.
44. Geier J, Schubert S, Schnuch A, *et al.* ; Information Network of Departments of Dermatology. A negative breakdown test in a fragrance mix I-positive patient does not rule out contact allergy to its fragrance constituents. *Contact Dermatitis* 2021 ; 84 : 407-18.
45. Lahouel I, Thabouti M, Belhadjali H, *et al.* Pustular allergic contact dermatitis caused by colophonium in depilatory wax. *Contact Dermatitis* 2021 ; 84 : 130-2.
46. Ochi H, Kwong HL, Lim SPR. Leonine facies in a masseuse as a result of allergic contact dermatitis. *Contact Dermatitis* 2021 ; 84 : 268-70.
47. Pastor-Nieto MA, Gatica-Ortega ME, Sánchez-Herreros C, Vergara-Sánchez A, Martínez-Mariscal J, De Eusebio-Murillo E. Sensitization to benzyl salicylate and other allergens in patients with frontal fibrosing alopecia. *Contact Dermatitis* 2021 ; 84 : 423-30.
48. Zhang W, Yan Z. Allergic contact stomatitis caused by propolis throat candies. *Contact Dermatitis* 2020 ; 83 : 58-9.
49. Paulsen E, Andersen KE. Compositae sensitization in Danish children and adolescents. *Contact Dermatitis* 2020 ; 83 : 296-300.
50. Napolitano M, Fabbrocini G, Patruno C. Allergic contact dermatitis to Compositae: a possible cause of dupilumab-associated facial and neck dermatitis in atopic dermatitis patients? *Contact Dermatitis* 2021.
51. Raison-Peyron N, Bourrain JL, Girard C, Rancé C, Dereure O. An unusual clinical presentation of allergic contact dermatitis to common ivy. *Contact Dermatitis* 2020 ; 82 : 235-7.
52. Antelmi A, Svedman C, Bruze M, *et al.* Photoallergic contact dermatitis caused by wooden catholic bracelets: A report of two cases. *Contact Dermatitis* 2020 ; 83 : 71-3.
53. Vico-Alonso C, Tous-Romero F, Muñoz-González H, Griffith CS, de Frutos FJO. Non-occupational contact dermatitis: Epoxy resin in dried flowers. *Contact Dermatitis* 2020 ; 83 : 45-7.
54. Sinha S, Singh S, Sardana K, Malhotra P. An uncommon case of systematized bullous contact dermatitis due to p-phenylenediamine healing with a "livedoid" pattern. *Contact Dermatitis* 2020 ; 83 : 235-7.
55. Sowa-Osako J, Fukai K, Tsuruta D. Anaphylactoid reaction during patch testing for hair dye: A risk of skin testing. *Contact Dermatitis* 2021 ; 84 : 123-4.
56. Voller LM, Elliott JF, Suzuki K, Reiz B, Neeley AB. Allergic contact dermatitis to natural indigo hair dye. *Contact Dermatitis* 2020 ; 83 : 222-4.
57. Soriano LF, Rasool S, Buckley DA. Bullous allergic contact dermatitis from disperse dyes in Lycra cycling shorts. *Contact Dermatitis* 2020 ; 82 : 122-4.
58. Stenton J, Dahlin J, Antelmi A, *et al.* Patch testing with a textile dye mix with and without Disperse Orange 3. *Contact Dermatitis* 2020 ; 83 : 387-90.
59. Schlarbaum JP, Kimyon RS, Liou YL, Neeley AB, Warshaw EM, Hylwa SA. Our approach to textile dermatitis: in-clinic dye extraction. *Dermatitis* 2021 ; 32 : e14-e15.
60. Friis UF, Dahlin J, Isaksson M, Zachariae C, Johansen JD. CI Solvent Yellow 14 (Sudan I) identified as the allergen in a plastic part of glasses. *Contact Dermatitis* 2020 ; 82 : 183-5.
61. Traidl S, Werfel T, Ruëff F, Simon D, Lang C, Geier J ; IVDK. Patch-test results in patients with suspected contact allergy to shoes: Retrospective IVDK data analysis 2009-2018. *Contact Dermatitis* 2021.
62. Raison-Peyron N, Sasseville D. Acetophenone Azine. *Dermatitis* 2021 ; 32 : 5-9.
63. Hansen A, Buse AS, Wilke A, Skudlik C, John SM, Brans R. Sensitization to 1,3-diphenylguanidine: An underestimated problem in physicians and nurses using surgical gloves? *Contact Dermatitis* 2021 ; 84 : 207-8.
64. Warshaw EM, Gupta R, Dekoven JG, *et al.* Patch testing to diphenylguanidine by the North American Contact Dermatitis Group (2013-2016). *Dermatitis* 2020 ; 31 : 350-8.

65. Navarro-Triviño FJ, Ruiz-Villaverde R. Purpuric contact dermatitis caused by N-isopropyl-N'-phenyl-p-phenylenediamine from a Samsung Fit strap. *Contact Dermatitis* 2020 ; 83 : 68-9.

66. Özkaya E, Sun GP, Babuna Kobaner G. Allergic contact dermatitis from diethylthiourea and carbamates in neoprene prayer socks with severe flare-up during patch testing. *Contact Dermatitis* 2020 ; 82 : 311-3.

67. Lemieux L, Gagnon LP, Bernard J, Houle MC. Systemic pustular allergic contact dermatitis induced by thioureas: Report of a case with recurrence upon patch testing. *Contact Dermatitis* 2021.

68. Isaksson M, Andersen KE, Cannavó A, *et al.* Patch testing with a new composition of the Mercapto Mix - A multicenter study from the International Contact Dermatitis Research Group. *Dermatitis* 2021 ; 32 : 160-3.

69. Navarro-Triviño FJ, Ruiz-Villaverde R. Contact urticaria/angioedema caused by nickel from metal dental braces. *Contact Dermatitis* 2020 ; 83 : 425-7.

70. Ertugrul A, Hizli Demirkale Z, Bostanci I. Nickel allergy in an adolescent mimicking angioedema. *Contact Dermatitis* 2021 ; 84 : 263-5.

71. Marcant P, Alcaraz I, Beauval N, Martin de Lassalle E, Chantelot C, Staumont-Sallé D. Metal implant allergy: A diagnostic challenge illustrating the limits of the nickel spot test. *Contact Dermatitis* 2021.

72. Kluger N. Nickel and tattoos: Where are we? *Contact Dermatitis* 2021.

73. Kullberg SA, Gupta R, Warshaw EM. Navigating tattoo-related allergic dermatitis: beyond pigments. *Dermatitis* 2020 ; 31 : e59-e60.

74. Kullberg SA, Ward JM, Liou YL, *et al.* Cutaneous reactions to aluminum. *Dermatitis* 2020 ; 31 : 335-49.

75. Fournier C, Auger I, Houle MC. Wells syndrome (eosinophilic cellulitis) following vaccination: Two pediatric cases with positive patch test to aluminium salts. *Contact Dermatitis* 2020 ; 82 : 401-2.

76. Rosholm Comstedt L, Dahlin J, Bruze M, Hedberg Y, Matura M, Svedman C. Patch testing with aluminium Finn Chambers could give false-positive reactions in patients with contact allergy to aluminium. *Contact Dermatitis* 2021.

77. Gara S, Litaiem N, Bacha T, Jones M, Houas A, Zeglaoui F. Systemic allergic dermatitis caused by a copper-containing intra-uterine device. *Contact Dermatitis* 2021 ; 84 : 132-4.

78. van Amerongen CCA, de Groot A, Volkering RJ, Schuttelaar MLA. Cheilitis caused by contact allergy to toothpaste containing stannous (tin) - two cases. *Contact Dermatitis* 2020 ; 83 : 126-9.

79. Terrani I, Scherer Hofmeier K, Bircher AJ. Indium and iridium: Two rare metals with a high rate of contact sensitization. *Contact Dermatitis* 2020 ; 83 : 94-8.

80. Rodrigues Neves CT, Spiekstra SW, de Graaf NPJ, *et al.* Titanium salts tested in reconstructed human skin with integrated MUTZ-3-derived Langerhans cells show an irritant rather than a sensitizing potential. *Contact Dermatitis* 2020 ; 83 : 337-46.

81. García-Gil MF, Briñez Giraldo T, Garcés-Sotillos MDM. Multiple subungual splinter haemorrhages simulating a systemic disease in a patient allergic to acrylates. *Contact Dermatitis* 2020 ; 82 : 262-4.

82. Kjeldsen EW, Havmose M, Ahrensbøll-Friis U, Thyssen JP, Zachariae C. Palmar eczema from secondary 2-hydroxyethyl methacrylate exposure - The artificial nail grip sign. *Dermatitis* 2020 ; 31 : e26-e27.

83. Sterkens A, Dendooven E, Lambert J, Aerts O. Hand dermatitis from daylight curing "hybrid" gel nail polish. *Contact Dermatitis* 2021 ; 84 : 449-50.

84. Franken SM, Rustemeyer T. Bullous pemphigoid caused by contact allergy to bone cement: A case report. *Contact Dermatitis* 2021 ; 84 : 457-8.

85. Herman A, Baeck M. Sensitization to isobornyl acrylate in a tertiary Belgian hospital. *Contact Dermatitis* 2021 ; 85 : 105-6.

86. Svedman C, Bruze M, Antelmi A, *et al.* Continuous glucose monitoring systems give contact dermatitis in children and adults despite efforts of providing less "allergy- prone" devices: investigation and advice hampered by insufficient material for optimized patch test investigations. *J Eur Acad Dermatol Venereol* 2021 ; 35 : 730-7.

87. Tam I, Wang JX, Yu J. Identifying acrylates in medical adhesives. *Dermatitis* 2020 ; 31 : e40-e42.

88. Ulriksdotter J, Svedman C, Bruze M, *et al.* Contact dermatitis caused by glucose sensors-15 adult patients tested with a medical device patch test series. *Contact Dermatitis* 2020 ; 83 : 301-9.
89. Castelain F, Kerre S, Carlet C, *et al.* Allergic contact dermatitis from carbomers: two case report. *Contact Dermatitis* 2020 ; 83 : 326-8.
90. Kreipe K, Forkel S, Heinemann KE, *et al.* Contact sensitizations to disinfectants containing alcohols or quaternary ammonium compounds are rarely of clinical relevance. *Contact Dermatitis* 2021.
91. Le Seac'h A, Castagna J, Chantran Y, *et al.* Occurrence of immediate and delayed hypersensitivity to hexamidine. *Contact Dermatitis* 2021.
92. Forkel S, Beutner C, Amschler K, *et al.* Improving povidone-iodine and iodine preparations for patch testing. *Contact Dermatitis* 2021 ; 84 : 332-7.
93. Marcant P, Moreau A, Da Silva A, Aelbrecht-Meurisse C, Staumont-Sallé D. Central venous access device-associated contact dermatitis in patients with cancer: The utility of extensive screening patch tests. *Contact Dermatitis* 2021 ; 84 : 348-50.
94. Clark E, Samaran Q, Dereure O, Bourrain JL. A new case of spa dermatitis mimicking photo allergy. *Contact Dermatitis* 2020 ; 83 : 52-4.
95. Sinha S, Savitha B, Sardana K. "Mask vitiligo" secondary to frictional dermatitis from surgical masks. *Contact Dermatitis* 2021 ; 85 : 121-3.
96. Gil-Pallares P, Iriarte Sotés P, Usero-Bárcena T, Garcia-Abujeta JL, Monteagudo B. Contact dermatitis to silicone toe separators, an underdiagnosed entity? *Contact Dermatitis* 2021 ; 84 : 472-4.
97. Kullberg SA, Hylwa SA. The versatile UV absorber drometrizole: Expanding from the realm of cosmetics to feminine sanitary products. *Contact Dermatitis* 2020 ; 83 : 518-9.
98. Wojewoda K, Wiberg V, Hagvall L. Allergic contact dermatitis to an isocyanate based cast in an 8-year-old boy. *Contact Dermatitis* 2021.
99. Navarro-Triviño FJ, Navarro-Rivero PM, Ruiz-Villaverde R. A case report of oral lichenoid lesions. Are patch tests necessary? *Contact Dermatitis* 2020 ; 83 : 59-61.
100. Powell A, Nelson KN, Awosika O, Rengifo-Pardo M, Ehrlich A. Burning mouth syndrome and contact dermatitis. *Dermatitis* 2020 ; 31 : 238-43.

M.-N. Crépy

Service de Pathologies professionnelles et environnementales,
Hôpital Hôtel-Dieu, Paris
Service de Dermatologie,
Hôpital Cochin-Tarnier, Paris

NOUVEAUX ALLERGÈNES PROFESSIONNELS

Selon REACH, plus de 100 000 substances chimiques sont sur le marché, sans tenir compte des formulations (REACH 2007). Chaque année, plus de 1 000 nouvelles substances chimiques sont introduites [1]. Le professionnel de santé (dermatologue, allergologue ou médecin du travail) prenant en charge des patients pour suspicion de dermatose professionnelle, est confronté à la complexité des techniques et matériaux industriels en constante évolution. Ce chapitre fait le point sur les nouveaux allergènes cutanés rapportés ces dernières années, ainsi que les études épidémiologiques dans trois domaines d'actualités : les équipements de protection individuelle, les plastiques et les huiles de coupe.

ÉQUIPEMENTS DE PROTECTION INDIVIDUELLE

Masques

Du fait de l'épidémie de Covid-19, de nombreuses études ont été publiées sur les effets secondaires des masques.

Dans une revue de la littérature jusqu'à avril 2020, Yu *et al.* répertorient les effets secondaires liés au port des masques (masques chirurgicaux et FFP2) : ce sont principalement les dermatites de contact d'irritation, les dermatites de contact allergiques et les éruptions acnéiformes [2]. Les allergènes incriminés dans l'allergie de contact aux masques sont les additifs de vulcanisation du caoutchouc des élastiques, les métaux (nickel, dus aux fils métalliques et bordure), les additifs des plastiques (méthyldibromo glutaronitrile), le formaldéhyde des masques.

L'analyse des données du North American Contact Dermatitis Group (NACDG) sur 2001-2017, montre une fréquence de 0,2 % de dermatoses liées aux masques chirurgicaux et aux masques de protection respiratoire (88/38 543 individus testés) [3]. Le diagnostic de DAC est posé dans 67 cas. Les principaux allergènes incriminés sont les additifs du caoutchouc (73 %) et les métaux (14 %).

Récemment deux *case reports* d'allergie de contact à un ingrédient de masque sont rapportés [4, 5]. Aerts *et al.* rapportent un cas de DAC professionnelle au formaldéhyde et à un libérateur de formaldéhyde, le 2-bromo-2-nitropropane-1,3-diol (bronopol), contenus dans un masque chirurgical en polypropylène chez une technicienne de laboratoire [4]. Elle a une rosacée connue aggravée par le port de masques, comme il est souvent décrit. L'examen clinique montre des lésions d'eczéma. Les tests épicutanés sont positifs au formaldéhyde et au 2-bromo-2-nitropropane-1,3-diol (bronopol). Le formaldéhyde peut être libéré par dégradation du polypropylène. Xie *et al.* rapportent un cas de dermatite de contact allergique à un masque KN95 [5]. Les lésions sont localisées sur la partie du nez et des joues en regard d'une bande mousse située à l'intérieur du masque. Les tests épicutanés sont positifs à la bande mousse et dans la batterie isocyanates au toluène-2,4-diisocyanate (TDI) 2,0 % pet., au 4,4'-diaminodiphénylméthane (MDA) 0,5 % pet. et à l'hexaméthylène diisocyanate (HDI) 0,1 % pet. à 48 heures (++) et 96 heures (++). L'arrêt d'utilisation de ce masque remplacé par des masques sans partie mousse entraîne une guérison de l'eczéma.

Gants

Les additifs du caoutchouc font partie des allergènes professionnels les plus fréquemment incriminés, principalement les accélérateurs de vulcanisation (thiurames, dithiocarbamates, guanidines, benzothiazoles et dérivés de thio-urée) et les antioxydants. La diphénylguanidine (DPG) en particulier a une prévalence d'allergie en augmentation au cours de ces dernières années [6, 7].

Récemment, d'autres allergènes plus rares sont rapportés :

- Nishioka *et al.* rapportent le premier cas de dermatite de contact allergique à des gants en nitrile accelerator-free [8]. La patiente, travaillant comme pâtissière, est adressée pour exploration allergologique d'un eczéma chronique des mains. Le premier bilan montre des tests positifs (+) au thiuram mix, (++) à la néomycine, (+) aux gants nitrile et (+) au gant vinyle. Des gants en nitrile accelerator-free lui sont conseillés, entraînant une rémission temporaire. Elle est de nouveau testée pour récidive de l'eczéma avec les gants nitrile accelerator-free du travail et six autres gants nitrile accelerator-free. Les tests sont positifs au gant du travail et à un autre gant testé ; les substances chimiques retrouvées à l'analyse par chromatographie gazeuse/spectrométrie de masse (GC-MS) sont également testées. Le test au 2,2,4-triméthyl-1,3-pentanediol diisobutyrate est positif. Il entre dans la composition des deux gants positifs en test. Cet allergène a été rapporté dans des gants en vinyle mais jamais auparavant dans des gants nitrile. Les gants accelerator-free ne contiennent pas normalement d'accélérateurs de vulcanisation classés comme sensibilisants (REACH), mais ils peuvent contenir d'autres substances chimiques potentiellement allergisantes. Le 2,2,4-triméthyl-1,3-pentanediol diisobutyrate (CAS n° 6846-50-0) n'est pas classé sensibilisant dans la classification européenne de l'ECHA CLP ;

- Pesonen et Suuronen rapportent un cas de dermatite de contact allergique à un colorant de gants de protection chez une femme carreleur [9]. L'eczéma localisé aux mains a débuté 1 mois après le port de nouveaux gants de protection en textile orange avec revêtement polyuréthanne sur la face palmaire. L'eczéma s'est progressivement étendu au visage. Les tests cutanés sont positifs au solvant SO60, à un morceau de gant tel quel et à des extraits (obtenus par ultrasons). Les tests avec les batteries diisocyanates, caoutchouc et plastiques colles sont négatifs en dehors du SO60. L'analyse chimique de morceaux de gants par chromatographie gazeuse/spectrométrie de masse (GC-MS) retrouve du SO60. La patiente confirme se toucher le visage avec les gants, expliquant la localisation au visage de l'eczéma. Le SO60 est un allergène classique des plastiques. Dans ce cas, c'est un allergène de colorant textile. Un autre cas plus ancien de dermatite de contact allergique à un colorant, le Pigment Blue 15 (PB15) (CAS n° 147-14-8) de gants médicaux en nitrile bleu chez une infirmière, a été publié en 2014 [10]. L'allergène est le phthalocyanine de cuivre (II).

Chaussures de sécurité

Siemund et Dahlin rapportent un cas de dermatite de contact allergique des pieds au dibutyl fumarate (DBF) et au dibutyl maléate (DBM), présents dans des chaussures de sécurité chez une boulangère [11]. L'eczéma débute quelques mois après le port de nouvelles chaussures de sécurité. Il est localisé au dos des pieds et aux plantes. Les tests cutanés sont douteux au diméthyl fumarate 0,1 % pet. de la batterie chaussures, et fortement positifs (+++) à des morceaux de chaussures testés tels quels ou avec des extraits. L'analyse chimique par chromatographie gazeuse/spectrométrie de masse montre la présence de dibutyl maléate et dibutyl fumarate dans la languette et la semelle. La patiente est testée avec le dibutyl fumarate à une concentration de 0,16 % w/w et le dibutyl maléate à 0,05 % w/w, avec une réponse positive aux deux composés. Vingt contrôles sont testés et sont négatifs. C'est le premier cas rapporté de dermatite de contact allergique au dibutyl fumarate. Quelques cas d'allergie au dibutyl maléate de colles et dans la production de gelcoats sont décrits. Le dibutyl fumarate et le dibutyl maléate peuvent être présents dans des sachets dessicants et des meubles. La réaction douteuse au diméthyl fumarate pourrait être due à une réaction croisée avec le dibutyl maléate et le dibutyl fumarate.

Navarro-Triviño et Ruiz-Villaverde rapportent une dermatite de contact allergique du dos des pieds et des orteils chez un employé de la construction [12]. L'eczéma est apparu suite au changement de bottes de sécurité, avec remplacement de la coque de protection pour orteils en métal par une nouvelle coque en matériau composite. Les tests sont positifs à la résine époxy DGEBA 1 % pet. de la batterie standard européenne (+++), et au glycidyl méthacrylate de bisphénol A (Bis-GMA) 2 % pet. (+++). La guérison est obtenue après remplacement par des bottes avec coque métallique.

Vêtements de travail

Les dermatoses associées aux équipements de protection individuelle autres que les gants, représentent moins de 1 % des cas de dermatoses professionnelles rapportées dans le réseau de surveillance anglais EPIDERM de 1993-2013 [13]. Les allergènes des vêtements professionnels décrits dans ce réseau sont essentiellement les colorants vestimentaires, les additifs du caoutchouc et les métaux.

Un cas d'allergie à un ingrédient de colle thermofusible (colles hotmelt) d'étiquette de vêtements de travail chez une infirmière est rapporté au Japon [14]. L'eczéma est localisé au poignet, fréquemment en contact avec l'étiquette portant son nom, collée sur la partie externe du pantalon. Les tests sont positifs à l'étiquette testée telle quelle et à la colle thermofusible polyuréthane. L'analyse chimique par chromatographie gazeuse/spectrométrie de masse retrouve cinq substances chimiques : le méthylènediphényl 4,4'-diisocyanate (MDI) (CAS n° 101-68-8) ; le 2,6-di-tert-butyl-p-crésol (BHT) (CAS n° 128-37-0), le bis(2,-2,6,6-tétraméthyl-4-pipéridyl) sébacate (Tinuvin 770) (CAS n° 52829-07), un polyplastifiant adipate et le malonate de diméthyl (p-méthoxybenzylidène) (DMBM) (CAS n° 7443-25-6). Seuls les tests au Tinuvin 770, agent stabilisant à la lumière, et au malonate de diméthyl (p-méthoxybenzylidène), agent absorbeur d'ultraviolets, sont positifs. Habituellement les allergènes des polyuréthanes sont les diisocyanates, comme le diphénylméthane-4,4'-diisocyanate et le toluène-2,4-diisocyanate. Ce cas illustre la complexité de l'analyse allergologique surtout dans le domaine des plastiques.

PLASTIQUES

Les composés de plastiques/résines (principalement les résines époxy) font partie des allergènes les plus fréquemment incriminés dans l'allergie cutanée professionnelle. Dans le registre finlandais des maladies professionnelles (FROD), sur 12 ans (2005-2016), ils représentent la première cause de DAC (29 %), avant les additifs du caoutchouc (16,7 %), les biocides (surtout les isothiazolinones) (16 %) et les métaux (11,8 %) [15].

Systèmes époxy

Les systèmes époxy comprennent, dans les grands groupes d'allergènes, les résines, les diluants réactifs et les durciseurs. Ce sont actuellement l'une des principales causes de DAC professionnelle. La résine de diglycidyl éther de bisphénol A (DGEBA-R) est de loin l'allergène le plus important.

Aalto-Korte *et al.* rapportent 209 cas de DAC aux systèmes époxy diagnostiqués à l'Institut finlandais des maladies professionnelles (FIOH) sur 1991-2014 [16]. Les principales professions affectées sont les peintres (n = 41), les poseurs de revêtement de sol (n = 19), les employés de l'industrie électrique (n = 19), les carreleurs (n = 16) et les employés de l'industrie aéronautique (n = 15). La DGEBA-R est positive dans 82 % des cas. Dans cette étude, la majorité des 37 patients ayant un test négatif à la DGEBA-R ont eu le diagnostic confirmé de DAC aux résines époxy grâce aux tests avec des préparations « faites maison ». Les substances suivantes : la N,N'-tétraglycidyl-4,4'-méthylènedianiline (TGMDA ; CAS n° 28768-32-3), le 2,4,6-tris-(diméthylaminométhyl)phénol (tris-DMP ; CAS n° 90-72-2) et la N,N'-diglycidyl-4-glycidyloxyaniline (TGPAP ; CAS n° 5026-74-4) ont été fournis par les fabricants de produits époxy. Les auteurs insistent sur la nécessité de tester les produits professionnels, les allergènes des batteries standardisées n'étant pas suffisants.

De nouveaux allergènes des résines époxy ont été rapportés plus récemment :

- alors que le m-xylène diamine (MXDA) est le durcisseur le plus fréquemment responsable de DAC, le premier cas d'allergie cutanée à un autre durcisseur, le 2-méthylpentane-1,5-diamine (MPMD ; CAS n° 15520-10-2) est rapporté chez un peintre-vernisseur [17]. Dans les fiches de données de sécurité, il est mentionné comme corrosif (H314), mais non comme sensibilisant (H317) ;
- Pesonen *et al.* décrivent les six premiers cas de DAC aux dérivés N-(2-phényléthyl) de 1,3-benzènediméthanamine utilisés comme durcisseurs de peintures et enduits époxy [18]. Quatre d'entre eux sont peintres au pistolet, un autre fait des revêtements de sol et le dernier travaille dans la fabrication de durcisseurs époxy. Malgré la similiarité de structure chimique entre le m-xylène diamine et les dérivés de 1,3-benzènediméthanamine, seuls trois patients réagissent aussi au m-xylène diamine. L'allergie de contact concommitante à la résine DGEBA de la batterie standard européenne est positive dans 2 cas sur 6 ;
- le formaldéhyde polymère avec benzénamine hydrogéné (FBAP) (CAS n° 135108-88-2) est rapporté comme allergène chez un peintre au pistolet et un employé de regarnissage de tuyaux d'eaux usées [19] ;
- de nouvelles sources d'exposition avec sensibilisation aux systèmes époxy sont décrites récemment : deux cas sont rapportés dans une société d'impression 3D [20], un cas chez un podologue [21] et un cas chez un employé d'un magasin de bowling [22].

Acrylates

Amat-Samaranch *et al.* rapportent un cas de dermatite de contact allergique à l'acrylate d'isobornyle de téléphone mobile chez une femme travaillant dans la réparation de téléphones mobiles [23]. L'eczéma, localisé aux pulpes, a débuté lors de l'application de protecteurs d'écran en verre trempé UV pour smartphones avec écran incurvé. La colle photopolymérisable contient de l'acrylate d'isobornyle et des polyuréthanes. Les tests épicutanés sont positifs à l'acrylate d'isobornyle.

Wahlkvist et Kaaman rapportent une dermatite de contact allergique au 2-butylaminocarbonyloxyéthyl acrylate d'encres photopolymérisables chez un imprimeur d'impression graphique [24]. Les tests avec les batteries acrylates/méthacrylates d'imprimeurs sont négatifs en dehors d'un test douteux au diéthylène glycol diacrylate 0,1 % pet. (?+). Toutes les encres testées à 0,25 % pet. sont fortement positives ++/+++ à J3 et J7. Après contact auprès du fabricant, le patient est testé avec un acrylate contenu dans les encres, le 2-butylaminocarbonyloxyéthyl acrylate, qui est positif.

Autres

Aerts *et al.* rapportent deux cas de dermatite de contact allergique aéroportée à un nouvel allergène, le N-(4-hydroxyphenyl)benzenesulfonamide (HPBS) (CAS n° 5471-90-9) [25]. Les deux patients travaillent dans la production de matériaux d'enregistrement thermosensible pour le secteur médical. Ils effectuent des pesées et déversent des sacs remplis de poudre blanche contenant des intermédiaires de fabrication de films en téréphthalate de polyéthylène. L'eczéma a débuté après changement de composition de la poudre blanche et introduction de N-(4-hydroxyphenyl)benzenesulfonamide et de 4-(p-tosyl)catéchol (CAS n° 107065-85-0). Un seul patient est testé avec la poudre telle quelle en semi-ouvert, le test est négatif. Après discussion avec les membres de l'Agence fédérale des risques professionnels, il est décidé de tester le N-(4-hydroxyphenyl)benzenesulfonamide et le 4-(p-tosyl)catéchol en patch-test occlusif à la concentration de substances chimiques de structure similaire présentes dans les batteries standardisées. Le N-(4-hydroxyphenyl)benzenesulfonamide à 0,1 % pet. est positif chez les deux patients. Ces cas illustrent la difficulté du diagnostic étiologique de la dermatite de contact allergique professionnelle quand l'allergène n'est pas commercialisé et les conditions de tests cutanés inconnues.

HUILES DE COUPE

Ce sont les premières causes de DAC chez les métallurgistes. Une récente étude allemande chez 230 métallurgistes retrouve comme principaux allergènes d'huiles de coupe le formaldéhyde et les libérateurs de formaldéhyde, la colophane/acide abiétique et la monoéthanolamine [26]. Les tests avec les lubrifiants ne sont positifs que chez deux patients, dans un cas aucun allergène de batteries standardisées n'est positif, dans le deuxième cas, les tests sont positifs à la méthylisothiazolinone et au mélange méthylchloroisothiazolinone/méthylisothiazolinone.

Jacobs et Herman rapportent un cas de dermatite de contact allergique à une nouvelle isothiazolinone, la 2-butyl-1,2-benzisothiazolin-3-one (BBIT ; CAS n° 4299-07-4) chez un métallurgiste [27]. Les tests avec la batterie standard européenne, la batterie huiles de coupe et l'huile professionnelle telle quelle sont négatifs. Le ROAT avec l'huile de coupe est positif à 4 jours. Les tests avec la BBIT à 0,05 % (500 ppm) et 0,005 % (50 ppm) sont également positifs. Deux autres cas sont rapportés par Foti [28] et Dahlin [29]. Il n'y a pas habituellement de réactions simultanées ou croisées avec d'autres isothiazolinones.

Le 2-Amino-2-méthyl-1-propanol (AMP) (isobutanolamine ; CAS n° 124-68-5) est utilisé comme émulsifiant dans les huiles de coupe, mais aussi dans les cosmétiques et les peintures. Il n'est pas classé comme sensibilisant et n'est donc pas étiqueté avec la phrase de risque H317 (« peut causer une réaction cutanée allergique »). Geier *et al.* rapportent un cas d'eczéma rythmé par le travail et l'exposition à une huile de coupe contenant le 2-Amino-2-méthyl-1-propanol chez un métallurgiste [30]. L'allergie est confirmée par la positivité du test à l'huile de coupe et au 2-Amino-2-méthyl-1-propanol testé à 2 % pet. Le changement d'huile sans cet allergène entraîne une guérison.

CONCLUSION

Le diagnostic étiologique d'une dermatite de contact professionnelle est souvent long et complexe.
Les principaux défis sont liés :

- au développement industriel constant avec introduction de nouveaux produits et de process ;
- au manque d'information sur la composition exacte des produits avec parfois nécessité d'analyse chimique en laboratoire (difficile à obtenir en pratique courante) ;
- à la méconnaissance du potentiel sensibilisant de substances chimiques nouvelles inconnues et/ou non classées comme allergènes ;
- aux difficultés de tests cutanés (obtention des matières premières, dilution et véhicule).

Le travail en réseau et les publications de nouveaux cas d'allergie sont essentiels pour informer les praticiens prenant en charge ces pathologies et les aider dans leur enquête allergologique.

RÉFÉRENCES

1. Lara J, Zimmermann F, Drolet D, *et al.* The use of the Hansen solubility parameters in the selection of protective polymeric materials resistant to chemicals. *International Journal of Current Research* 2017 ; 9 : 47860-7.
2. Yu J, Chen JK, Mowad CM, *et al.* Occupational dermatitis to facial personal protective equipment in health care workers: A systematic review. *J Am Acad Dermatol* 2021 ; 84 : 486-94.
3. Warshaw EM, Schlarbaum JP, Silverberg JI, *et al.* Safety equipment: When protection becomes a problem. *Contact Dermatitis* 2019 ; 81 : 130-2.
4. Aerts O, Dendooven E, Foubert K, *et al.* Surgical mask dermatitis caused by formaldéhyde (releasers) during the COVID-19 pandemic. *Contact Dermatitis* 2020 ; 83 : 172-3.
5. Xie Z, Yang YX, Zhang H. Mask-induced contact dermatitis in handling COVID-19 outbreak. *Contact Dermatitis* 2020 ; 83 : 166-7.
6. Dejonckheere G, Herman A, Baeck M. Allergic contact dermatitis caused by synthetic rubber gloves in healthcare workers: Sensitization to 1,3-diphenylguanidine is common. *Contact Dermatitis* 2019 ; 81 : 167-73.
7. Hamnerius N, Pontén A, Björk J, Persson C, Bergendorff O. Skin exposure to the rubber accelerator diphenylguanidine in medical gloves-An experimental study. *Contact Dermatitis* 2019 ; 81 : 9-16.
8. Nishioka K, Koizumi A, Takita Y, Sasaki K, Numata M. Contact dermatitis due to 2,2,4-trimethyl 1,3-pentanediol diisobutyrate contained in latex-free, accelerator-free nitrile rubber gloves. *Contact Dermatitis* 2020 ; 82 : 255-7.
9. Pesonen M, Suuronen K. Occupational allergic contact dermatitis caused by Solvent Orange 60 in protective gloves. *Contact Dermatitis* 2020 ; 83 : 55-7.
10. Reckling C, Sheraz A, Engfeldt M, Bruze M. Occupational nitrile glove allergy to Pigment Blue 15. *Br J Dermatol* 2014 ; 171 : 132.
11. Siemund I, Dahlin J. Occupational allergic contact dermatitis to dibutyl maleate and dibutyl fumarate present in a safety shoe: A reason for concern? *Contact Dermatitis* 2021.
12. Navarro-Triviño FJ, Ruiz-Villaverde R. Chronic foot eczema caused by Bis-GMA from composite work protection boots. *Contact Dermatitis* 2020 ; 82 : 167-8.
13. Bhoyrul B, Lecamwasam K, Wilkinson M, *et al.* A review of non-glove personal protective equipment-related occupational dermatoses reported to EPIDERM between 1993 and 2013. *Contact Dermatitis* 2019 ; 80 : 217-21.
14. Ito-Watanabe M, Hayama K, Fujita H, Sasaki K, Numata M, Terui T. A case of contact dermatitis caused by a polyurethane hot melt adhesive. *Contact Dermatitis* 2019 ; 81 : 389-91.
15. Aalto-Korte K, Koskela K, Pesonen M. 12-year data on dermatologic cases in the Finnish Register of Occupational Diseases I: Distribution of different diagnoses and main causes of allergic contact dermatitis. *Contact Dermatitis* 2020 ; 82 : 337-42.
16. Aalto-Korte K, Pesonen M, Suuronen K. Occupational allergic contact dermatitis caused by epoxy chemicals: occupations, sensitizing products, and diagnosis. *Contact Dermatitis* 2015 ; 73 : 336-42.
17. Darr-Foit S, Geier J, Elsner P, Schliemann S. Occupational contact allergy to the epoxy resin hardener 2-methylpentane-1,5-diamine. *Contact Dermatitis* 2016 ; 74 : 115-6.
18. Pesonen M, Kuuliala O, Suomela S, Aalto-Korte K. Occupational contact dermatitis caused by 1,3-benzenedimethanamine, N-(2-phenylethyl) derivatives in hardeners for epoxy paints and coatings. *Contact Dermatitis* 2016 ; 75 : 358-62.
19. Suomela S, Mölsä K, Aalto-Korte K, Suuronen K. Occupational contact dermatitis caused by hydrogenated formaldéhyde-benzenamine polymer (FBAP) in epoxy hardeners. *Contact Dermatitis* 2017 ; 77 : 341-3.
20. Creytens K, Gilissen L, Huygens S, Goossens A. A new application for epoxy resins resulting in occupational allergic contact dermatitis: the three-dimensional printing industry. *Contact Dermatitis* 2017 ; 77 : 349-51.
21. Gautier C, Tedbirt B, Kuntz A, Bauvin O, Tétart F. Allergic contact dermatitis in podiatrists handling resin insoles: A report of two cases. *Contact Dermatitis* 2020 ; 83 : 521-2.
22. Ruggiero JL, Shaver RL, Hylwa S. Contact allergy strikes! Allergic contact dermatitis in a bowling pro shop operator. *Contact Dermatitis* 2021 ; 85 : 113-5.

23. Amat-Samaranch V, Garcia-Melendo C, Tubau C, Puig L, Serra-Baldrich E. Occupational allergic contact dermatitis to isobornyl acrylate present in cell phone screen protectors. *Contact Dermatitis* 2021 ; 84 : 352-4.

24. Wahlkvist H, Kaaman AC. Occupational contact allergy to 2-butylaminocarbonyloxyethyl acrylate in UV-curing printing inks. *Contact Dermatitis* 2020 ; 82 : 325-6.

25. Aerts O, Mangodt E, Smets K, Mertens M, Constandt L, Goossens A. Occupational airborne allergic contact dermatitis caused by N-(4-hydroxyphenyl)benzenesulfonamide. *Contact Dermatitis* 2019 ; 80 : 71-3.

26. Schubert S, Brans R, Reich A, *et al.* Assessment of occupational exposure and spectrum of contact sensitization in metalworkers with occupational dermatitis: results of a cohort study within the OCCUDERM project. *J Eur Acad Dermatol Venereol* 2020 ; 34 : 1536-44.

27. Jacobs MC, Herman A. Contact dermatitis from 2-butyl-1,2-benzisothiazolin-3-one in a cutting fluid. *Contact Dermatitis* 2020 ; 83 : 414-5.

28. Foti C, Romita P, Stufano A, *et al.* Occupational allergic contact dermatitis caused by 2-butyl-1,2-benzisothiazol-3(2H)-one in a metalworker. *Contact Dermatitis* 2019 ; 81 : 463-5.

29. Dahlin J, Isaksson M. Occupational contact dermatitis caused by N-butyl-1,2-benzisothiazolin-3-one in a cutting fluid. *Contact Dermatitis* 2015 ; 73 : 60-2.

30. Geier J, Forkel S, Heetfeld A, Lessmann H, Buhl T. Contact allergy to 2-amino-2-methyl-1-propanol in a metalworking fluid. *Contact Dermatitis* 2019 ; 80 : 323-4.

A. Barbaud

Service de Dermatologie et Allergologie,
Inserm, IPLEPS, AP-HP, Sorbonne Université, Hôpital Tenon, Paris

TESTS DE PROVOCATION MÉDICAMENTEUSE

Un test de provocation (TP) médicamenteuse, ou une provocation médicamenteuse, est l'administration contrôlée d'un médicament afin de diagnostiquer des réactions d'hypersensibilité (HS) médicamenteuse [1].

GÉNÉRALITÉS

Indication d'un TP

Considéré comme l'étalon-or pour l'HS médicamenteuse, les objectifs du TP peuvent être résumés en cinq groupes [1] :

- exclure l'HS dans les antécédents non évocateurs d'HS médicamenteuse, comme résumé dans le *tableau I*. Supprimer l'étiquette de l'allergie médicamenteuse est absolument nécessaire [2] ;
- exclure la réactivité croisée de médicaments apparentés appartenant au même groupe que le médicament incriminé ayant induit une HS avérée. Dans un tel cas, il s'agit d'un TP de substitution, ou d'un TP avec un médicament alternatif, censé être suffisamment différent chimiquement pour éviter une réactivité croisée ;
- établir un diagnostic ferme en cas d'antécédents évocateurs d'HS médicamenteuse, avec des tests allergologiques non concluants ou non disponibles ;
- exclure une allergie médicamenteuse chez les patients présentant des symptômes non spécifiques [1] ;
- démontrer la bonne tolérance d'autres classes de médicaments que le médicament en cause, lorsque plusieurs médicaments ont été pris en même temps.

Tableau I. Non-indication des tests cutanés médicamenteux et des TP.

	Caractéristiques isolées
Bêtalactamines et autres antibiotiques	Fièvre, maux de tête, douleurs abdominales, nausées, diarrhée, mycose des muqueuses
AINS	Douleurs gastriques
Corticoïdes	Flush
Anesthésiques locaux	Malaise vagal
Médicaments non indispensables (antigrippe, phytothérapie, etc.)	

Non-indications du TP

Un TP n'est pas justifié si le médicament n'est pas absolument vital, ce qui est le cas de certains médicaments antigrippaux ou à base de plantes. Les non-indications sont résumées dans le *tableau I.*

Contre-indications du TP

Un TP n'est pas réalisé avec un médicament avec lequel le patient a eu un test cutané allergologique positif.

Un TP ne doit pas être pratiqué chez la femme enceinte, sauf si le médicament suspect est essentiel pour la patiente, par exemple en cas de syphilis active et suspicion d'allergie à la pénicilline, suspicion d'HS à un anesthésique local si une anesthésie péridurale est programmée.

Les TP sont contre-indiqués en cas d'effets indésirables sévères mettant en jeu le pronostic vital [1, 3] (*Tableau II*).

Tableau II. Contre-indications des TP [1, 3].

Érythème pigmenté fixe bulleux généralisé
Nécrolyse épidermique toxique
Syndrome de Stevens-Johnson
Vascularite systémique
DRESS et PEAG : avec les médicaments hautement suspects
Anaphylaxie sévère (avec le médicament suspecté, mais avec prudence, peut être réalisée avec des médicaments alternatifs)
Manifestation spécifique d'organes : cytopénie, hépatite, néphrite, pneumopathie
Maladie auto-immune d'origine médicamenteuse : lupus érythémateux disséminé, dermatose bulleuse à IgA linéaire
Contre-indications relatives : asthme non contrôlé, maladie sous-jacente limitant l'utilisation de médicaments de secours tels que l'adrénaline

Il existe une contre-indication relative à la réalisation du TP chez les patients avec un asthme non contrôlé ou toute maladie sous-jacente limitant l'utilisation de médicaments de secours tels que l'adrénaline.

Dans les toxidermies graves, les TP sont contre-indiqués avec les médicaments les plus suspects [3]. Mais lorsqu'il y a polymédication, en particulier dans les DRESS (*drug reactions with eosinophilia and systemic symptoms*), après s'être assuré que les tests cutanés allergologiques étaient négatifs, le TP peut être réalisé avec les médicaments les moins responsables ou des médicaments alternatifs avec un TP séquentiel lent [4] (voir *infra*).

Dose totale à atteindre

Il n'y a pas de standardisation, le plus souvent, on considère qu'il s'agit de la dose unitaire d'une prise à posologie normale (dose unitaire maximale). Par exemple, pour un antibiotique pris à raison de 1 gramme trois fois par jour, la dose à atteindre pour le TP est de 1 gramme. Certains préfèrent atteindre la dose quotidienne, mais dans ce cas l'intervalle entre les différentes prises doit respecter les modalités de prescription du médicament.

Il faut aussi tenir compte de l'effet thérapeutique du médicament réintroduit. Cela est particulièrement important pour les médicaments anticoagulants, hypotenseurs et les insulines.

Anxiété générée par le TP et besoin d'étapes placebo dans le protocole

Le TP est anxiogène, il peut induire des réactions subjectives dont certaines sont difficiles à différencier d'une réaction d'HS. Pour limiter les réactions subjectives, il faut assurer une bonne communication et offrir des conditions environnementales sécurisantes. Le protocole doit être expliqué au patient. Il faut veiller également à lever les inquiétudes des travailleurs de la santé qui accompagneront le patient lors des protocoles de réintroduction.

Dans l'étude de Soyyiğit *et al.* [5], l'anxiété due au TP était liée au risque de réaction lors de la procédure de ce test. Cependant, un TP négatif entraînait une diminution significative de l'anxiété des patients. L'existence de troubles dépressifs obsessionnels-compulsifs n'affectait pas cette perception anxieuse. Cette étude confirmait malheureusement ce qui avait déjà été rapporté, à savoir qu'avec un TP pourtant négatif, environ 1 patient sur 6 avec HS médicamenteuse choisit de ne pas utiliser ultérieurement un médicament testé malgré son indication et le TP négatif !

Avec un placebo, il a été constaté que les patients anxieux ressentent plus d'effets secondaires que les moins anxieux [6]. L'anxiété et la dépression peuvent être mesurées à l'aide de l'échelle Hospital Anxiety and Depression Scale (HADS), un outil simple pour évaluer l'état psychologique des patients hospitalisés. L'influence de l'anxiété ou de la dépression a été évaluée chez 196 patients qui avaient un TP débuté avec un placebo et poursuivi avec l'administration de quatre doses croissantes de médicament, pour atteindre la dose unique maximale. Parmi les 196 patients inclus, 8 patients (4 %) ont eu un TP positif, 60 (30,6 %) ont présenté une anxiété ou une dépression selon l'échelle HADS et 54 ont eu au moins une réaction au placebo pendant le TP. Il y avait des corrélations statiquement significatives entre la positivité de l'HADS, la survenue d'une réaction au placebo ($p < 0{,}001$) et entre la réaction au placebo et des antécédents de réactions sévères au médicament ($p < 0{,}001$).

Parmi 435 patients ayant un test de provocation orale (TPO) avec une étape comprenant un placebo, un effet nocebo a été observé chez 13 patients (3 %) (10 femmes) [7]. La majorité des effets observés étaient subjectifs (malaise, démangeaisons, douleurs abdominales). Aucune caractéristique démographique ou clinique particulière n'a pu être identifiée parmi les sujets développant un effet nocebo. Dix patients sur les 13 ont eu un résultat anormal au questionnaire d'anxiété et de dépression de l'hôpital, selon l'échelle HADS.

Par conséquent, un simple aveugle avec un placebo est nécessaire dans les TP médicamenteuse. Le TP doit être bien maîtrisé et assumé par l'équipe qui le met en œuvre. Le patient doit être informé et rassuré avant de débuter ce test.

Différences entre les TP et les procédures d'induction de la tolérance (nombre d'étapes, temps entre les doses)

Dans l'HS immédiate, pour induire une tolérance transitoire, il faut commencer comme en TP avec de faibles doses (doses infraliminaires) du médicament (1/1 000 ou 1/100), mais en augmentant la dose de 1,5 à 2,5 à chaque palier, à intervalles très réguliers et courts [8]. Le meilleur intervalle pour induire la tolérance est d'environ 10 minutes et ne doit pas dépasser 18 minutes. Par conséquent, en réalisant un TP en augmentant la dose de 10 fois la concentration par palier, avec des intervalles de 30 minutes ou plus, on peut considérer que l'on a un très faible potentiel d'induire une tolérance au médicament.

Dans les réactions retardées, les mécanismes impliqués dans les inductions de tolérance – si elles existent – sont inconnus. En cas d'érythème pigmenté fixe (EPF), dans un cas dû à l'allopurinol, la procédure de désensibilisation était associée à une augmentation *in situ* du nombre de cellules T CD25+ et CD4+, tandis que le nombre de CD8+ diminuait. Dans l'exanthème maculopapuleux, certains protocoles durent de quelques heures à plusieurs semaines [9]. Certains protocoles d'induction de tolérance de quelques heures ont été proposés, avec un risque plus élevé de rechute. Par conséquent, l'utilisation de protocoles courts pour le TP sur 1 ou 3 jours pourrait limiter le risque d'induction de tolérance dans la réalisation de ces réadministrations médicamenteuses.

Qu'est-ce qu'un TP positif ?

Un TP positif reproduit les manifestations objectives d'une réaction d'HS [1, 10]. La difficulté réside dans les symptômes subjectifs qui peuvent accompagner une HS quand ils demeurent isolés. Il peut s'agir de signes *a minima* de la réaction allergique qui devraient donc conduire à l'arrêt du processus de provocation, mais qui peuvent être difficiles à distinguer de symptômes subjectifs liés au stress induit par la procédure.

Les signes pour lesquels il est difficile de distinguer une réaction allergique de symptômes subjectifs non allergiques sont :

- la dyspnée avec auscultation normale, sans obstacle haut. L'examen clinique, la normalité de la saturation en oxygène sont des éléments importants du diagnostic différentiel ;
- le prurit sans lésion cutanée, les paresthésies à type de picotement. Sur les lèvres et les paumes, ils imposent de surveiller la non-apparition de signes anaphylactiques ;
- la sensation de gêne laryngée sans trouble de déglutition, la raucité de la voix, ou l'œdème glottique, ou l'œdème lingual ou de la face, ne doivent pas être retenus comme étant un angiœdème ;
- les douleurs abdominales isolées sont d'interprétation difficile. Isolées, elles sont rassurantes ;
- les médicaments tels que les anesthésiques locaux provoquent fréquemment des symptômes psychomoteurs, en particulier une réaction vasovagale, une hyperventilation, une attaque de panique et anxiété qui peuvent être diagnostiquées à tort comme une réaction d'HS.

Facteurs de risque de réactions sévères au cours du TP (adapter le protocole au profil de sévérité de l'accident iatrogène initial)

Les modalités du TP doivent être adaptées aux caractéristiques cliniques et à la gravité de l'HS initiale. Des profils ont été déterminés pour les patients suspectés d'HS aux bêtalactamines [2]. Ces profils peuvent être appliqués aux autres classes médicamenteuses.

Pour les réactions immédiates, les profils de patients à haut risque sont : anaphylaxie, hypotension, œdème laryngé, bronchospasme, urticaire et/ou œdème de Quincke, érythème généralisé immédiat [2]. Pour les réactions non immédiates, les sujets à haut risque sont : syndrome de Stevens-Johnson, nécrolyse épidermique toxique (syndrome de Lyell), DRESS, EPF bulleux généralisé, pustulose aiguë généralisée (PEAG), dermatose bulleuse à IgA linéaire, vascularite systémique/maladie sérique, défaillances spécifiques d'organe (ex. : hépatique, rénale, pulmonaire) ou maladies auto-immunes induites. Dans certains exanthèmes maculopapuleux sévères, le TP doit être discuté avec beaucoup de précautions.

RECOMMANDATIONS PRATIQUES GÉNÉRALES POUR LA RÉALISATION D'UN TP [1, 10]

Pour réaliser un TP, les conditions à respecter peuvent être listées comme suit :

- nous recommandons d'effectuer le TP sous surveillance hospitalière. Le TP doit être effectué dans un cadre approprié, par une équipe ayant un personnel formé qui sait comment effectuer ces tests, prêt à reconnaître et à traiter les symptômes et les signes d'une réaction d'HS [10]. Rappelons que l'équipe doit être rassurante pour le patient qui fait face à un test anxiogène ;
- l'unité d'accueil doit avoir un équipement pour les réanimations d'urgence ;
- un consentement éclairé du patient doit être obtenu avant de débuter le TP ;
- les antihistaminiques, corticostéroïdes systémiques et autres médicaments pouvant potentiellement interférer avec les symptômes pendant la provocation (ex. : bêtabloquants, immunosuppresseurs), doivent être arrêtés avant d'effectuer le TP. À l'hôpital Tenon, nous recommandons d'interrompre les bêtabloquants le matin de la réintroduction et de les reprendre 2 heures après une réintroduction bien supportée. En termes de bénéfice-risque, l'arrêt prolongé brutal des bêtabloquants peut avoir de graves conséquences cardiovasculaires. Notons que les TP chez les *cross*-intolérants aux AINS ayant une urticaire chronique spontanée peuvent être faits sous antihistaminiques H1 ;
- le TP est effectué en utilisant des médicaments sous leur forme commerciale ;
- une étape avec un placebo en simple aveugle est nécessaire ;
- pour le choix de la voie d'administration, il faut privilégier la voie orale, sinon les autres voies parentérale, cutanée, bronchique ou nasale. La voie parentérale est probablement plus réactive. Mais quand la pharmacie hospitalière ne peut pas préparer des dilutions de médicaments, la voie parentérale est plus aisée pour administrer des doses et contrôler les posologies. Certains préconisent de privilégier la voie d'administration en cause dans l'épisode initial ;
- la dose initiale dépend de la sévérité (risque élevé *versus* risque faible) et du type immédiat/non immédiat de la réaction index (de 1/10 000 à 1/10). La majorité des TP publiés sont débutés au 1/100e [1]. En se basant sur les données, dont les plus étayées concernent les bêtalactamines, le TP doit être discuté en fonction du profil de risque du patient (faible ou haut risque dans les réactions immédiates ou retardées) [2] ;
- l'intervalle entre deux doses n'est pas harmonisé, il est en général compris entre 30 et 90 minutes (en moyenne 1 heure) [1]. Rappelons que pour éviter d'induire une tolérance, cet intervalle ne doit pas être de moins de 18 minutes ;
- une période d'observation de 1 à 2 heures est indiquée à la fin du TP, car des réactions sévères, telles que l'anaphylaxie, apparaissent généralement dans cet intervalle de temps [2, 10].

Faut-il toujours des tests cutanés avant un TP ?

Le TP est fait avec un médicament avec lequel les tests cutanés étaient au préalable négatifs. Mais il y a des discussions ouvertes avec les HS aux bêtalactamines, afin de savoir si des patients peu à risque ne pourraient pas avoir directement un TP.

L'allergie à la pénicilline autodéclarée est retrouvée dans au moins 10 % de la population générale, mais parmi ces personnes se déclarant « allergiques à la pénicilline », plus de 90 % peuvent tolérer la pénicilline [11]. Pour lever l'interdiction de bêtalactamines chez un aussi grand nombre de personnes, certains auteurs ont suggéré d'effectuer une provocation directe, en tant qu'alternative sûre et efficace aux tests cutanés avec les bêtalactamines, chez les patients signalant des antécédents de réaction à faible risque. Il existe des données très limitées pour évaluer le risque.

Ramsay *et al.* [12] ont évalué la valeur et le risque d'un TP en trois étapes à l'amoxicilline, sans tests cutanés préalables, pour des patients adultes à faible risque étiquetés « allergiques à la pénicilline ». Les patients inclus présentaient les critères suivants : antécédents de réaction uniquement cutanée (éruption cutanée non spécifique, prurit ou urticaire) ou antécédents de réaction inconnus datant de plus de 20 ans. Les patients recevaient 8,75 mg d'amoxicilline (1/100e de la dose complète), 87,5 mg (1/10e de la dose complète) et 500 mg ou 875 mg pour arriver à la dose complète. Les doses étaient séparées de 30 minutes les unes des autres. Quand la bêtalactamine en cause était connue, c'était l'antibiotique incriminé qui était administré au 1/100e, 1/10e et à pleine dose, toutes les 30 minutes. Parmi les 48 patients adultes (34 femmes [70,8 %], âge moyen : 65,2 $\pm$ 16,1 ans), les seules réactions étaient des éruptions cutanées (45,8 %), de l'urticaire (41,7 %) et des démangeaisons (4,2 %). La majorité des patients, 47/48 cas (97,9 %), ont toléré le TP sans réaction immédiate, et un seul a eu une réaction avec léger œdème et érythème sous les yeux, 30 minutes après la deuxième étape du challenge, rechute traitée par diphenhydramine orale avec résolution des symptômes en 1 heure.

TP chez l'enfant

Chez les enfants, selon le EAACI Drug Allergy Interest Group (DAIG), les tests cutanés avant le TP sont obligatoires en cas de réaction immédiate [13]. En cas d'exanthème léger non immédiat, un TP peut être proposé sans tests cutanés préalables.

Selon Brockow *et al.* [14], on considère qu'un exanthème maculopapuleux est bénin quand il s'agit d'un exanthème disséminé sans cloques, pustules, purpura, atteinte d'organe non cutané ou érythème intertrigineux de flexion. Un exanthème maculopapuleux sans gravité n'est pas associé à un œdème médiofacial, ne touche pas plus de 60 % de la surface cutanée, n'est pas associé à une polyadénopathie, une fièvre élevée due à l'effet indésirable, à des arthralgies, une éosinophilie, des lymphocytes atypiques, ou une atteinte rénale [15].

Pour les bêtalactamines, l'algorithme détaillé ci-dessous a été proposé par Collins *et al.* [16] :

- aucun test, pas de TP, autoriser les bêtalactamines dans les situations suivantes :
  - les symptômes sont des effets secondaires non allergiques (diarrhée, mycose buccale) ;
  - les symptômes reflètent l'intolérance et sont peu probablement allergiques (céphalées) ;
  - la réaction allergique ne touche pas l'enfant, mais la crainte réside en des antécédents familiaux d'allergie médicamenteuse ;
- l'enfant est adressé à un allergologue en cas :
  - d'antécédent d'éruption cutanée survenue sous bêtalactamines, s'il y a un manque d'information sur la gravité de l'accident iatrogène ou peur de la famille ;
  - si l'enfant a un terrain particulier augmentant le risque d'allergie (mucoviscidose, infection par le VIH), ou s'il a une immunosuppression ou un risque accru en cas de survenue d'une réaction anaphylactique ;
  - un TP direct sans test cutané préalable ne peut être proposé qu'en cas d'éruption cutanée retardée non dangereuse. Il est contre-indiqué en cas de réaction immédiate et dans toutes les toxidermies graves.

Parmi 446 enfants (3,6 ans [1,9-6,4]) présentant des réactions légères et non immédiates aux bêtalactamines, des TP ambulatoires supervisés ont été réalisés sans tests cutanés préalables. La première dose (dose thérapeutique) a été administrée en consultation [17]. Si aucune réaction ne survenait dans l'heure suivante avec une simple surveillance en salle d'attente, le TP était prolongé à domicile aux doses thérapeutiques normales. La durée du TP était de 1 à 2 jours de plus que la chronologie des réactions index, avec un maximum de 8 jours. Sur 456 TP réalisés, 39 étaient positifs (8,6 %) et 417 négatifs (91,4 %). Il n'y a pas eu de réaction sévère, et toutes les réactions ont disparu spontanément ou ont été facilement contrôlées avec des antihistaminiques H1 ± corticoïdes oraux. Les enfants qui ont réagi au TP avaient des réactions initiales plus tardives que celles rapportées pour les enfants qui toléraient le TP : 7 [4-8] *versus* 3 jours [1-6] après la première prise du médicament ($p = 0{,}01$).

TP AVEC LES PRINCIPALES CLASSES MÉDICAMENTEUSES INDUCTRICES D'HYPERSENSIBILITÉ

TP avec les bêtalactamines

Il n'y a pas de standardisation.

Quelle bêtalactamine choisir ?

Chez les sujets à faible risque avec antécédents de réactions retardées non graves. Chez les patients ayant des antécédents de réactions immédiates, le TP avec la bêtalactamine suspectée est indiqué dans les formes non graves (grade I), chez des patients ayant des tests cutanés et éventuellement des tests *in vitro* négatifs. Le TP avec la bêtalactamine suspectée est contre-indiqué chez les patients à haut risque ayant des antécédents de réactions graves non immédiates ou anaphylaxie mettant en jeu le pronostic vital. La prudence est recommandée chez les patients atteints de mastocytose systémique.

Comment faire le TP ?

Les protocoles de TP varient considérablement d'une étude à l'autre, y compris européennes, en termes de dose maximale, d'échelonnement des doses, de délais entre les doses et de durée en jours d'administration. Le consensus manque dans de nombreux domaines. La proposition de l'EAACI pour les réactions immédiates est rapportée dans le *tableau III.*

Tableau III. Proposition de l'EAACI pour les TP avec réactions immédiates aux bêtalactamines [2].

Sujets à faible risque	**Sujets à haut risque**
10 % • 40 % • 50 % de la dose unitaire maximale	1 % • 10 % • 40 % • 49 % de la dose unitaire maximale (ou 1 % • 5 % • 15 % • 30 % • 49 % de la dose unitaire maximale)
Intervalle entre les doses : 30-60 minutes (selon celui de la réaction index)	Intervalle entre les doses : 30-60 minutes (selon celui de la réaction index)

En suivant ces protocoles, dans les réactions immédiates d'une large cohorte de TP positifs aux bêtalactamines (n = 182) après tests cutanés négatifs, lors du TP, une anaphylaxie avec ou sans choc était respectivement observée dans 4 (2,2 %) et 21 cas (11,5 %) [18]. Dans les HS retardées, il y a discussions sur la dose à administrer : une seule dose thérapeutique quotidienne (toutes les doses unitaires en une fois) ou donner la dose unitaire maximale ; un TP d'une journée ou d'une durée supérieure à 1 jour [2].

Dans les HS retardées, avec les bêtalactamines la valeur prédictive négative (VPN) des TP a été évaluée pour des TP sur 1 jour de 89,1 % à 94,9 %, alors que dans quatre études chez l'enfant avec des TP prolongés de plusieurs jours, la VPN allait de 92,5 % à 96,7 % [2, 19].

TP avec les produits de contraste iodés (PCI)

Pour les PCI, comme pour les autres médicaments, il n'y a pas de consensus concernant la dose de PCI à administrer pendant le TP, avec des doses allant de 10 à 100 mL. Pour les protocoles administrant des volumes importants, de 49 à 100 mL, les procédures varient avec des doses progressives. On peut, par exemple, relever des protocoles longs avec administration de 5-15-30-50 mL (dose cumulée : 100 mL) à intervalles de 45 minutes, ou bien de 0,05-0,5-1-5-7,5-10-25 mL (dose cumulée : 49,05 mL) à intervalles de 30 minutes.

Les recommandations de l'EAACI [20] sont les suivantes :

- une réexposition ou un TP peuvent être effectués pour confirmer la tolérance chez un patient ayant un test cutané négatif avec le PCI testé ;
- la décision est basée sur la possibilité de faire un TP et sur l'analyse du bénéfice/risque ;
- le TP avec un PCI peut être effectué comme test de diagnostic soit avec le PCI suspecté ou avec un PCI alternatif ;
- les protocoles disponibles doivent être standardisés et validés, ce qui manque actuellement ;
- la fonction rénale doit être soigneusement surveillée ;
- comme dans tout TP, la décision doit être prise sur la base d'une analyse du bénéfice/risque pour chaque patient et il ne doit être fait que dans des centres spécialisés. La possibilité d'effectuer le TP lors d'un examen radiologique doit être envisagée ;
- le TP n'est pas indiqué chez les patients à risque (affections rénales, hyperthyroïdie, traitement par iode radioactif, femmes enceintes et allaitantes, médicaments néphrotoxiques, etc.).

La VPN des TP avec les PCI a été étudiée par Soria *et al.* [21] (*Tableau IV*). La VPN varie de 37,5 à 100 %. Un volume de 10 mL entraîne une VPN variant de 67 % dans 5 cas d'HS retardée à 97,3 % dans 37 cas d'HS immédiate, ou 93,8 % dans 97 cas avec HS immédiate ou retardée. La VPN d'une réadministration de 50 mL paraissait intéressante sur un petit effectif, mais n'était que de 87,8 % dans une large population de 110 patients avec HS immédiate ou retardée. Cette analyse ne permet pas à ce jour de déterminer un volume optimal pour ces TP.

Tableau IV. Valeur prédictive négative du TP au produit de contraste iodé en fonction du type d'HS et du volume administré lors du test (d'après Soria *et al.* [21]).

Type d'hypersensibilité	Nombre de patients avec TP	Dose du TP	Valeur prédictive négative
HS immédiate	2	49,05 mL	100 %
	8	100 mL	37,5 %
	5	14 à 120 mL	100 %
	37	10 mL	97,3 %
	12	Final 120 mL	91,6 %
HS retardée	5	10 mL	67 %
	4	53,5 mL	100 %
	34	100 mL	67,6 %
HS immédiate ou retardée	97	10 mL	93,8 %
	110	50 mL	81,8 %

TP avec les AINS

Nous n'aborderons que les TP dans les cas de *cross*-intolérance. Le diagnostic de *cross*-intolérance aux AINS repose en effet sur le TP à l'acide acétylsalicylique (AAS), réalisé à doses progressivement croissantes sous surveillance hospitalière. Les tests cutanés allergiques sont inutiles. Ce TPO est indispensable, l'interrogatoire ne suffit pas [22]. En effet, chez 275 patients ayant un antécédent d'intolérance aux AINS, le TP à l'AINS suspecté n'était positif que dans 61 cas (22 %) [23].

Certaines équipes proposent des TP avec des doses progressivement croissantes de molécules peu inductrices d'intolérance aux plus fortement inductrices (aspirine = AAS), en vérifiant successivement les tolérances du paracétamol, du piroxicam, de l'ibuprofène ou du diclofénac et enfin de l'AAS. En général, ces patients supportent les anti-Cox2 sélectifs mais cette tolérance doit être contrôlée par TPO sous surveillance. Parmi 252 patients (151 femmes, 101 hommes, d'âge moyen de 39,7 ± 15,5 ans, ayant une intolérance aux AINS confirmée par TP, à type d'urticaire ou d'angiœdème), 47/228 avaient un TPO positif au paracétamol [23]. Chez ces 47 sujets et 50 autres intolérants qui supportaient le paracétamol, un TP avec un anti-Cox2 sélectif, l'étoricoxib, était réalisé. Une intolérance à l'étoricoxib survenait chez 12 patients (25,53 %) ne supportant pas le paracétamol et 3 (6 %) des 50 intolérants aux AINS mais supportant le paracétamol.

Dans le but d'analyser les facteurs de risque et les profils des patients *cross*-intolérants à ceux ayant une HS sélective à un seul AINS, des TPO ont été réalisés chez 659 patients intolérants [24]. Chez les 503 patients ayant une *cross*-intolérance, les manifestations respiratoires avec ou sans urticaire étaient plus fréquentes, tandis que les manifestations anaphylactiques étaient plus fréquentes parmi les 156 patients ayant une réactivité sélective aux AINS. Le seul facteur de risque statistiquement significatif était l'existence d'un terrain atopique qui prédisposait au risque de *cross*-intolérance aux AINS ($p < 0,005$) [24].

La tolérance du méloxicam, inhibiteur préférentiel de Cox2 a été évaluée par TP sur 2 jours chez 116 patients ayant un antécédent d'urticaire ou d'angiœdème peu grave aux AINS [25]. Les réactions d'intolérance au méloxicam étaient rares et modérées, ne survenant que chez 10 patients (8,6 %).

La VPN des TP aux AINS est bonne, cela a été déterminé en contactant 393 patients, 6 mois après leurs investigations [26]. Parmi les 279 sujets (71 %) retrouvés, 260 patients (93,2 %) avaient repris un AINS, et seuls 8 d'entre eux (3 %) avaient eu une mauvaise tolérance avec des réactions non graves survenues juste après la prise des AINS. La VPN des TPO négatifs est donc d'environ 98 %, que le patient reprenne l'AINS réintroduit ou un autre AINS.

Réintroductions des antituberculeux

La séquence devra être discutée avec les infectiologues. Le groupe FISARD n'a pas tranché entre la séquence isoniazide – rifampicine – pyrazinamide – éthambutol ou éthambutol – pyrazinamide – isoniazide – rifampicine [27]. La survenue d'une éruption cutanée ou d'anomalies biologiques significatives doit faire interrompre le schéma de réintroduction de la molécule concernée.

Avec contrôle de la négativité des patch-tests, chez les patients non infectés par le VIH, la réintroduction se fera molécule par molécule, tous les 3 jours (ex. : J1-J4-J7-J10) en cas d'exanthème maculopapuleux, et tous les 7 à 8 jours en cas de pustulose aiguë généralisée ou de DRESS (en évitant les réintroductions le week-end). Chez les patients infectés par le VIH, le FISARD propose que la réintroduction se fasse molécule par molécule, à raison d'une molécule par semaine.

Les doses de réintroduction dépendront de la toxidermie que le patient a présentée :

- en cas d'exanthème maculopapuleux : la moitié de la dose journalière à J1, rien à J2, puis pleine dose tous les jours à partir de J3 ;
- en cas de PEAG ou de DRESS, la réintroduction doit impérativement être plus progressive : 1/100e de dose journalière à J1, rien à J2, puis 1/10e de dose journalière à J3, rien à J4, puis pleine dose à J5, rien à J6, puis reprise du traitement à pleine dose tous les jours à partir de J7 en l'absence de réaction clinique ou biologique.

MODALITÉS DES TP DANS CERTAINES HYPERSENSIBILITÉS RETARDÉES

Réintroductions dans les DRESS

Le TP médicamenteux peut se faire dans le DRESS, en respectant des conditions très strictes [4]. Pour le DRESS, plutôt que d'interdire ou, au contraire, d'autoriser l'administration à pleine dose des médicaments les moins suspects, gardant en mémoire que cette toxidermie s'accompagne d'une très fréquente multisensibilisation à différents médicaments pris au cours du DRESS, ce TP séquentiel sera proposé uniquement pour les médicaments essentiels. Ce TP séquentiel sera débuté à faible dose, augmentant d'un facteur 10 chaque semaine, jusqu'à la dose complète, avec des contrôles cliniques et biologiques entre chaque étape et 5 jours après la dernière dose. Une seule dose hebdomadaire est administrée. Cependant, la reprise d'un médicament potentiellement inducteur du DRESS étant potentiellement mortelle, la décision de mise en œuvre d'un TP séquentiel lent devra être discutée exclusivement par des équipes ayant une grande expérience de la gestion des toxidermies graves.

Une seule étude a évalué la tolérance des TP séquentiels lents [4]. La réintroduction en dose unique était faite tous les 7 jours. La 1re dose administrée était au 10^{-5} de la dose complète, puis une fois par semaine une dose suivante était administrée de 10^{-4}, 10^{-3}, 10^{-2}, 10^{-1}, 4/10e et pleine dose. Parmi 91 réintroductions progressives lentes (64 TP et 27 tests de substitution), 11 ont entraîné une réaction. Cette dernière était modérée dans 10 cas (survenant de la dose 10^{-4} à la pleine dose selon les cas). Dans un cas de multisensibilisation médicamenteuse, la rifampicine entraînait 24 heures après la pleine dose un exanthème généralisé, une dyspnée, une éosinophilie, une légère augmentation des transaminases. Ces réintroductions progressives lentes permettent de reprendre un médicament chez un patient ayant eu un DRESS avec de multiples interdits médicamenteux. Ces réintroductions doivent être discutées exclusivement dans des équipes spécialisées dans les bilans allergologiques des toxidermies graves. Actuellement sont évalués des protocoles avec des premières concentrations administrées plus élevées que 10^{-5}.

Une approche similaire pourrait être proposée pour la PEAG, mais elle demeure à évaluer.

Enfin le groupe FISARD de la Société française de dermatologie étudie actuellement les réintroductions médicamenteuses des médicaments jugés non responsables chez des patients polymédiqués qui ont développé un syndrome de Lyell.

TP et érythème pigmenté fixe

Le TP peut être réalisé après s'être assuré de la négativité du patch-test *in situ* et, si possible, du test d'application répétée *in situ*. Il est en revanche formellement contre-indiqué avec le médicament inducteur en cas d'EPF bulleux généralisé. Dans 21/49 cas d'EPF, seul le TP permettait le diagnostic après patch-tests et tests d'applications répétées *in situ* [28].

CONCLUSION

Le TP est le « gold standard » des investigations en cas de suspicion d'HS médicamenteuse, mais c'est le test le plus à risque de réinduire l'accident iatrogène initial. Il doit être fait uniquement par des équipes entraînées, et en dehors des éruptions retardées non graves, surtout chez l'enfant, seulement après s'être assuré de la négativité des tests cutanés avec le médicament.

Avec le médicament suspect, il est formellement contre-indiqué dans les accidents graves. La première dose et la progression des doses doivent être discutées en fonction du type d'HS (immédiate/retardée) et du profil de risque du patient (haut/risque modéré).

Une avancée vis-à-vis des TP avec les bêtalactamines est obtenue avec les récentes recommandations européennes. Une harmonisation des pratiques est souhaitable pour limiter au maximum les rechutes graves lors du TP. Chez l'enfant en cas de réaction retardée non grave, le TP avec les bêtalactamines permet de lever l'étiquette délétère d'« allergie à la pénicilline ».

RÉFÉRENCES

1. Aberer W, Bircher A, Romano A, *et al.* Drug provocation testing in the diagnosis of drug hypersensitivity reactions: general considerations. *Allergy* 2003 ; 58 : 854-63.
2. Romano A, Atanaskovic-Markovic M, Barbaud A, *et al.* Towards a more precise diagnosis of hypersensitivity to beta-lactams – an EAACI position paper. *Allergy* 2020 ; 75 : 1300-15.
3. Phillips EJ, Bigliardi P, Bircher AJ, *et al.* Controversies in drug allergy: Testing for delayed reactions. *J Allergy Clin Immunol* 2019 ; 143 : 66-73.
4. Desroche T, Poreaux C, Waton J, Schmutz JL, Menetre S, Barbaud A. Can we allow a further intake of drugs poorly suspected as responsible in drug reaction with eosinophilia and systemic symptoms (DRESS) ? À study of practice. *Clin Exp Allergy* 2019 ; 49 : 924-8.
5. Soyyiğit Ş, Aydın Ö, Yılmaz İ, *et al.* Evaluation of drug provocation test-related anxiety in patients with drug hypersensitivity. *Ann Allergy Asthma Immunol* 2016 ; 117 : 280-4.
6. Losappio LM, Cappai A, Arcolaci A, *et al.* Anxiety and Depression Effects During Drug Provocation Test. *J Allergy Clin Immunol Pract* 2018 ; 6 : 1637-41.
7. Lombardi C, Gargioni S, Canonica GW, Passalacqua G. The nocebo effect during oral challenge in subjects with adverse drug reactions. *Eur Ann Allergy Clin Immunol* 2008 ; 40 : 138-41.
8. de Las Vecillas Sánchez L, Alenazy LA, Garcia-Neuer M, Castells MC. Drug Hypersensitivity and Desensitizations: Mechanisms and New Approaches. *Int J Mol Sci* 2017 ; 18 : 1316.
9. Scherer K, Brockow K, Aberer W, *et al.* Desensitization in delayed drug hypersensitivity reactions - an EAACI position paper of the Drug Allergy Interest Group. *Allergy* 2013 ; 68 : 844-52.
10. Soyer O, Sahiner UM, Sekerel BE. Pro and Contra: Provocation Tests in Drug Hypersensitivity. *Int J Mol Sci* 2017 ; 18 : 1437.
11. Castells MC. Drug allergy labeling and delabeling in the coronavirus disease 2019 era: What is important and what do we need to know. *Ann Allergy Asthma Immunol* 2020 ; 124 : 523-5.
12. Ramsey A, Mustafa SS, Holly AM, Staicu ML. Direct Challenges to Penicillin-Based Antibiotics in the Inpatient Setting. *J Allergy Clin Immunol Pract* 2020 ; 8 : 2294-301.
13. Gomes ER, Brockow K, Kuyucu S, *et al.* Drug hypersensitivity in children: report from the pediatric task force of the EAACI Drug Allergy Interest Group. *Allergy* 2016 ; 71 : 149-61.
14. Brockow K, Ardern-Jones MR, Mockenhaupt M, *et al.* EAACI position paper on how to classify cutaneous manifestations of drug hypersensitivity. *Allergy* 2019 ; 74 : 14-27.
15. Valeyrie-Allanore L, Sassolas B, Roujeau JC. Drug-induced skin, nail and hair disorders. *Drug Saf* 2007 ; 30 : 1011-30.
16. Collins C. The Low Risks and High Rewards of Penicillin Allergy Delabeling: An Algorithm to Expedite the Evaluation. *J Pediatr* 2019 ; 212 : 216-23.
17. Jaoui A, Delalande D, Siouti S, *et al.* Safety and cost effectiveness of supervised ambulatory drug provocation tests in children with mild non-immediate reactions to beta-lactams. *Allergy* 2019 ; 74 : 2482-4.
18. Chiriac AM, Rerkpattanapipat T, Bousquet PJ, Molinari N, Demoly P. Optimal step doses for drug provocation tests to prove beta-lactam hypersensitivity. *Allergy* 2017 ; 72 : 552-61.
19. Chiriac AM, Romano A, Ben Fadhel N, *et al.* Follow-up of patients with negative drug provocation tests to betalactams. *Clin Exp Allergy* 2019 ; 49 : 729-32.
20. Torres MJ, Trautmann A, Böhm I, *et al.* Practice parameters for diagnosing and managing iodinated contrast media hypersensitivity. *Allergy* 2021 ; 76 : 1325-39.
21. Soria A, Masson N, Vial-Dupuy A, *et al.* Allergological workup with half-dose challenge in iodinated contrast media hypersensitivity. *Allergy* 2019 ; 74 : 414-7.

22. Barbaud A, Thetis M. Hypersensibilités systémiques aux anti-inflammatoires non stéroïdiens. *In :* Gerda, éd. *Progrès en Dermato-Allergologie*, Paris. Montrouge : John Libbey Eurotext, 2019 : 151-69.

23. Viola M, Rumi G, Valluzzi RL, Gaeta F, Caruso C, Romano A. Assessing potential determinants of positive provocation tests in subjects with NSAID hypersensitivity. *Clin Exp Allergy* 2011 ; 41 : 96-103.

24. Doña I, Blanca-López N, Cornejo-García JA, *et al.* Characteristics of subjects experiencing hypersensitivity to non-steroidal anti-inflammatory drugs: patterns of response. *Clin Exp Allergy* 2011 ; 41 : 86-95.

25. Göksel O, Aydin O, Misirligil Z, Demirel YS, Bavbek S. Safety of meloxicam in patients with aspirin/non-steroidal anti-inflammatory drug-induced urticaria and angioedema. *J Dermatol* 2010 ; 37 : 973-9.

26. Defrance C, Bousquet PJ, Demoly P. Evaluating the negative predictive value of provocation tests with non steroidal anti-inflammatory drugs. *Allergy* 2011 ; 66 : 1410-4.

27. Ingen-Housz-Oro S, Assier H, Gener G, *et al.* Hypersensibilité retardée aux traitements antituberculeux. Proposition d'une conduite à tenir pratique devant un exanthème : quand arrêter, quelles explorations allergologiques et comment réintroduire le traitement [Delayed hypersensitivity to anti-tuberculosis drugs. Proposed practical management plan for exanthema: when to stop, which allergological investigations to perform, and how to restart treatment]. *Ann Dermatol Venereol* 2019 ; 146 : 313-8.

28. Barbaud A, Traineau H. Comment tester les érythèmes pigmentés fixes ? *In* : Gerda, éd. *Progrès en Dermato-Allergologie*, Bordeaux. Arcueil : John Libbey Eurotext, 2020 : 139-47.

F. Tétart[1], C. Hervouet[2]

1. Centre Erik Satie d'Allergologie et de Nutrition,
Hôpital Charles Nicolle, CHU de Rouen, Rouen
2. Pharmacotechnie-Pharmacie,
Hôpital Charles Nicolle, CHU de Rouen, Rouen

HYPERSENSIBILITÉ AUX GÉNÉRIQUES : VRAI/FAUX

Le développement des médicaments génériques s'inscrit dans une politique de maîtrise des dépenses de santé. Grâce à une réduction de prix de 30 % en moyenne par rapport aux médicaments d'origine, les médicaments génériques ont permis d'économiser en France 27 milliards d'euros depuis 2000 (selon l'association GEMME qui regroupe 13 industriels du générique), et ainsi permettre aux patients d'accéder aux traitements innovants et onéreux.

Le marché des génériques ne cesse d'augmenter. Aux États-Unis, les génériques représentent 80 % des prescriptions. Ils représentent donc un enjeu économique important aux États-Unis mais aussi dans le monde [1].

Les médicaments génériques en France suscitent toujours de la défiance, en témoigne la remise en cause de leur efficacité dans le domaine de l'oncologie [2]. Les parts de marché des génériques en France étaient de 2 % en volume au début des années 1990 et atteignaient 47,5 % en 2019 [3].

Afin de favoriser le recours aux génériques, l'article 66 de la loi de financement de la Sécurité Sociale modifie, à partir du 1er janvier 2020, les conditions de substitution des médicaments par leurs génériques, et rend obligatoire la justification médicale de la mention « non substituable » lorsqu'inscrite sur l'ordonnance. Afin d'identifier la situation dans laquelle s'inscrit la non-substitution, un code à trois lettres doit être apposé sur l'ordonnance à côté de la mention « non substituable » par le prescripteur :

- EFG : il n'existe pas de générique ayant une forme galénique adaptée à l'âge de l'enfant (moins de 6 ans) ;
- MTE : le médicament à marge thérapeutique étroite ;
- CIF : le patient est allergique à un excipient à effet notoire (contre-indication formelle) qui est absent dans le princeps et présent dans tous les génériques.

MÉDICAMENT DE RÉFÉRENCE OU PRINCEPS ET GÉNÉRIQUES : POINTS COMMUNS ET DIFFÉRENCES

Un médicament générique est fabriqué à partir de la même molécule qu'un médicament déjà autorisé, dit médicament de référence et dont le brevet est tombé dans le domaine public. Il a la même composition qualitative et quantitative en principes actifs, la même forme pharmaceutique (voie d'administration), et il a démontré sa bioéquivalence (pour les génériques administrés par voie orale). Les génériques diffèrent de leur médicament de référence par leur prix, leur nom, leur présentation (emballage, couleur, forme, goût, etc.), leurs excipients (qualitativement et/ou quantitativement).

La qualité des matières premières des génériques parfois critiquée, laissant supposer qu'elle serait inférieure à celle du princeps pour des raisons de production ou d'importation, a fait l'objet de publication de données rassurantes de pureté par la Food and Drug Administration [4]. Par ailleurs, il serait illusoire de croire que l'industriel du médicament de référence produirait lui-même ses matières premières. Effectivement, 80 % des matières premières entrant dans la composition des médicaments de référence et générique font l'objet d'une importation [5].

Les spécialités génériques figurent dans le répertoire de l'Agence nationale de sécurité des produits de santé (ANSM) et sont classées par groupes. Chaque groupe comporte une spécialité de référence et ses génériques. Le répertoire des médicaments génériques a pour objectif de faciliter la substitution par le pharmacien. Le répertoire fait apparaître la présence d'excipients à effet notoire (EEN) (*Tableau I*) dans le médicament princeps et dans les génériques du groupe. Selon la LFSS2019, la justification CIF de non-substitution par un générique repose donc sur la présence d'un EEN dans tous les génériques et absent du médicament de référence (ce qui est très rare). Cela reviendrait à dire que seuls les EEN seraient responsables de réactions d'hypersensibilités alors qu'il convient de s'intéresser à la composition exhaustive en excipients pour proposer ou non une substitution.

Selon le répertoire des médicaments des génériques de l'ANSM, la substitution d'un médicament princeps par son générique est possible sans précaution particulière quand le générique ne contient pas d'EEN. Pourtant, la composition exhaustive en excipients de certains médicaments peut révéler la présence d'excipients décrits dans la littérature comme pouvant être à l'origine de réactions d'hypersensibilité immédiate [6]. À titre d'exemple, la présence de polyéthylène glycol (macrogol 4000/6000) est notée dans l'Augmentin®, alors qu'ils sont absents de la composition du générique amoxicilline/acide clavulanique almus. *A contrario,* le générique du Spasfon® contient de la crosspovidone et de l'aspartam, absent de la composition du médicament princeps (*Tableau II*).

Tableau I. Liste des 47 excipients à effets notoires (ANSM).

• Aprotinine • Huile d'arachide • Aspartam (E951) • Colorants azoïques • Baume du Pérou • Chlorure de benzalkonium • Acide benzoïque et benzoates • Alcool benzylique • Huile de bergamote bergaptène • Bronopol • Hydroxyanisole butylé (E320) • Hydroxytoluène butylé (E321) • Huile de ricin polyoxyl et huile de ricin • Polyoxyl hydrogénée • Alcool cétostéarylique • Chlorocrésol • Diméthyl sulfoxyde • Éthanol • Formaldéhyde • Fructose • Galactose • Glucose • Glycérol • Héparine • Sirop de glucose hydrogéné	• Sucre inverti • Lactitol • Lactose • Lanoline (graisse de laine) • Latex caoutchouc naturel • Maltitol E965 et siomaltitol E953 • Mannitol E421 • Composés organomercuriels • Parahydroxybenzoates et leurs esters • Phénylalanine • Potassium • Propylène glycol et esters • Huile de sésame • Sodium • Acide scorbique et sels • Sorbitol E420 • Huile de soja • Alcool stéarylique • Saccharose • Sulfites, y compris métabisulfites • Amidon de blé • Graisse de laine • Xylitol

HYPERSENSIBILITÉ AUX GÉNÉRIQUES

Bien qu'il s'agisse d'un sujet au cœur des préoccupations de nos patients, la revue de la littérature retrouve assez peu d'articles avec des résultats contradictoires. Il s'agit essentiellement de cas cliniques, d'études rétrospectives de faible effectif. Une seule étude prospective non randomisée portant sur l'hypersensibilité était retrouvée. De plus les hypersensibilités immédiates, retardées, de mécanisme immuno-allergique ou toxique, sont souvent mêlées. Ces publications concernent surtout les chimiothérapies anticancéreuses. Les publications sont plus rares pour les antiépileptiques [7] et les antibiotiques. Des cas sont rapportés avec les antihypertenseurs, l'octréotide et l'allopurinol.

Gernez *et al.* ont rapporté deux cas d'hypersensibilité au carboplatine Teva®, après la substitution du carboplatine médicament de référence ou princeps par le générique. Le mannitol contenu dans le générique était suspecté mais les prick-tests au mannitol étaient négatifs chez les deux patients. Le mécanisme physiopathologique n'était pas élucidé [8]. En revanche, une étude rétrospective menée en 2016 en Italie ne montre pas de différence significative entre l'oxaliplatine princeps et l'oxaliplatine générique. En effet, une toxidermie survenait chez 12,1 % (33/273) des patients traités par la molécule princeps *versus* 9,8 % (15/154) dans le groupe traité par

Tableau II. Comparaison de la composition en excipients du médicament de référence (princeps) et de son générique : quelques exemples.

Princeps	EEN selon classification ANSM	Excipients	Générique	EEN selon classification ANSM	Excipients
Augmentin® 500 mg/62,5 mg adultes, comprimé pelliculé	Absent	Crospovidone Silice colloïdale Magnésium stéarate Cellulose hydroxypropyl Hypromellose Titane dioxyde Macrogol 4000 Macrogol 6000	Amoxicilline/acide clavulanique 500 mg/ 62,5 mg adultes, comprimé pelliculé	Absent	Crospovidone Silice colloïdale Magnésium stéarate Cellulose microcristalline Hypromellose Titane dioxyde Povidone K25 Talc Cellulose éthyl dispersion aqueuse à 30 % Triéthyle citrate
Spasfon Lyoc® 160 mg, lyophylisat oral	Absent	Mannitol Dextran 70 Sucralose Macrogol 15	Phloroglucinol biogaran 160 mg, comprimé orodispersible	Aspartam Glucose	Mannitol Cellulose microcristalline Crospovidone Aspartam Arome orange Magnésium stérarate Glucose
Advil® 200 mg, comprimé enrobé	Saccharose	Amidon Silice colloïdale Acide stéarique Saccharose Povidone Polysorbate 80 Macrogol 6000 Dioxyde de titane Carbonate de calcium Talc Cire de carnauba Oxyde de fer rouge	Ibuprofène biogaran conseil 200 mg, comprimé pelliculé	Absent	Amidon Silice colloïdale Carboxyméthylamidon sodique Acide stéarique Povidone Hypromellose Macrogol 400 Hydroxypropylcellulose Dioxyde de titane
Efferalgan® 500 mg, comprimé orodispersible	Aspartame Glucose Sodium Benzoate de sodium Sorbitol Saccharose	Acide citrique Bicarbonate de sodium Sodium Sorbitol Carbonate de sodium Saccharose Crospovidone Benzoate de sodium Glucose Aspartame Acésulfame potassique	Paracétamol arrow conseil 500 mg, comprimé	Carboxy-méthyl-amidon sodique	Povidone Cellulose microcristalline Amidon Carboxyméthylamidon sodique Acide stéarique Stéarate de magnésium

le générique [9]. Un cas d'exanthème maculopapuleux est rapporté avec le docétaxel générique. Néanmoins, il faut noter qu'il n'y avait pas de notion de sensibilisation antérieure avec le docétaxel princeps, pas de test allergologique ni de rechallenge[10]. Une étude rétrospective japonaise parue en 2017 s'intéresse aux réactions d'hypersensibilité au paclitaxel. Ces réactions d'hypersensibilité surviennent chez 10 % des patients, et l'objectif principal de cette étude était de déterminer des facteurs prédictifs d'hypersensibilité. Sur 414 patients, 193 avaient reçu le Taxol® et 195 le paclitaxel générique. Une réaction d'hypersensibilité survenait chez 26 patients : 2 dans le groupe Taxol®, 24 dans le groupe paclitaxel générique. La différence n'était pas statistiquement différente. Les facteurs prédictifs retenus étaient l'âge jeune, l'antécédent d'allergie et la prémédication de courte durée. La prescription d'un générique n'était pas retenue comme facteur prédictif [11]. En 2015, une étude rétrospective rapporte une augmentation des hypersensibilités aiguës à la perfusion avec les génériques du docétaxel. Les auteurs suspectent un taux plus important de polysorbate 80 dans les génériques [12]. Une étude prospective parue en 2017 montre une différence significative entre le docétaxel générique et le docétaxel princeps, 258 patients étaient inclus durant l'année 2013 : 128 patients recevaient du paclitaxel : Taxol® pour 65 patients et paclitaxel générique pour 63 patients, et 130 patients recevaient du docétaxel : Taxotere® pour 66 patients et docétaxel générique pour 64 patients. Tous les patients recevaient la même prémédication, et les chimiothérapies étaient administrées selon le même protocole. Le taux moyen d'hypersensibilité était de 10 % dans cette cohorte. Aucune différence n'était constatée entre le groupe Taxol® (13,8 %) et paclitaxel générique (11,1 %). En revanche, moins de toxicité était constatée dans le groupe docétaxel générique (1,6 %) que dans le groupe Taxotere® (13,6 %) [p = 0,017]. Les auteurs évoquent de petites différences entre le Taxotere® et le générique employé. Il faut noter que les groupes étaient de taille comparable, mais il n'y avait pas de randomisation (choix du générique ou de la chimiothérapie originale en fonction du système de remboursement du patient) [13].

Concernant les antiépileptiques, une étude prospective observationnelle compare l'efficacité et la tolérance de la substitution de l'oxcarbazépine princeps par un générique. Sur 103 patients, 76 ont accepté la substitution. Aucun cas d'hypersensibilité n'était rapporté, mais 5 patients (1 dans le groupe « princeps » et 4 dans le groupe « générique ») rapportaient des effets secondaires à type de sensation de malaise ou douleurs abdominales. Aucune différence statistique n'était mise en évidence [7]. Sabroe *et al.* rapportaient en 2008 la survenue d'un DRESS chez un jeune homme traité initialement par Lamictal®, 8 semaines après la substitution de celui-ci par la lamotrigine générique. L'hypothèse physiopathologique évoquée est la présence d'une impureté détectée lors de l'analyse chromatographique du générique et absente lors de l'analyse chromatographique du Lamictal® [14].

Des études *in vitro* et expérimentales sur animaux rapportent des taux plasmatiques de vancomycine entre le médicament princeps. Néanmoins aucune différence n'est retrouvée lors d'une étude rétrospective observationelle comparant le taux sanguin et la tolérance de la téicoplanine chez 107 patients [15]

Une étude rétrospective portant sur 18 patients traités par octréotide princeps puis par octréotide générique, rapporte une efficacité moindre du générique (38,8 % contrôlés après le switch *versus* 77 % avant) et la survenue de deux toxidermies après le changement de spécialité [16].

Une observation rapporte en 2006 la sensibilisation à l'allopurinol chez un patient pourtant traité depuis 15 ans par Zyloric® lors de la substitution par un générique. L'ensemble des tests allergologiques (allopurinol générique, Zyloric®, excipients) était négatif. Néanmoins, la réintroduction du Zyloric® 2 mois plus tard était suivie de la récidive de l'exanthème maculopapuleux. La substitution par un générique semble donc avoir induit chez ce patient une sensibilisation à l'allopurinol. Le mécanisme physiopathologique n'est pas clair [17].

En 2009, deux cas d'anaphylaxie à une formulation générique de l'oméprazole en gélule sont rapportés dans le New England of Medicine. Les dosages d'IgE par dot-blot assay prouvent ces deux réactions IgE médiées à l'huile de soja contenues dans les génériques [18].

Un cas d'érythème pigmenté fixe à l'hydroxypropylcellulose est rapporté chez une patiente pour qui un traitement par sulfonate hydrate L-glutamine princeps a été switché pour un générique. Le test de transformation lymphocytaire prouve l'imputabilité du générique. En revanche, le rôle de l'hydroxypropylcellulose est déduit de l'analyse des compositions des deux médicaments [19].

Mumoli *et al.* rapportent en 2010 la survenue d'un rash maculopapuleux chez une patiente de 87 ans lors d'un changement de formulation du Lasilix® pour du furosémide générique. Le rash a été résolu par l'arrêt du furosémide générique et est réapparu lors de la réintroduction accidentelle de celui-ci. La crosscarmellose contenue dans le furosémide générique et absente du Lasilix® semble être en cause [20].

Enfin, un cas de vascularite leucocytoclasique médicamenteuse survenue chez une patiente de 82 ans lors de l'introduction de l'amlodipine générique est décrit en 2009 [21].

Au total, la plupart des études sont plutôt rassurantes, et il n'y a pas, à ce jour, de rationnel scientifique justifiant d'étiqueter un patient « allergique ou intolérant à tous les génériques ». Pourtant, de nombreuses personnes en sont convaincues. Les soigner peut s'avérer alors difficile. Breenan *et al.* rapportent l'histoire d'une patiente déclarée « allergique aux génériques », refusant tout générique y compris lors d'un malaise cardiaque mettant en jeu son pronostic vital. Les auteurs abordent la dimension éthique pour les praticiens pris entre d'une part leur responsabilité collective de faire des économies de santé *via* la prescription de génériques, et d'autre part la responsabilité et la difficulté de soigner des patients qui refusent les génériques [22].

Enfin, les mécanismes physiopathologiques expliquant la survenue de l'hypersensibilité ne sont pas toujours clairement élucidés. L'hypersensibilité à un excipient reste tout de même l'explication la plus souvent retenue.

HYPERSENSIBILITÉ AUX EXCIPIENTS

L'excipient est défini comme une substance inerte ajoutée à un médicament autre que la substance active, ajoutée pour changer sa dissolution ou sa cinétique, son absorption, destinée à augmenter sa stabilité, influencer sa pilabilité ou créer un signe distinctif (consistance, goût, couleur). Tous les médicaments contiennent des excipients qu'ils soient des médicaments de référence ou génériques. La proportion des hypersensibilités aux excipients dans l'hypersensibilité médicamenteuse n'est pas bien connue : elle semble rare mais peut conduire un diagnostic erroné d'hypersensibilité au médicament [23]. Néanmoins, comme vu précédemment, les excipients sont souvent en cause dans les hypersensibilités aux génériques qu'il s'agisse d'hypersensibilité immédiate, retardée de médicaments génériques *per os* intraveineux ou topiques [24]. L'impact sur les patients d'un tel diagnostic n'est pas bien évalué.

La pandémie Covid-19 et la vaccination contre le Covid ont permis d'augmenter l'intérêt des médecins pour les hypersensibilités aux excipients, notamment le PEG. Une étude récente publiée en 2021 montre l'impact fort d'une hypersensibilité au PEG sur la qualité de vie de ces patients. Sur 10 patients diagnostiqués « allergiques au PEG » entre 2010 et 2019, 8 d'entre eux ont fait au moins un choc anaphylactique et 7 patients rapportent des réactions répétées (entre 2 et 6 réactions, 3 en moyenne). Le délai moyen entre la première réaction et le diagnostic est de 20 mois. Les auteurs soulignent la difficulté de l'éviction du PEG du fait du manque de standardisation de la nomenclature, de l'usage très répandue des PEG et de ces possibles réactivités croisées [25].

Les hypersensibilités immédiates aux excipients peuvent être aussi bien de banale réaction cutanée urticarienne que des anaphylaxies très sévères [26]. Les excipients en cause par classes thérapeutiques sont cités, de manière non exhaustive, dans le *tableau III*. Par ailleurs, la nomenclature utilisée pour nommer les excipients diffère en fonction du pays, et plus précisément en fonction la pharmacopée propre à chaque pays. Par exemple, la pharmacopée américaine (USP) utilise le terme de carboxyméthylcellulose, alors que la pharmacopée européenne parle de carmellose. De même, on retrouve le nom de PEG dans la pharmacopée américaine, alors que le terme de macrogol est utilisé en Europe. De fait, en France, les « résumés des caractéristiques du produit » que l'on retrouve

Tableau III. Principaux excipients impliqués dans des réactions d'hypersensibilité immédiates et/ou retardées par classes thérapeutiques (d'après [26, 27]).

Classes médicamenteuses	Excipients impliqués dans des réactions d'hypersensibilités
Agents stimulant l'érythropoïèse	Polysorbate 80
Anesthésiques locaux	Métabisulfite de sodium
Antalgiques	Mannitol Povidone
Anticorps monoclonaux	Polysorbate 20 Polysorbate 80
Antibiotiques	Macrogol 6000 Polysorbate 80
Antiépileptiques	Carboxyméthylcellulose
Anti-inflammatoires non stéroïdiens	Silice colloïdale Macrogol 4000 Macrogol 6000 Colorants jaunes
Antihistaminiques	Propylène glycol
Anxiolytiques	Propylène glycol
Chimiothérapies	Cremophor Polysorbate 80
Collyres et préparations ophtalmiques	Chlorure de benzalkonium Thimérosal Carbométhylcellulose Povidone
Corticostéroïdes	Carboxyméthylcellulose Chlorure de benzalkonium
Décongestionnants	Lysozyme
Gels d'échographie	Imadazolidinyl urea Méthyldibromoglutaronitrile Propylène glycol Polyéthylène glycol
Insuline	Métacresol Zinc Protamine
Laxatifs	Macrogol 3350, 4000
Lubrifiants	Propylène glycol
Pansements	Carboxyméthylcellulose Colophane
Pastilles pour la gorge	Lysozyme

Produits de contraste	Carbométhylcellulose Carragénanes Macrogol 4000 Povidone Trométamol
Sels minéraux	Jaune orangé S Caséine Macrogol
Sclérothérapie	Alcool benzylique
Topiques	Ascorbyl tetraisopalmitate Isopropylpalmitate Alcool benzylique Alcool cétostéarylique Chlorocrésol Dioctyl sodium sulfosuccinate EDTA 1,2,6 hexanétriol Parabens Polyéthylène glycol Propylène glycol Propylgallate Métabisulfite de sodium Sodium sulfite Sorbitan sesquioleate
Vaccins	Formaldéhyde Polyéthylène glycol Aluminium Gélatine Polysorbate 80

dans les bases de données médicamenteuses de chaque médicament font mention des excipients selon la nomenclature européenne. Les excipients peuvent être testés en patch, prick parfois en intradermoréaction. Il est parfois possible de se les procurer *via* des laboratoires tels que Chemotechnique ou Sigma. Il est également faisable de tester les excipients en testant des médicaments qui en contiennent. Pour certains, les dosages d'IgE sont disponibles. Actuellement, il n'y a pas de recommandations claires indiquant comment tester les excipients.

CONCLUSION

Le recours aux génériques est un enjeu économique important de santé publique, et il faut soutenir leur prescription pour préserver notre système de santé. Déclarer un patient « allergique ou intolérant » à *tous* les génériques n'a, à ce jour, *aucun rationnel scientifique*. Néanmoins, les excipients peuvent être différents ou de concentration différente entre un médicament de référence et son générique, ou même entre plusieurs génériques d'un même médicament. Dès lors, en cas d'hypersensibilité à un excipient, il est possible *pour un médicament donné* de tolérer le médicament de référence et pas son générique. En tant que médecin ou pharmacien, il faut se montrer convaincant pour rassurer nos patients étiquetés « allergiques ou intolérants à tous les génériques », et en même temps rester attentif : devant la survenue d'une hypersensibilité sans changement de médicament *a priori*, il convient de vérifier qu'il n'y a pas eu de substitution d'un médicament (princeps ou générique) pour un générique, et en cas d'hypersensibilité suspectée à un générique, sa composition doit être vérifiée.

RÉFÉRENCES

1. Trying times for generic medicines in the USA. *Lancet* 2013 : 381 : 1072.
2. Yang YT, Nagai S, Chen BK, *et al.* Generic oncology drugs: are they all safe? *Lancet Oncol* 2016 ; 17 : e493-501.
3. Ministère des Affaires Sociales, de la Santé et des Droits des femmes. Plan national d'action de promotion des médicaments génériques, 2015 : https://solidarites-sante.gouv.fr/IMG/pdf/plan_national_medicaments_generiques_24mars2015.pdf
4. Hadwiger ME, Sommers CD, Mans DJ, Patel V. Boyne. Quality assessment of U.S. marketplace vancomycin for injection products using high-resolution liquid chromatography-mass spectrometry and potency assays. *Antimicrob Agents Chemother* 2012 : 56 : 2824-30.
5. Wood AJJ. Playing "kick the FDA"- Risk-free to players but hazardous to public health. *N Engl J Med* 2008 ; 358 : 1774-5.
6. Badiu I, Guida G, Heffer E, Rolla G. Multiple drug allergy due to hypersensivity to polyethylene glycols of varius molecular weights. *J Investig Allergol Clin Immunol* 2015 ; 25 : 368-9.
7. Bosak M, Slowik A, Dziedzic T. Brand-to-generic oxcarbazepine switch – A prospective observational study. *Epilepsy Res* 2019 : 151 : 75-7.
8. Gernez Y, Barles F, Astoul P, Magnan A. Hypersenbilité au carboplatine : un rôle pour les génériques ? *Revue des Maladies Respiratoires* 2008 ; 23 : 269-72.
9. Tampellini M, Benedetto S, Rubatto E, *et al.* Bioequivalence of Branded and Generic Oxaliplatin : from preclinical assessment to clinical incidence of hypersensitivity reactions. *Anticancer Res* 2016 ; 36 : 5163-70.
10. Elalami I, Ichou M. Generic docetaxel chemotherapy induced skin toxicities in breast cancer patient. *Pan Afr Med J* 2016 ; 24 : 164.
11. Aoyama T, Takano M, Miyamoto M, *et al.* Is there any predictor for hypersensitivity reactions in gynecologic cancer patients treated with paclitaxel-based therapy? *Cancer Chemother Pharmacol* 2017 ; 80 : 65-9.
12. Garrido-Siles M, Arenas-Villafranca JJ, Perez-Ruiz E, *et al.* New cutaneous toxicities with generic docetaxel : are the excipients guilty? *Support Care Cancer* 2015 ; 23 : 1917-23.
13. Ratanajarusiri T, Sriuranpong V, Sitthideatphaiboon P, *et al.* A difference in the incidence of hypersensitivity reactions to original and generic taxanes. *Chemotherapy* 2017 ; 62 : 134-9.
14. Sabroe TP, Sabers A. Progressive anticonvulsivant hypersensitivity syndrome associated with change of drug product. *Acta Neurol Scand* 2008 : 117 : 428-31.
15. Shinoda R, Shinoda Y, Ohashi k, *et al.* Single-centre retrospective observational study comparing trough blood-concentration and safety of teicoplanin formulations. *J Infect Chemotherapy* 2019 ; 25 : 563-6.
16. Gallardo W, De Las Casas MI, Mercado M. A cautionary note on generic depot octreotide. *Pituatary* 2015 ; 18 : 581-2.
17. Chandeclerc ML, Tréchot P, Martin S, Weber-Muller F, Schmutz JL, Barbaud A. Cutaneous adverse drug reaction induced by a generic sustitute of Zyloric® with a residual sensitization to allopurinol. *Allergy* 2006 ; 61 : 1492-3.
18. Duenas aita A, Pineda F, Armentia A. Hypersensitivity to generic drugs with soybean oil. *N Engl J Med* 2009 ; 361 : 13.
19. Morishima R, Bokuda K. Hydroxypropyl cellulose-induced fixeddrug eruption as an adverse effect of generic drugs. *Contact dermatitis* 2021.

20. Mumoli N, Cei M, Luschi R, Carmignani G, Camaiti A. Allergic reaction to croscarmellose sodium used as excipient of a generic drug. *QJM* 2011 ; 104 : 709-10.
21. Meissner M, Kaufmann R. Annular leukocytoclastic vasculitis after the administration of an amlodipine generic. *J Eur Acad Dermatol Venereol* 2009 ; 23 : 169-243.
22. Breenan TA, Lee TH. Allergic to generics. *Ann Intern Med* 2004 ; 141 : 126-30.
23. Barbaud A. Place of excipients in Systemic drug allergy. *Immunol Allergy Clin N Am* 2014 ; 34 : 671-9.
24. Goossens RA. Allergic Contact Dermatitis from the vehicle components of topical pharmaceutical products. *Immunol Allergy Clin N Am* 2014 ; 34 : 663-70.
25. Bruusgaard-Mouritsen MA, Johansen JD, Garvey LH. Clinical manifestations and impact on daily life of allergy to polyethylene glycol (PEG) in ten patients. *Clin Exp Allergy* 2021 ; 51 : 463-70.
26. Caballero ML, Quirce S. Immediate hypersensitivity reactions caused by drug excipients: a literature review. *J Investig Allergol Clin Immunol* 2020 : 30 : 86-100.
27. Caballero ML, Quirce S. Delayed hypersensitivity reactions caused by drug excipients: a literature review. *J Investig Allergol Clin Immunol* 2020 : 30 : 408-10.

K. Scherer-Hofmeier[1], A. Bircher[2]

1. Allergologie, Dermatologie, Kantonsspital Aarau, Suisse
2. Allergologie, Universitätsspital Basel, Suisse
Facoltà di scienze biomediche, Università della Svizzera italiana, Lugano, Suisse

TOXIDERMIES : PIÈGES ET COMPLICATIONS DANS LE DIAGNOSTIC DES ALLERGIES AUX MÉDICAMENTS

Ce chapitre traite des pièges et complications qui peuvent survenir lors du diagnostic des réactions d'hypersensibilité aux médicaments, notamment lors de l'identification du médicament déclencheur ou lors des tests cutanés. En fonction des complications, cela peut également entraîner des problèmes juridiques. Des contributions similaires sur les problèmes liés aux tests cutanés ont également été présentées lors de précédents cours de formation Gerda [1-3]. Les différents domaines problématiques sont illustrés par des cas de patients représentatifs.

Les problèmes ci-après, induits par les tests cutanés, sont possibles.

COMPLICATIONS DUES AUX SUBSTANCES TESTÉES MAL UTILISÉES (*TABLEAU I*)

Tableau I. Complications des tests cutanés avec des médicaments.

Mécanismes	Causes	Exemples	Conséquences
Toxicité	Substances caustiques	Acides, bases, cytostatiques	Ulcération, nécrose
Irritation	Solvants, additifs	Quinolones, sulfites	Résultats faussement positifs
Tatouage	Colorants, médicaments colorés	Préparations à base de fer, rifampicine, bleu patenté V, bleu isosulfane	Pigmentation durable ou permanente
Atrophie cutanée	Substances atrophiantes	Corticostéroïdes	Atrophie de la peau, dépigmentation
Modification de la structure de la peau	Substances toxiques	Cytostatiques, etc. Tests de prick-test/scarification	Cicatrices, dépigmentation, hyperpigmentation

1. Utilisation de concentrations toxiques, irritantes

La concentration non irritante de chaque médicament doit être connue et validée, et utilisée en conséquence. Souvent, les substances actives, comme les quinolones ou la rifampicine, sont elles-mêmes irritantes [4], mais aussi des additifs tels que les sulfites peuvent influencer la réaction du test cutané. Par conséquent, outre la concentration de l'ingrédient actif, il faut également tenir compte de la composition de la solution mère. Les différences interindividuelles dans l'irritabilité de la peau exercent également une influence. Des valeurs seuils pour les concentrations maximales non irritantes ont été publiées dans la littérature pour de nombreux médicaments [2, 5]. Les problèmes liés au non-respect des concentrations recommandées sont, d'une part, des résultats non interprétables ou, d'autre part, des résultats faux positifs ; les résultats faux négatifs sont plus rares.

2. Test avec des substances caustiques

En particulier, lorsque l'on teste le matériel du patient ou des substances de test non validées avec une valeur de pH trop élevée ou trop basse, par exemple des acides ou des bases, des ulcérations ou des nécroses sont possibles. Une telle erreur iatrogène peut être évitée par une analyse complète des substances à tester, une planification minutieuse et la mesure du pH de la solution à tester [3, 6].

3. Tatouage dû à des médicaments contenant des colorants

Contrairement à l'hyperpigmentation post-inflammatoire causée par le dépôt de mélanine endogène ou d'hémosidérine, qui est déclenchée par des tests fortement positifs ou un traumatisme, les colorants de diagnostic, tels que le bleu de méthylène, le bleu patenté V, le bleu d'isosulfan [7] ou la fluorescéine, ou les produits thérapeutiques, tels que la rifampicine [4] ou les préparations de fer intraveineuses [8], peuvent entraîner un tatouage accidentel de longue durée. Les préparations à base de fer, en particulier, peuvent également entraîner une décoloration sur de grandes surfaces en cas de perfusion paravasale [9-11]. Ceux-ci ne disparaissent que partiellement et spontanément et sont difficiles à traiter. Avec les lasers déclenchés (Q-switched), les lasers picosecondes et d'autres techniques laser, on n'obtient que des résultats partiellement satisfaisants [12, 13].

4. Modification de la structure de la peau

Alors que les tests épicutanés avec des corticostéroïdes peuvent être difficiles à interpréter, notamment en raison de leur effet anti-inflammatoire intrinsèque [2, 14], les tests cutanés intradermiques avec des corticostéroïdes cristallins, en dépôt en particulier, peuvent induire une atrophie cutanée [2, 14], ce qui peut entraîner des problèmes juridiques.

Dans le cas des tests épicutanés, les complications signalées comprennent l'hyperpigmentation, la dépigmentation ou les cicatrices [3, 6, 15].

Les tests de scarification peuvent rarement entraîner des cicatrices superficielles s'ils ne sont pas effectués correctement. Nous avons personnellement observé le cas d'une jeune femme présentant des cicatrices superficielles après une mauvaise réalisation des tests de scarification.

Une hyperpigmentation post-inflammatoire due aux prick-tests, même sur des sites de tests négatifs, a été observée chez un patient présentant un type de peau VI selon Fitzpatrick [16].

Si des tests faussement positifs peuvent se produire dans la situation 1, des conséquences peuvent résulter des situations 2, 3 et 4.

COMPLICATIONS LIÉES À LA RÉALISATION DES TESTS

Des réactions généralisées dues aux tests cutanés sont occasionnellement observées au cours de dépistages allergologiques (*Tableau II*) [17]. En principe, même les tests positifs par prick, IDR

Tableau II. Phénomènes de poussées localisées et généralisées dans les procédures de test allergologique de type retardé correctement réalisées [17].

Situation/manifestation clinique	Déclencheur	Mécanisme
Test épicutané/intradermique *in situ* fortement positif	Allergène de contact/ médicament	Réaction excessive au test, avec une réactivité ou une dose d'allergène élevée
Peau excitée/syndrome du dos irritable	Locorégionale, test épicutané fortement positif	Activation non spécifique des tests épicutanés avec des allergènes de contact sans réaction croisée et sans sensibilisation préalable
Réactivation d'un test épicutané précédemment positif	Rechute d'une dermatite de contact due à une exposition à un allergène de contact local ou à un allergène systémique	Probablement la réactivation de cellules T mémoires spécifiques résidant dans les tissus
Réactivation d'une dermatite de contact antérieure	Test épicutané fortement positif	Réactivation probable de cellules T mémoires spécifiques résidant dans les tissus
Poussée ou réactivation d'un exanthème (dermatite de contact systémique, syndrome du babouin/SDRIFE, exanthème médicamenteux)	Test épicutané/intradermique fortement positif	Divers mécanismes, par exemple la libération de cytokines, l'activation de cellules T spécifiques

ou patch, au sens d'un « test de provocation » circonscrit, peuvent être considérés comme un phénomène de poussée intentionnelle et localisée dans des conditions contrôlées. Les deux procédures de provocation en allergologie de contact, le ROAT (*repeated open application test*) et le « test d'usage », peuvent également être interprétées dans ce sens. Enfin, l'érythème pigmenté fixe est un modèle de réaction d'exacerbation circonscrite à l'exposition systémique à un allergène ; il est attribué à la présence de cellules T mémoire locales, épidermiques et résidant dans les tissus [18, 19]. Par conséquent, dans le cas d'un érythème pigmenté fixe, et de plus en plus dans le cas d'autres réactions médicamenteuses localisées telles que le SDRIFE (*symmetrical drug-related intertriginous and flexural exanthema*), il est recommandé d'effectuer également des tests épicutanés avec l'allergène médicamenteux suspecté *in situ*.

Réactions de type immédiat

Déclenchement de symptômes systémiques

Parfois, les tests de type immédiat et les tests de type tardif montrent tous deux une réaction locale excessive, le déclenchement d'une réaction généralisée de type immédiat (urticaire, anaphylaxie) par des tests cutanés a rarement été observé [20-23]. En général, les tests cutanés correctement réalisés, en particulier les prick-tests, sont considérés comme très sûrs ; des réactions systémiques, notamment aux aliments crus et aux médicaments, ont rarement été signalées [24-27]. Bien que les réactions généralisées suite aux tests cutanés aux bêtalactames soient rares dans la littérature, une incidence d'environ 0,1 à 2 % est rapportée chez tous les patients testés, s'élevant à 0,7 à 9,4 % chez les patients dont le test cutané est positif [21]. Les facteurs de risque de réactions systémiques aux tests cutanés avec tous les types d'allergènes sont les suivants : anaphylaxie antérieure, forte réactivité (et un court intervalle de temps entre l'exposition et la réaction [21]), jeunes enfants, femmes enceintes et asthme non contrôlé [28]. Pour les tests cutanés aux bêtalactames, seuls des antécédents d'anaphylaxie antérieure et un court intervalle de temps entre le contact avec l'allergène et la réaction étaient des facteurs de risque significativement plus fréquents [21]. Des réactions systémiques graves et inattendues, rarement létales, sont également survenues lors d'examens de routine et de tests cutanés correctement réalisés [21, 25, 28-30].

Dans des cas rares, des évolutions létales ont été décrites après des tests cutanés avec des bêtalactames [22, 25]. Pour des raisons inconnues, les patients ayant été exposés professionnellement à des antibiotiques bêtalactames ou à leurs précurseurs peuvent être plus fréquemment touchés.

Dans plusieurs revues, les bêtalactames sont la classe de médicaments la plus fréquemment déclenchante dans les réactions allergiques professionnelles immédiates ou tardives. La voie de sensibilisation est généralement inconnue et peut se faire par la peau ou les voies respiratoires. Les manifestations cliniques comprennent l'urticaire de contact, la rhinite et l'asthme bronchique [31], et, moins fréquemment, l'anaphylaxie [32-37]. Les personnes les plus touchées sont les infirmières qui préparent les solutions médicamenteuses, ainsi que les employés des entreprises pharmaceutiques qui participent à la recherche, à la fabrication et au conditionnement des médicaments [36, 38-40]. La prévalence des symptômes cliniques en cas de contact professionnel avec des céphalosporines a atteint 17 % chez le personnel médical, le taux de sensibilisation par détection des IgE spécifiques étant du même ordre [41]. Au cours du dépistage allergologique, les mêmes substances thérapeutiques sont utilisées comme allergènes de test ; chez les travailleurs de la production, des précurseurs réactifs, tels que l'acide 6-aminopénicillanique (6-APA) ou l'acide 7-aminocéphalosporanique (7-ACA), peuvent également jouer un rôle. Les tests cutanés sont problématiques et, dans le pire des cas, peuvent entraîner des réactions systémiques [21, 29, 30, 35, 42]. Dans ce contexte, les patients présentant des facteurs de risque correspondants dans leurs antécédents médicaux, en particulier en cas d'exposition professionnelle, devraient être examinés avec prudence, idéalement dans les 1 à 12 mois suivant la dernière réaction [43].

À titre d'exemple, ce cas publié d'un homme de 31 ans ayant développé une anaphylaxie après une dermatite de contact initiale à la ceftriaxone, à la suite de multiples tests intradermiques positifs aux bêtalactames [42]. Il avait travaillé pendant 8 ans dans une usine pharmaceutique qui conditionnait de la ceftriaxone en poudre. Il avait des antécédents d'asthme et de rhume des foins. Six mois auparavant, alors qu'il travaillait, il développa une dermatite périoculaire prurigineuse qui s'est résorbée en 2 semaines au cours de ses congés. Un bilan plus poussé a révélé des tests cutanés positifs à la ceftriaxone dans les lectures immédiates et tardives. Après tests cutanés avec d'autres bêtalactames, des tests cutanés positifs sont survenus, suivis d'une réaction anaphylactique avec rhinite, nausées et urticaire, qui a rapidement répondu à un traitement antiallergique. Un test de transformation lymphocytaire était également positif avec tous les antibiotiques positifs aux tests cutanés, à l'exception de l'amoxicilline.

En cas de constellation de risques, diverses techniques *in vitro* (mesure des IgE contre les déterminants allergéniques du cycle bêtalactame, tests d'activation cellulaire, par exemple CAST [*cellular antigen stimulation test*] ou test d'activation des basophiles) peuvent être mises en œuvre pour des raisons de sécurité [35, 42]. En raison de la faible sensibilité et aussi, surtout dans le cas des tests d'activation cellulaire, d'une validation souvent insuffisante, les tests cutanés doivent être suivis en cas de négativité, si nécessaire titrés en commençant par des dilutions élevées et sous surveillance intensive. Ils constituent l'élément central du diagnostic, mais toujours après ou à la suite d'une anamnèse minutieuse avec évaluation des risques.

Tests faussement négatifs

Les tests diagnostiques faussement négatifs constituent un autre problème, notamment dans le dépistage allergologique des réactions systémiques. Ces cas ne se prêtent pas à une évaluation diagnostique adéquate et comportent un risque élevé d'erreur d'interprétation. Il est donc d'autant plus important de procéder à une anamnèse aussi complète que possible, notamment en ce qui concerne la séquence temporelle de l'exposition et de la réaction, les éventuels facteurs concomitants (comédication, autres maladies, facteurs aggravants potentiels), et une compréhension claire des mécanismes physiopathologiques qui ont pu conduire à la réaction.

Jusqu'à 20 % des patients hospitalisés déclarent une allergie à la pénicilline au sens large [44, 45]. Cependant, seuls 1 à 10 % de ces patients sont réellement allergiques aux pénicillines au sens des réactions de type immédiat [46]. Toutefois, la sensibilité et la spécificité publiées des outils de diagnostic sont limitées et varient significativement en fonction de la population étudiée et de la probabilité prétest [47], de la latence entre la réaction clinique et le dépistage allergologique [48] et de la sévérité de la réaction initiale [43, 47]. Dans une méta-analyse bivariée, la sensibilité et la spécificité des tests de diagnostic par rapport au test de provocation comme standard de référence dans l'allergie à la pénicilline, ont été calculées à partir des populations publiées. La sensibilité sommaire de la mesure des IgE spécifiques a été calculée à 26,2 % (IC : 95 %, 18,7-35,3 %), avec une spécificité sommaire de 92,1 % (IC : 95 %, 64,7-98,7 %). Pour les tests intradermiques, la sensibilité sommaire dans l'ensemble du panel était de 29,9 % (IC : 95 %, 15-50,8 %), et pour les réactions retardées (définies ici comme un exanthème maculopapuleux et/ou une urticaire/un œdème de Quincke avec une latence de > 1 heure après l'ingestion) de 43,1 % (IC : 95 %, 12,8-79,5 %). La spécificité sommaire chez tous les patients avec différentes manifestations est rapportée à 95,1 % (IC : 95 %, 88,1-98,0 %), avec 95,1 % (IC : 95 %, 90,9-97,8 %) pour les réactions retardées. La valeur prédictive négative (VPN) a été estimée élevée (> 80 %) sur la base des sensibilités et des spécificités regroupées, en supposant des prévalences et des probabilités différentes.

La sensibilité globale des tests de diagnostic de l'allergie à la pénicilline est plutôt faible, mais la spécificité et la VPN sont élevées. La VPN d'un test de provocation toléré avec des pénicillines est élevée (94,1 %) dans les réactions allergiques de type immédiat [49]. L'étalon-or du diagnostic est donc une réexposition contrôlée au sens d'un test de provocation, bien que des tests faussement négatifs puissent également se produire ici, notamment en cas de longue latence entre la réaction et le test de provocation ou en cas de cofacteurs ou d'aggravants pertinents. L'exemple de l'allergie aux bêtalactames illustre bien les limites de la signification des tests cutanés négatifs.

Pour de nombreux autres groupes de médicaments, l'importance est encore plus limitée. Un test cutané négatif doit donc toujours être suivi d'une provocation contrôlée et supervisée. La décision de réexposer le patient au médicament suspecté d'être le déclencheur ou à une alternative structurellement proche, dépend de la gravité de la réaction initiale, du besoin de traitement du patient et de facteurs individuels.

Des tests cutanés faussement négatifs peuvent également se produire lorsque des substances parentales inadaptées sont testées. Un problème fondamental dans le test des médicaments est que la plupart d'entre eux ne deviennent des antigènes immunologiquement actifs que par la liaison à une haptène, c'est-à-dire par la liaison à une protéine qui est généralement endogène, notamment dans le contexte de la réaction de type immédiat. L'essai de solutions aqueuses de médicaments dans les couches supérieures de la peau ne peut que partiellement imiter la situation réelle lorsque le médicament est administré par voie systémique. Outre la liaison aux protéines, des processus métaboliques sont également nécessaires à la formation de certains antigènes. Par exemple, la forme orale du céfuroxime, le céfuroxime-axétil, est un « pro-drug » qui doit d'abord être converti en la forme active du céfuroxime par hydrolyse. La forme parentérale céfuroxime sodique, en revanche, est déjà active au moment de son administration. Aurich *et al.* rapportent une anaphylaxie sévère après un test intradermique au céfuroxime. Dans ce cas, la forme orale céfuroxime-axetil avait été utilisée dans le prick-test, qui était négatif. Pour le test intradermique, la forme soluble céfuroxime sodium a été utilisée et une anaphylaxie sévère de grade IV a été induite par le test. Les auteurs considèrent qu'il est concevable que si le céfuroxime sodique avait été testé dans le prick-test, la sensibilisation de haut degré y aurait déjà été démontrée [30].

Pour d'autres groupes de médicaments, la question se pose également de savoir si, compte tenu de la très faible sensibilité des tests cutanés, les métabolites pourraient être les allergènes déclencheurs, par exemple pour les réactions IgE-médiées au diclofénac [50] ou aux inhibiteurs de la pompe à protons [51].

Réactions de type tardif après tests épicutanés et intradermiques

Par ailleurs, des réactions locales d'une intensité inattendue, voire des manifestations systémiques, peuvent également se produire dans le cadre de tests pour des réactions de type tardif à médiation cellulaire (*Tableau II*). Parfois, comme dans le cas des tests de type immédiat, les tests de type tardif présentent également une réaction locale excessive. En ce qui concerne les réactions de type tardif, nous avons occasionnellement observé des réactions locales prononcées à l'amoxicilline avec des signes eczémateux de desquamation après des prick-tests, ou des réactions locales massives nécessitant des corticostéroïdes après des tests intradermiques, même à de faibles doses de quelques milligrammes du médicament. Le syndrome du *angry back*, ou syndrome de la peau excitée, fait également partie des phénomènes de poussée, par lesquels un test épicutané fortement positif induit des tests faussement positifs pour d'autres allergènes de contact dans le voisinage immédiat [6, 52]. Ce phénomène a également été décrit pour des médicaments tels que la carbamazépine [53]. On a également observé à l'occasion que les tests de provocation avec l'allergène provoquent une recrudescence des tests cutanés [54, 55], ou que des tests cutanés initialement négatifs avec des médicaments se révèlent ensuite positifs [56-58]. Par ailleurs, des tests épicutanés fortement positifs peuvent provoquer une poussée d'une dermatite de contact antérieure [6, 59], cela a été observé notamment dans les formes systémiques [60]. Enfin, il existe de rares rapports de tests cutanés provoquant un exanthème médicamenteux disséminé, il est intéressant de noter que dans deux cas, les réactions ne sont apparues qu'après 1 semaine [61-63]. De telles réactions ont été observées principalement dans les cas d'exanthème initialement sévère. Les mécanismes sous-jacents de ces poussées ne sont pas entièrement compris, un mécanisme immunologique est très probable. Différents processus tels que l'activation de cytokines pro-inflammatoires, d'anticorps ou de cellules T cytotoxiques ou le concept dit « p-i » (interaction pharmaceutique avec les immunorécepteurs) peuvent jouer un rôle. Ici, l'interaction « pharmacologique » directe avec les récepteurs des cellules T conduit à une activation des lymphocytes T [64]. Les différents processus pourraient également expliquer les périodes de latence très différentes. De plus, dans les réactions médicamenteuses graves, telles que l'exanthème maculopapuleux sévère ou le syndrome d'hypersensibilité médicamenteuse (DHS ou DRESS), d'autres molécules ne présentant pas de réaction croisée peuvent déclencher une poussée, même sans sensibilisation préalable. Cette entité est également connue sous le nom d'hypersensibilité aux médicaments multiples [65], et représente un défi majeur pour le clinicien.

RÉFÉRENCES

1. Baeck M. Toxidermie : pièges et erreurs. *In :* Gerda, éd. *Progrès en Dermato-Allergologie*, Bruxelles. Montrouge : John Libbey Eurotext, 2015 : 245-8.
2. Barbaud A, Waton J. Standardisation des tests cutanés médicamenteux. *In :* Gerda, éd. *Progrès en Dermato-Allergologie*, Nancy. Montrouge : John Libbey Eurotext, 2016 : 195-207.
3. Avenel-Audran M. Faux positifs des tests cutanés dans l'eczéma de contact. *In :* Gerda, éd. *Progrès en Dermato-Allergologie,* Dijon. Montrouge : John Libbey Eurotext, 2018 : 9-14.
4. Brož P, Harr T, Hecking C, *et al.* Nonirritant intradermal skin test concentrations of ciprofloxacin, clarithromycin, and rifampicin. *Allergy* 2012 ; 67 : 647-52.
5. Brockow K, Garvey LH, Aberer W, *et al.* Skin test concentrations for systemically administered drugs – an ENDA/EAACI Drug Allergy Interest Group position paper. *Allergy* 2013 ; 68 : 702-12.
6. Castelain M. Side effects, complications and contraindications of patch-tests. *Ann Dermatol Venereol* 2009 ; 136 : 645-9.
7. Scherer K, Studer W, Figueiredo V, Bircher AJ. Anaphylaxis to isosulfan blue and cross-reactivity to patent blue V: case report and review of the nomenclature of vital blue dyes. *Ann Allergy Asthma Immunol* 2006 ; 96 : 497-500.
8. Bircher AJ, Auerbach M. Hypersensitivity from Intravenous Iron Products. *Immunol Allergy Clin North Am* 2014 ; 34 : 707-23.
9. Hermitte-Gandoliere A, Petitpain N, Lepelley M, *et al.* Cutaneous pigmentation related to intravenous iron extravasation: Analysis from the French pharmacovigilance database. *Therapie* 2018 ; 73 : 193-8.
10. Thompson J, Pavord S, Lim K. Severe haemosiderin pigmentation after intravenous iron infusion. *Intern Med J* 2014 ; 44 : 706-8.
11. Wong M, Bryson M. Extensive skin hyperpigmentation following intravenous iron infusion. *Br J Haematol* 2019 ; 184 : 709.
12. Raulin C, Werner S, Greve B. Circumscripted pigmentations after iron injections-treatment with Q-switched laser systems. *Lasers Surg Med* 2001 ; 28 : 456-60.

13. Eggenschwiler CDC, Dummer R, Imhof L. Use of Lasers for Iron-Induced Accidental Tattoos: Experience at a Tertiary Referral Center. *Dermatol Surg* 2020 ; 46 : 1176-82.
14. Soria A, Baeck M, Goossens A, *et al.* Patch, prick or intradermal tests to detect delayed hypersensitivity to corticosteroids? *Contact Dermatitis* 2011 ; 64 : 313-24.
15. Lachapelle JM, Maibach HI. *Patch Testing and Prick Testing: A Practical Guide Official Publication of the ICDRG*, 2nd ed. Berlin, Heidelberg : Springer Berlin Heidelberg, 2009.
16. Ludman S, Penagos M, Brough HA, Flohr C, Fox AT. Postinflammatory hyperpigmentation after skin prick testing. *World Allergy Organ J* 2012 ; 5 : 57-8.
17. Bircher A, Jamiolkowski D, Steveling-Klein E, Scherer Hofmeier K, Morales Mateluna C. Small cause-big effect: Delayed-type skin tests with drugs as trigger of disseminated relapse exanthems. *Akt Dermatol* 2021 ; 47 : *in press*.
18. Chen L, Shen Z. Tissue-resident memory T cells and their biological characteristics in the recurrence of inflammatory skin disorders. *Cell Mol Immunol* 2020 ; 17 : 64-75.
19. Shiohara T. Fixed drug eruption: pathogenesis and diagnostic tests. *Curr Opin Allergy Clin Immunol* 2009 ; 9 : 316-21.
20. Antico A, Pagani M, Compalati E, Vescovi PP, Passalacqua G. Risk Assessment of Immediate Systemic Reactions from Skin Tests with β-Lactam Antibiotics. *Int Arch Allergy Immunol* 2011 ; 156 : 427-33.
21. Co Minh HB, Bousquet PJ, Fontaine C, Kvedariene V, Demoly P. Systemic reactions during skin tests with beta-lactams: a risk factor analysis. *J Allergy Clin Immunol* 2006 ; 117 : 466-8.
22. Riezzo I, Bello S, Neri M, Turillazzi E, Fineschi V. Ceftriaxone intradermal test-related fatal anaphylactic shock: a medico-legal nightmare. *Allergy* 2010 ; 65 : 130-1.
23. Sellaturay P, Nasser S, Ewan P. The incidence and features of systemic reactions to skin prick tests. *Ann Allergy Asthma Immunol* 2015 ; 115 : 229-33.
24. Dreborg S. The risk of general reactions to skin prick testing (SPT). *Allergy* 1996 ; 51 : 60-1.
25. Koshak EA. Could a routine skin test to penicillin lead to fatal anaphylaxis? *East Mediterr Health J* 2000 ; 6 : 526-31.
26. Novembre E, Bernardini R, Bertini G, Massai G, Vierucci A. Skin-prick-test-induced anaphylaxis. *Allergy* 1995 ; 50 : 511-3.
27. Pitsios C, Dimitriou A, Kontou-Fili K. Allergic reactions during allergy skin testing with food allergens. *Eur Ann Allergy Clin Immunol* 2009 ; 41 : 126-8.
28. Liccardi G, D'Amato G, Canonica GW, Salzillo A, Piccolo A, Passalacqua G. Systemic reactions from skin testing: literature review. *J Investig Allergol Clin Immunol* 2006 ; 16 : 75-8.
29. Alonso Díaz de Durana MD, Fernández-Rivas M, Casas ML, Esteban E, Cuevas M, Tejedor MA. Anaphylaxis during negative penicillin skin prick testing confirmed by elevated serum tryptase. *Allergy* 2003 ; 58 : 159.
30. Aurich S, Schuurmann M, Simon JC, Treudler R. Anaphylactic shock caused by intradermal testing with cefuroxime. *J Dtsch Dermatol Ges* 2017 ; 15 : 668-70.
31. Diaz Angulo S, Szram J, Welch J, Cannon J, Cullinan P. Occupational asthma in antibiotic manufacturing workers: case reports and systematic review. *J Allergy (Cairo)* 2011 ; 2011 : 365683.
32. Classen A, Fuchs T. Occupational allergy to β-lactam antibiotics. *Allergo J Int* 2015 ; 24 : 54-7.
33. Gaspar-Marques J, Finelli E, Martins PC, Prates S, Leiria-Pinto P. Piperacillin-tazobactam anaphylaxis: a rare cause of occupational disease. *Eur Ann Allergy Clin Immunol* 2018 ; 50 : 89-91.
34. Kruszewski J, Bant A. Occupational penicillin allergy as an example of chronic recurring anaphylaxis. *Wiad Lek* 2001 ; 54 : 116-21.
35. Merget R, Sander I, Fartasch M, *et al.* Occupational generalized urticaria and anaphylaxis after inhalation of cefuroxime in a nurse. *Am J Ind Med* 2018 ; 61 : 261-6.
36. Siracusa A, Folletti I, Gerth van Wijk R, *et al.* Occupational anaphylaxis – an EAACI task force consensus statement. *Allergy* 2015 ; 70 : 141-52.
37. Tadokoro K, Niimi N, Ohtoshi T, *et al.* Cefotiam-induced IgE-mediated occupational contact anaphylaxis of nurses; case reports, RAST analysis, and a review of the literature. *Clin Exp Allergy* 1994 ; 24 : 127-33.
38. Bircher AJ. Drug Allergens. *In:* John SM, Duus Johansen J, Rustemeyer T, Elsner P, Maibach HI, eds. *Kanerva's Occupational Dermatology*, 3rd ed. Berlin, New York : Springer, 2020 : 559-78.

39. Goossens A, Geebelen J, Vander Hulst K, Gilissen L. Pharmaceutical and Cosmetic Industries. *In:* John SM, Duus Johansen J, Rustemeyer T, Elsner P, Maibach HI, eds. *Kanerva's Occupational Dermatology*, 3rd ed. Berlin, New York : Springer, 2020 : 2203-19.

40. Reddy R, Maibach HI, Belsito DV. Healthcare Workers. *In:* John SM, Duus Johansen J, Rustemeyer T, Elsner P, Maibach HI, eds. *Kanerva's Occupational Dermatology*, 3rd ed. Berlin, New York : Springer, 2020 : 2061-71.

41. Kim JE, Kim SH, Jin HJ, *et al.* IgE Sensitization to Cephalosporins in Health Care Workers. *Allergy Asthma Immunol Res* 2012 ; 4 : 85-91.

42. Häusermann P, Bircher AJ. Immediate and delayed hypersensitivity to ceftriaxone, and anaphylaxis due to intradermal testing with other beta-lactam antibiotics, in a previously amoxicillin-sensitized patient. *Contact Dermatitis* 2002 ; 47 : 311-2.

43. Wurpts G, Aberer W, Dickel H, *et al.* Guideline on diagnostic procedures for suspected hypersensitivity to beta-lactam antibiotics: Guideline of the German Society for Allergology and Clinical Immunology (DGAKI) in collaboration with the German Society of Allergology (AeDA), German Society for Pediatric Allergology and Environmental Medicine (GPA), the German Contact Dermatitis Research Group (DKG), the Austrian Society for Allergology and Immunology (OGAI), and the Paul-Ehrlich Society for Chemotherapy (PEG). *Allergol Select* 2020 ; 4 : 11-43.

44. Mirakian R, Leech SC, Krishna MT, *et al.* Management of allergy to penicillins and other beta-lactams. *Clin Exp Allergy* 2015 ; 45 : 300-27.

45. Torres MJ, Blanca M. The complex clinical picture of beta-lactam hypersensitivity: penicillins, cephalosporins, monobactams, carbapenems, and clavams. *Med Clin North Am* 2010 ; 94 : 805-20, xii.

46. Joint Task Force on Practice Parameters; American Academy of Allergy, Asthma and Immunology; American College of Allergy, Asthma and Immunology; Joint Council of Allergy, Asthma and Immunology. Drug allergy: an updated practice parameter. *Ann Allergy Asthma Immunol* 2010 ; 105 : 259-73.

47. Sousa-Pinto B, Tarrio I, Blumenthal KG, *et al.* Accuracy of penicillin allergy diagnostic tests: A systematic review and meta-analysis. *J Allergy Clin Immunol* 2021 ; 147 : 296-308.

48. Hjortlund J, Mortz CG, Stage TB, Skov PS, Dahl R, Bindslev-Jensen C. Positive serum specific IgE has a short half-life in patients with penicillin allergy and reversal does not always indicate tolerance. *Clin Transl Allergy* 2014 ; 4 : 34.

49. Demoly P, Romano A, Botelho C, *et al.* Determining the negative predictive value of provocation tests with beta-lactams. *Allergy* 2010 ; 65 : 327-32.

50. Harrer A, Lang R, Grims R, *et al.* Diclofenac hypersensitivity: antibody responses to the parent drug and relevant metabolites. *PLoS One* 2010 ; 5 : e13707.

51. Bonadonna P, Lombardo C, Bortolami O, *et al.* Hypersensitivity to proton pump inhibitors: diagnostic accuracy of skin tests compared to oral provocation test. *J Allergy Clin Immunol* 2012 ; 130 : 547-9.

52. Bruynzeel DP, Maibach HI. Excited Skin Syndrome (Angry Back). *Arch Dermatol* 1986 ; 122 : 323-8.

53. Gomez Torrijos E, Extremera Ortega AM, Gonzalez Jimenez O, Joyanes Romo JB, Gratacos Gomez AR, Garcia Rodriguez R. Excited skin syndrome (« angry back » syndrome) induced by proximity of carbamazepine to another drug with strong positive allergic reaction in patch test: A first of its kind. *Contact Dermatitis* 2019 ; 81 : 405-6.

54. Hindsen M, Bruze M, Christensen OB. Flare-up reactions after oral challenge with nickel in relation to challenge dose and intensity and time of previous patch test reactions. *J Am Acad Dermatol* 2001 ; 44 : 616-23.

55. de Filippo M, Al Ali OA, Bourrain JL, Demoly P, Chiriac AM. Immediate flare-up-like reaction of skin tests to betalactams with lymphangitis during drug provocation test. *J Allergy Clin Immunol Pract* 2021 ; 9 : 1021-3.e1.

56. Tramontana M, Hansel K, Bianchi L, Agostinelli D, Stingeni L. Flare-up of previously negative patch test and intradermal test with amoxicillin after oral provocation. *Contact Dermatitis* 2018 ; 79 : 250-1.

57. Reig Rincon de Arellano I, Villalon Garcia AL, Cimarra Alvarez-Lovell M, Robledo Echarren T, Martinez-Cocera MC. Flare up to betalactams. *Allergol Immunopathol (Madr)* 2005 ; 33 : 282-4.

58. García Robaina JC, Sánchez Machín I, Fernández-Caldas E, de la Torre Morín F. Delayed systemic reactions with flare-ups of previously negative intradermal skin tests to heparin. *Allergy* 2003 ; 58 : 685-6.
59. Obtulowicz A, Nowak-Slusarczyk M, Pirowska M, Lipko-Godlewska S, Wojas-Pelc A. The flare-up phenomenon: recurrence of distant dermatitis during patch testing. *Postepy Dermatol Alergol* 2016 ; 33 : 68-9.
60. Thyssen JP, Maibach HI. Drug-elicited systemic allergic (contact) dermatitis – update and possible pathomechanisms. *Contact Dermatitis* 2008 ; 59 : 195-202.
61. Córdoba S, Navarro-Vidal B, Martínez-Morán C, Borbujo J. Reactivation of Skin Lesions After Patch Testing to Investigate Drug Rash With Eosinophilia and Systemic Symptoms (DRESS) Syndrome. *Actas Dermo-Sifiliográficas (English Edition)* 2016 ; 107 : 781-3.
62. Mashiah J, Brenner S. A systemic reaction to patch testing for the evaluation of acute generalized exanthematous pustulosis. *Arch Dermatol* 2003 ; 139 : 1181-3.
63. Vaillant L, Camenen I, Lorette G. Patch Testing With Carbamazepine: Reinduction of an Exfoliative Dermatitis. *Arch Dermatol* 1989 ; 125 : 299.
64. Pichler WJ, Daubner B, Kawabata T. Drug hypersensitivity: flare-up reactions, cross-reactivity and multiple drug hypersensitivity. *J Dermatol* 2011 ; 38 : 216-21.
65. Jorg L, Yerly D, Helbling A, Pichler W. The role of drug, dose, and the tolerance/intolerance of new drugs in multiple drug hypersensitivity syndrome. *Allergy* 2020 ; 75 : 1178-87.

IMPRIM'VERT®

Achevé d'imprimer en septembre 2021 par Corlet Imprimeur - 14110 Condé-en-Normandie
Dépôt légal : septembre 2021 - n° d'imprimeur : 21060220 - *Imprimé en France*